董博士谈健康系列丛书

董洪涛谈肿瘤

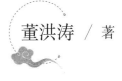

董洪涛 / 著

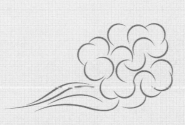

广西科学技术出版社

图书在版编目（CIP）数据

董洪涛谈肿瘤 / 董洪涛著 . —南宁：广西科
学技术出版社，2022.6
　ISBN 978-7-5551-1696-7

　Ⅰ.①董… Ⅱ.①董… Ⅲ.①肿瘤学—普及读物
Ⅳ.①R73-49

　中国版本图书馆CIP数据核字（2022）第064241号

DONG HONGTAO TAN ZHONGLIU

董洪涛谈肿瘤

董洪涛　著

责任编辑：黎志海 吴桐林	装帧设计：韦娇林
责任校对：夏晓雯	责任印制：韦文印

出　版　人：卢培钊　　　　　　　　　出版发行：广西科学技术出版社
社　　　址：广西南宁市东葛路66号　　邮政编码：530023
网　　　址：http://www.gxkjs.com

经　　　销：全国各地新华书店
印　　　刷：广西壮族自治区地质印刷厂
地　　　址：南宁市建政东路88号　　　邮政编码：530023
开　　　本：787 mm × 1092 mm 1/16
字　　　数：251千字　　　　　　　　　印　　张：19
版　　　次：2022年6月第1版　　　　　印　　次：2022年6月第1次印刷
书　　　号：ISBN 978-7-5551-1696-7
定　　　价：68.00元

序

言不可治者，未得其术也

癌症（恶性肿瘤）是当前的世界医学难题。不少医学专家认为，若能把癌细胞消灭，就是治愈了癌症，于是或手术，或放疗，或化疗，或用其他药物，或用各种仪器设备等辅助引导，希望杀灭癌细胞，使肿瘤消失。癌细胞看不见了，癌症就真的好了吗？

事实上根本不是这么回事。如果产生癌细胞的体质不改变，而只注重消灭癌细胞，即使癌细胞消灭了，癌症也还会复发。

现代医学非常重视对癌症的研究，已经取得了一些不错的成果，但离真正治愈癌症还有很长的路要走。中医传承数千年，其中包含很多对于癌症康复有意义的理论思路与方法。相较于现代医学的研究成果，中医在治疗癌症方面更有针对性。

从中医角度来思考肿瘤和癌症，我有这样的体会。

一是肿瘤不一定是病，绝不能有恐惧、忧虑、绝望等负面心理，要保持心情舒畅，过一阵子有些肿瘤会自动消失。

二是恶性肿瘤的治疗不能只局限于杀灭癌细胞，关键是要提升人体的正气，让正气去祛除病邪，这样的治疗才是最有效、最安全的。

三是肿瘤的治疗康复是由多种因素决定的，医疗所占的比例并不是很高，关键在于患者自己。若患者能积极养生保健，并树立正信正念，保持乐观、宽容、积极的心态，且远离怨、恨、恼、怒、烦、忧、愁、悲、恐等负面情绪，再配合积极有效的治疗，肿瘤必然可以治愈。

四是肿瘤不是绝症，即使是癌症晚期亦有康复的可能。

五是肿瘤患者不要滥做手术及放（化）疗，建议选择中医治疗。

六是肿瘤的预防远比治疗更有意义。

人体的正气强弱程度与多种因素有关，比如遗传（即中医的先天因素），还有饮食、睡眠、运动、情绪与心理、环境、服药史等。要提升正气，就要多考虑从这些方面入手，这是一个复杂且庞大的医学课题。

患者一定要相信，自己才是最好的医生，因此一定要开展自救，绝不能把宝贵的生命完全交给医疗，否则就是本末倒置了。肿瘤患者要想康复，关键在自己，不但要树立强大的康复信心，还要积极养生保健，调理生活、饮食、起居，并且要远离怨、恨、恼、怒、烦等负面情绪。若执着于医疗而不肯自己努力，即使取得了治疗效果，也只是暂时的、有限的。

近十多年来，我临床诊治过许多癌症患者，其中不少患者治疗后再检查发现肿瘤正在变小或已经消失，我也努力观察并思考如何才能更有效地治愈癌症。我把自己的一些收获与体会写成了大大小小的许多文章，分别发在新浪博客及微博里。

现在，我把自己创作的关于肿瘤的文章全部汇总在一起，编辑整理成书，以方便读者及病友阅读学习。因系多年来的文章集合，其中有些观点在不同的文章中反复论述，显得重复。这些重复的观点往往都是我最着力的，也是我认为最重要的，希望读者能理解。

这些都是我自己对肿瘤的临床收获与思考心得，是我的心血所在，基本上能代表目前我对肿瘤的认识，恳请读者及病友给予建议。

在此感谢网友若素、蝈蝈果果、翼、进、淼、西风胡桐、祝君平安、福猫珠宝、harvey、cuisy、Z.S、Grace Mai 的辛苦工作，没有他们的细心整理，我的书稿不会这么完善。希望读者对整理者多怀感恩之心。

董洪涛

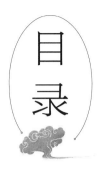

目录

第二部分

预防篇

第三部分

治疗篇

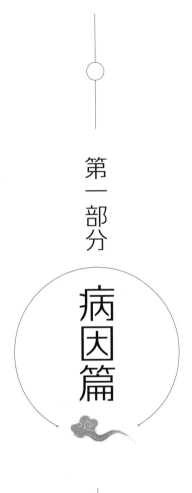

第一部分

病因篇

第一章　正确认识癌症

一、什么是癌症

癌症，即恶性肿瘤，是当今世界危害人类生命健康极严重的疾病之一。按中医古书所记载：癌，其症为肿块凹凸不平，边缘不齐，坚硬不移，形如岩石。溃后血水淋漓，臭秽难闻，不易收敛，甚则危及生命。癌症发无定处，多以生长部位或症状而命名。生体内者，多属症瘕积聚范围。

癌症有什么生理与病理特点；癌细胞是怎样产生的；应采取什么治疗方法；癌细胞和瘤体能否消除，怎样消除，消除以后生命是否可以再延长……我们在这些问题上做了一些细致的思考与研究，特别是在某些中晚期恶性转移性肿瘤的治疗实践中，获得了宝贵的经验，摸索到癌症发生发展的一些特殊规律，并运用于临床，极大地提高了肿瘤治疗康复的概率。

根据临床诊断规律，癌症的最大病因就是三阴体质，阴寒内聚，导致阳气极度衰败。人体各处，但凡有一处阳气无法到达便是病。外邪致癌，以寒湿为甚，癌症病因，寒湿十占八九。再者，精神刺激亦属非常重要的因素。越是情志开朗，越不容易患癌症；越是平时郁郁寡欢，越易肝气郁结，气滞则痰浊瘀湿毒因而内生。

阳气是人体机能活动的动力，若机体阳气不足，则运化功能下降，渐至气滞、血瘀、疮痈、肿痛、湿热结聚等。如再受风寒侵袭或七情五劳等刺激，发病则更为突然，更为严重。滞、瘀、痛、结等邪郁于内，阳气衰败，经络阻滞，而寒湿之气不化，久而久之，热毒、湿毒便自然生成，结聚成形。通过仪器检查可见的肿块，西医称之为肿瘤；还有一些不成形的毒邪，仪器检查不出来，但可以借助中医明确诊断出来。

阳气愈衰，身体御邪能力愈差，受外邪影响就愈大；滞结现象愈严重，热毒、湿毒、血毒相对愈盛，癌症的发展就愈激烈，这就是恶性肿瘤的特点。

二、癌症是怎样形成的

肿瘤是一团阴浊邪气，其根本原理在于机体处于阳气偏虚的三阴体质，阳气不能宣通，因此阴浊积聚，滞塞而化为肿瘤。

中医认为，肿瘤多是因体质虚寒而使痰饮、瘀血、阴浊等积聚而成，肿瘤是体内出现的不属于正常组织器官的肿块。肿块类的疾病越来越多见，特别是恶性肿瘤。从中医角度来看，恶性肿瘤多属岩瘤。虽其病机复杂多端，但不外乎阳虚于内而气化不足，痰浊、血瘀、水饮、湿毒等凝聚，化为肿块。现代科学研究已证实，肿瘤源于自体细胞的异常增殖。也就是说，肿瘤是机体的一部分，而非自外侵入。

（一）负面情绪易致癌

癌症的发生与心理因素的关系目前还不明确，但医学上认为，长期精神萎靡，处于负面情绪中，确实会带来一系列的健康问题，比如睡眠不好会影响食欲，削弱机体免疫力，间接增加癌症风险。从中医角度来分析，负面情绪和心理压力是导致癌症的罪魁祸首，会导致五脏六腑失调，使正气变虚。

西方有研究发现，孤独、丧失所爱的人、没有希望、在家庭生活和工作中气恼、精神紧张长期消除不了等情绪，是致癌的最常见因素。从中医的角度来看，这是肝失疏泄。

有数据显示，很多癌症患者在发病前多受精神伤害或存在长时间的不良情绪，包括心情抑郁、愤怒、暴躁、生闷气等，尤其是乳腺癌，其与情绪之间的关系更加密切。从中医角度来分析，不良情绪会导致脏腑失调，这是患癌的前提。而乳腺与肝相关，负面情绪易致肝气郁结，肝郁则疏泄功能下降，导致痰湿、水饮、毒浊凝滞。

有研究发现，81.2% 的癌症患者患癌前遭受过不良事件的打击。因此，剧烈的心理波动也是诱发或导致癌症的重要因素之一。在生活中，癌症容易找上那些总是闷闷不乐、忍气吞声、过度压抑自己需求和情绪的人。

内向的人产生肿瘤的可能性比较大。从中医角度来分析，性格内向的人容易肝气郁滞，肝郁则痰浊、水饮等代谢产物易于积滞。现代研究发现，一个人若整天郁郁寡欢，其免疫细胞和自然杀伤细胞会下降 20%。所以说，情绪十分影响健康。

有的人过度恐惧癌症，稍有不适，即担心患了癌症，每天忧虑不安，几乎是风声鹤唳，草木皆兵。比如，偶有胃痛就忧心忡忡，赶紧去检查是不是患了胃癌；白带增多就怀疑可能是子宫癌……这些想法都非常不利于健康。其实，越是忧虑越容易患癌。因为心神不安则脏腑失和，气易滞，血易瘀，浊易积，久则成癌。

我曾与不少肿瘤患者的家属聊天，了解到不少患者存在着不良的情绪和负面心理，表现为过于悲观、埋怨、忧虑、恐惧等，而缺乏正面的、向上的、积极的心态。这样的负面情绪正是导致大病的原因之一，也是影响大病康复的重要因素。家庭里若有人存在这样的负面情绪，则会互相传染，互相影响，为患不小。

有一则新闻称：一人一直自觉不舒服，有喉咙痛、肩膀酸、咳嗽、头晕等症，要求医生全面检查，查了一年多，查出脂肪肝、胃炎、咽炎、支气管炎等17种疾病，最后更是查出了肺癌。其实，生命是一个动态的变化过程，彼时无癌，此时却可能有癌。若一直有焦虑、苦闷、怨恨恼怒烦等负面情绪，致脏腑气血失和，最容易滋生肿瘤。

钟南山院士说：人一天会产生3000多个癌细胞，多数人不会得肿瘤，因为血液中的自然杀伤（NK）细胞会杀死这些癌细胞。但一个整天郁郁寡欢、情绪非常差的人，NK细胞功能会下降20%，这与心理方面有密切的关系。从中医角度来看，五脏皆有其所主的神，负面情绪会导致五脏失衡，气血逆乱，由此导致肿瘤发作且难以康复。

（二）性格压抑易患癌

有研究发现，有两种性格容易患癌症，一种是隐忍讨好，自我压抑，在人前好装乐观；另一种是抑郁而压抑。

这两种性格都有一个共性，即压抑。压抑对健康的影响很大，需引起高度重视。为什么压抑会诱发癌症？现代研究认为，本应指向外部的攻击性能量没有得到释放，因而对内产生攻击，这是导致癌症产生的主要心理因素。

在日常生活中可以观察到，以上两种性格的人往往比较焦虑。焦虑多表现为心烦意乱，兼见烦躁、莫名紧张、担心、坐立不安，甚至还会出现心慌、心悸、恶心、反胃或腹胀、多汗等症状。焦虑是负面情绪，焦虑导致心火上炎，心神不宁。一方面，心不和则五脏六腑皆不和；另一方面，焦虑也会暗耗肾水，导致水不制火，虚火上浮，体质下降，病情加重。

在焦虑的基础上，若兼有经济、工作或家庭等方面的压力，就可能导致心理状况雪上加霜，进而容易诱发癌症。事实上，癌症患者往往会呈现出高度焦虑的状态。从中医角度来分析，焦虑影响五脏六腑的平衡，导致正气变虚。而癌症的根本病机是正虚而邪实，且以正虚为本。

（三）肝郁气滞为女性患癌症的主要病因

心情不好则易肝郁气滞，而气滞会导致血瘀、痰凝、浊聚、饮停，这是引起乳腺、子宫及卵巢等部位增生或肿瘤的重要原因。女性养生重在预防肝气郁结，因此要保持心情舒畅，千万不可长期处于抑郁、烦闷之中。已经患病的朋友不妨试着把平时心里的忧虑、紧张、烦恼等负面情绪都扔掉，只留下开心与放松。

我观察到大多数乳腺增生患者都曾有过长期的压抑、忧郁、紧张、心情不畅等负面情绪。按中医理论，肝气疏泄则机体的阴津水液代谢正常，不会聚积成块；若肝失疏泄，则痰浊、水饮、瘀血等就会凝聚，聚而成块，即为增生、囊肿、肿瘤等病理产物。患者不妨自我分析一下，是不是心里一直揣着某些事情，没有放下来。

妇科杂病特别是肿瘤、增生之类，多源于肝郁气滞而后血瘀、痰浊、水饮凝滞成块。我认为，妇科囊肿、肌瘤、肿瘤之类都属寒滞，与肝脾肾脏以及冲任带脉相关。

甲状腺癌男女发病率比例约为 1∶3，女性发病率的增长速度远高于男性。研究表明，这种性别的差异可能与性激素水平有关。从中医角度来分析，肝主疏泄，是调节心情的阀门。情绪不好，肝气郁结，气滞则痰浊、瘀血积滞，进而容易导致甲状腺疾病的发生和加重。

风、寒、暑、湿、燥、火六淫皆可致病，临床上以风证最为多见。现代人生活工作压力增大，或精神不振，或情志抑郁，或易怒，或烦闷，或善太息，或心存怨恨恼怒烦五毒而不解等，皆会导致肝气疏泄失调，且以女性为甚。久则肝郁气滞，内风渐起，百病丛生。病状不一，轻则胁痛胃胀，重则聚痰成瘤，甚或渐成劳损。

（四）老好人容易患癌

有研究发现，以"抑制愤怒""好人和温顺"为特征的 C 型性格是导致癌症的危险因素。这类人的性格特点是不喜欢把破坏性和敌意性格表现出来，是"非常好的、温顺的、害怕坚持自己权益的人"。生活中常称这类人为"老好人"，这或许是对其人格的赞许，因为他们对别人总是有求必应，哪怕自己因此受苦也不会拒绝。但这是一种心病，看起来友善无私，实际上身心俱疲。而且隐忍久了，最易罹患大病，因长期心气郁结，气滞而痰凝水停。老好人做不得，为了自己的健康，要学会说不。

（五）吸烟导致肺癌

烟属火毒，且伴有灰尘浊气。火毒最伤肺阴，易导致阴虚；灰尘浊气能阻滞经络，影响气血运行。久之，阴损及阳而阳虚，阳虚而经络愈滞。且灰尘浊气能积聚痰湿水饮，阴盛而聚痰成形。诸因合力，正愈虚而邪滞愈久，最终导致肺癌。

（六）乳腺癌多发原因

乳腺癌发展的大致过程：正常乳腺导管内增生→非典型增生→原位癌→浸润性癌。女性乱用雌激素保健品，可能会导致乳腺导管上皮细胞增生，甚至癌变。从中医角度来分析，乳腺为足阳明胃经所过，乳腺之所以癌变，源于胃经气血不畅，阴毒内滞。肝主疏泄，且木旺克土，若能调畅情志，缓解压力，则肝胃归于平和。

为何患乳腺癌的女性越来越多？有人分析，女性越倾向于西方化的生活方式，患乳腺癌的概率就越高。西方化的生活方式表现为生活节奏快、压力大，常吃高热量食物且不运动，晚婚晚育、不生育和不哺乳，大量口服避孕药及绝经后以激素替代治疗，长期吸烟及大量饮酒等。

为什么大量口服避孕药会致癌？现代研究认为，避孕药的原理是通过改变身体激素的水平，控制排卵周期或受精卵着床以达到避孕的目的。从中医角度来看，尽量不要人为改变激素水平，否则会影响五脏六腑和阴阳气血的平衡，导致正气变虚。正虚则邪恋，成为诸病之源，包括癌症。

目前，我国每年死于乳腺癌的人数超过 50 万，乳腺癌发病率还在以每年 3% 的速度上升。专家认为，有乳腺癌遗传基因、晚育或不育、脂肪过多、初潮过早或停经过晚的女性易患该病。该病还与保健品、化妆品使用过度及压力过大、多次人流、环境污染等因素有关。中医认为，肝郁而痰浊、瘀血凝滞，为该病的主要病因。

（七）淋巴瘤发病率上升原因

我国淋巴瘤发病率以每年 4% 的速度上升，淋巴瘤成为目前血液系统恶性肿瘤中患者数增长速度最快的"杀手"。该病多见于中青年，尤其是工作和生活压力大而导致免疫力低下的亚健康人群。从中医角度来分析，压力大的危害很大，一方面导致肝气郁结，疏泄失司；另一方面导致正气减弱，脏腑功能下降。压力大也是淋巴瘤发病率上升的主要原因。

（八）过度日晒可致皮肤癌

有数据显示，皮肤癌患者占亚洲所有癌症患者的 2% ～ 4%，占所有黑色人种和印第安人中癌症患者的 1% ～ 2%。晒太阳可以升阳气，但若过度晒太阳，太阳光中的热毒可能会伤害人体。热毒瘀滞，极易形成恶性肿瘤。现代研究也发现，皮肤早衰和皮肤癌均与过度日晒有关。

（九）风寒湿是瘤或癌的成因

古人重视外邪致病，《黄帝内经》认为风为百病之长，仲景以伤寒立论治杂病，后世专有湿邪为患的观点。伤丁风邪，往往会恶风。寒的体质表现为"怕冷，怕吹空调，晚上睡觉感觉冷"等。寒重的人容易伤湿，寒湿内滞，人就像在下雨天穿了一件被淋湿的衣服一样，身体沉重不舒服。风寒湿瘀滞于体内，往往是各种瘤或癌的成因。

（十）正气亏虚是炎癌转化的内在因素

一些慢性炎症会发生恶性转化，如慢性萎缩性胃炎转化为胃癌、慢性乙肝转化为肝癌、慢性溃疡性结肠炎转化为结肠癌等。正气亏虚是炎癌转化的内在因素，感受外邪、情志失调、饮食损伤、劳逸失调等因素加速了炎癌转化的进程，最终导致湿热、痰浊、瘀血等病理产物积聚，阻滞于机体，搏结于脏腑组织，化生有形之邪，变为恶性肿瘤。

按现代医学的说法，胃癌发展有一个大致的过程：正常胃黏膜→慢性浅表性胃炎→慢性萎缩性胃炎→肠化生、异型增生→胃癌。早期出现慢性萎缩性胃炎时，多表现为上腹痛、腹胀、腹部不适、食欲不振等，应及时治疗，以免病情加重。从中医角度来分析，炎症之所以会癌变，应该是正气渐虚，邪毒渐炽，需扶正以治本。

（十一）结节会不会癌变

有的人拿到体检报告后，看到自己身上某处出现结节，就开始害怕结节哪天会癌变，然后慌到茶饭不思，慌到入院，慌到要手术……其实，结节不是癌，完全不用担心。所谓结节，不过是局部气血阻滞，痰浊、瘀血积聚而成结。若阳气温通，气血健旺，结节自然就会散去。若过度担心忧虑，肝郁气滞，反会诱发其癌变。结节之所以癌变，本在正气变虚，所以养正才是关键。

（十二）正虚才是癌症高发的病因

分析认为，早婚、早育、多产、未育、不孕、月经初潮过早、绝经期延迟及性生活紊乱的妇女有较高的子宫癌患病率。从中医角度来看，这些行为都会伤正，或致正虚。也就是说，正虚才是子宫癌高发的根本病因。

肺癌是我国发病率最高的癌症，它显著影响着我国人民的平均寿命。大家都知道不吸烟能远离肺癌，可临床上仍有很多不吸烟却患了肺癌的人，这是怎么回事？从中医角度来分析，正虚才是致癌的根本，而吸烟只是致邪因素。若从来不运动，吃垃圾食品，喝各种饮料，熬夜，更兼心怀怨、恨、恼、怒、烦等情绪，正气内虚，怎能不患癌呢？

（十三）导致癌症的其他众多因素

有的癌症患者怎么都想不明白，为什么自己会患上癌症。癌症是由身体阴阳脏腑气血的巨大失衡引起的，患上癌症，绝非一朝一夕的事情。癌症患者肯定存在着以下的诱发因素，如从来不养生、拼命熬夜、暴饮暴食、酗酒、吸烟、极少运动、经常久坐、心里充满着怨恨恼怒烦五毒、肥胖、常吃煎炸腌制类食物等。

世界卫生组织把酒精列为一级致癌物。有研究表明，全世界5.5%的癌症发生和5.8%的癌症死亡是酒精引起的。全世界每年有近80万癌症患者是因饮酒致癌。从中医角度来分析，酒性阳而能动火，性湿而能损脾。与好友重逢，小酌固然怡情，但过量饮酒却会害人。好酒者亦不能贪杯，更不能酗酒，否则，阳升则火浮，湿重则脾衰。

美国哥伦比亚大学的一项研究表明，单次坐60分钟以上，死亡风险增加 2 倍。世界卫生组织也早将久坐列为十大致病致死元凶之一。临床上亦可观察到,久坐容易导致动脉硬化、冠心病、糖尿病、结肠癌等疾病的发生。从中医角度来分析,久坐伤肉,而脾主肌肉,所以久坐伤脾。脾属土,为后天之本、气血生化之源;脾又统血,脾伤则五脏六腑皆气血失和。

有研究发现,晚上开灯睡觉或熬夜,患癌风险增高,女性可能患乳腺癌,男性则可能患前列腺癌,患癌的原因是褪黑素分泌减少。从中医角度来分析,灯光为阳,睡觉是阳气大归根,在阴的环境里阳气才容易归根,暗属阴,睡觉时环境越暗越好。阳气归根则人体阳气圆运动才能又大又圆,人才健康,否则易百病丛生。

为什么现在社会经济发展了,生活更方便了,但癌症发病率也更高了?有人认为,随着工业文明的进程,人们置身于各种化学物质组成的环境中,周围可能潜伏着诸多致癌物。除致癌基因假说外,环境致癌的说法也逐渐为人们所重视。有专家认为,放射性污染、室内含苯装修材料、过度使用农药、临床医疗垃圾随意丢弃、食品受污染(使用地沟油、有害添加剂)等多方面因素均有可能诱发癌症。

癌症患者越来越多,不少人谈癌色变。然而,与其担忧患癌症,不如退而养生保健。保持开朗的心情,对自己多些安慰,勿长期处于忧郁、恐惧、愤怒、悲伤等负面情绪之中,避免酗酒、过度吸烟、熬夜等生活方式,适当运动,如此则正气存内,可降低患癌的风险。

现代医学过于重视肿瘤局部,认为只有切除肿瘤才是真正的治疗,而不重视患者的养生保健。其实,患者之所以患肿瘤,是由于心理、饮食、环境等因素的长期影响,若病因不能消除,只局限于切除肿瘤,是头痛医头、脚痛医脚的做法,虽有一定效果,但不能治本。

老子教诲我们:"不知常,妄作,凶。"为什么会患癌症?因为我们没有顺应天地四时规律,而是由着自己的性子,违反了自然之道。那么,如何才能康复呢？自然是要"知常"，不"妄作"。《黄帝内经》里讲得非常明白："其知道者，法于阴阳，和于术数，食饮有节，起居有常，不妄作劳。"此即为癌症患者的康复之法。

三、走出谈癌误区

（一）癌症不是绝症

大家往往谈癌色变，而癌症真的无药可医吗？

王远东教授提到，中国人对癌症的认识有一个最大的误区，那就是认为癌症等于死亡。他说，其实1/3的癌症是可以治愈的，1/3的癌症是可以预防的，还有1/3的癌症是可以延长生命的。世界卫生组织在2006年就已经将癌症列为慢性病，而不是大家认为的突发性死亡疾病。

癌症并非绝症，多数癌症是可以临床治愈的。但正确的治疗绝不是滥用手术及放（化）疗，此类治疗过于伤损正气，且无益于康复。建议在癌症早期即选择中医疗法，同时患者自己亦当重视养生，包括改善心情、祛除怨恨恼怒烦五毒侵袭、舒解压力、调节饮食、静坐放松、多亲近自然、快乐无忧、早睡早起等。

癌症并非绝症，若能得到正确的治疗，辅以自我养生，患者的康复则可渐入坦途；若滥用抗生素及寒凉药物，肆意伤损人体阳气，即使是普通的感冒也有可能转变为阳气暴脱证。善医者及善于养生者，心中明了此理，专心扶养正气，则正旺可胜邪；若随意折腾自己的身体，不肯养生，则小病亦可能陷入不治。

我曾有过这样的病例：某患者确诊为肺部恶性肿瘤，但因感冒咳嗽而来诊。诊其脉，辨其证，属太阳表实证，即用经方开表祛邪，数剂后诸症消失。

过一阵子再检查，肿瘤竟然消失了。亦有某恶性肿瘤患者，服汤药后上吐下泻，自认为是排邪反应，亦不担心，再检查肿瘤已消失。

因此，即使罹患肿瘤，也不要悲观，更不要放弃生存的希望。虽然目前的医学水平还不足以完全攻克肿瘤，肿瘤仍属难治之症，但其却并非绝症。如果患者能得到及时、正确的治疗，并充满康复的信心，积极自我养生，配合中医保健，调整生活习惯，则长期生存的希望非常大。中医在肿瘤的康复领域极有办法，值得选择。

世界医学界多数专家认为癌症是不治之症，现代西方医学对其亦无理想的治法，因此有人说"是癌治不好，治好不是癌"，以致大家谈癌色变。有的癌症患者在不知道自己得病之前，还可生活得不错，或带病延年，一旦知道了病情，则四肢瘫软、伤心落泪，导致病情迅速恶化，甚至过早死亡。恐癌之心，似比癌症本身的杀伤力还大！

发现了肿瘤，即使是到了晚期，或者已经扩散，都不要失去信心。要知道，肿瘤终有办法治愈，但绝不是仅靠简单的切除或放（化）疗，这是以牺牲健康为代价，且极易导致肿瘤复发。正确的方法是以自我康复为主，辅以中医治疗。

（二）治愈癌症靠中医

当今中国乃至全世界的医疗均以西医为主流，人一旦生病，首选西医治疗者居多。加上近数十年来中医渐至没落，乏人、乏术，现存的中医队伍里能治疗癌症的专家少之又少，患者欲投医而无门。

临床发现，只要坚持正确地应用经典中医的"理、法、方、药"，对于病变较早而又不太严重，特别是那些未经剧毒药物化疗、手术、放疗，机体尚存正气的患者，其癌症是可以治愈的，至少可以带病延年，延长生命。

西医至今仍未找到彻底攻克所有癌症的方法和药物，但对于中医来说，却有着先天的理论优势和千余年来数不清的成功病案记录。我们融汇经典、师传及临证所得，逐步印证，取得了一些喜人的实际治验效果，从而更加坚定地认识到"癌症是可以治愈的，并非不治之症"。

我坚定地认为：治疗癌症，还得靠中医，并且只有中医才有可能真正意义上治愈癌症。中医重视人体的正气，懂得扶正祛邪，远比西医仅靠手术和放（化）疗的手段高明。

对于肿瘤的治疗，我的观点是保命比治病重要，不要执着于消除肿瘤而滥用手术及放（化）疗，及时选择中医，扶助正气，也许会有意外的收获。否则，手术、放（化）疗的影响易使患者状态每况愈下，巨额的治疗费用也让患者家属压力很大。何不换个思路，换个治疗手段，给中医一个机会，也给自己一份希望呢？

我认识一位叫李传奇的患者，他曾患肿瘤，经受了一段时间的西医"折磨"之后，放弃了西医的治疗，开始自己琢磨自我康复的方法。经过反复摸索体会，李传奇总结出一套完整的肿瘤康复方法，不但成功地治愈了自己的肿瘤，之后还治好了他夫人的肿瘤。还有许多肿瘤患者也在他的指导下，应用他的康复方法恢复了健康。一个又一个成功的案例使他对肿瘤有了全新的认识，近年来他反复总结自己的心得体会，撰写了一篇又一篇有关肿瘤康复的文章。

关于肿瘤康复，我所做的工作只是从中医角度进行探索，但李传奇用自己的亲身实践证明，正确的养生习惯才是肿瘤康复的最大动力。我认为，以中医理论作为指导，进行养生与保健，是所有大病重病患者实现康复的必经之路。李传奇从肿瘤康复中积累的经验，不仅仅局限于肿瘤患者，也同样适合于其他疾病。我希望能把这样有效的养生康复经验与方法推广给每一位患者，让那些即使经西医确诊患绝症的患者们，也能找到康复的信心与方法。

（三）为什么会有"懒癌"

现代临床发现，有一部分癌症属于"懒癌"——机器检查发现有癌症肿块，但这肿块比较"懒惰"，一般处于静止状态，不轻易恶化。对于这样的癌症，若滥用手术或滥做放（化）疗，反而可能把它激活。

从中医角度来分析，为什么会有"懒癌"？因为正气健旺，正旺则邪不能胜正，邪自然屈服。所以要想让癌症不发展、不加重，关键在于扶正。

（四）为什么有些癌症会不治自愈

受自然规律的影响，人体的生命是有节律的，而且每天、每月、每年都有各自不同的节律。每天有白昼夜晚，每月有月圆月晦，每年有四时更替，各有其正弦波变化规律。由此说，生命是动态的，生理与病理也是动态的。比如，偶然体检发现有肿瘤，并不意味着真正患癌，过一阵子再查可能又没有了，其道理即在于此。

从中医角度来看，肿瘤可能只是机体的气化反应。机体不断新陈代谢，把瘀血、痰浊等机体不需要的代谢产物排出体外。若机体正气弱，则会把这些代谢产物包裹起来放在机体的某处，等正气健旺时再排出。未排出前检查，即可能是肿瘤。

癌症为何能自愈？肿瘤科医生分析了如下几点原因：免疫系统由于某种原因产生了针对肿瘤细胞的免疫应答反应；基因突变使肿瘤死亡；肿瘤干细胞休眠或肿瘤干细胞耗尽；肿瘤细胞在程序性的生长过程中死亡；感染病原体导致癌症自愈。从中医角度来分析，正气健旺，则诸邪自退。癌症自愈，必是正足。

大量的临床案例都已经证明，保持心情舒畅有助于肿瘤康复。肿瘤能生亦能消，肿瘤自动消失的动力源自机体的正气。任何治疗都要以扶正为根本，保持心情舒畅。

（五）现代医疗局部治癌误区

现代医疗对癌症的治疗方法主要是切除原发病灶，当然这需要前提条件——找得到原发的肿瘤；接着便是放（化）疗，轮番操作，直到把肿瘤细胞消灭为止。

当前，虽然医疗技术发展很快，但西医对于肿瘤的治疗仍是手术、放疗、化疗这三招。这样的治疗其实是本末倒置，不顾命而只顾癌。经过手术以及放（化）疗之后的肿瘤患者普遍有面色苍白、乏力疲劳、精神不振、食欲减退等症状，这些都是放（化）疗损伤中焦阳气的表现。西医不知道如何扶助中阳，只知道按疗程来放（化）疗，而不管患者是不是阳气极虚，是不是能支持下一步的放（化）疗。如果生命的阳气都没有了，还谈什么抗肿瘤？放（化）疗之后，可以服补中益气汤或四君子汤加附子、黄芪，会有极好的效果。千万不要吃六味地黄丸等滋阴之药，这只会让患者的阳气消耗得更快，体质变得更虚。

（六）西医与中医治疗差异

不知从什么时候开始，攻克癌症成了现代医学的口号，但现实是残酷的，经过数十年的努力，癌症不但没有被攻克，反而越来越普遍了。现代医学不得不转变目标，试图与癌症和平共处，而不是消灭它，因为尽量延长患者的寿命远比杀灭癌细胞更具可行性。中医早已认识到，治疗癌症需扶正与祛邪兼顾，扶正是根本，正足方能祛邪。

有这样一句话：中医治小病，西医治大病。社会上有一种观点认为西医才是真正治疗大病、重病、急病的医学，中医仅能治些小病、轻病、慢性病。如果遇到大病、重病、急病，患者家属往往先找西医治疗，似乎中医根本不能也不会治疗此类病证。事实是这样的吗？

历代中医文献都曾大量记载中医治疗急症、重症、危症的病例，但由于民国以来政策的影响及近五十年来国内中医高等教育的缺失，导致中医没有得到很好的发展。这是中医的悲哀，更是社会的悲哀。在战争年代，西医形而下的思想有绝对的优势，因此得到了迅猛的发展。中医要想崛起，就应该在大病、重病、急病上下功夫。如果所有中医人都能担当起重任，我相信这不仅是中医之福，更是天下百姓之福。

下面我以肿瘤为例，比较中医与西医在治疗方面的异同。

目前，大部分人的观点是只要发现了肿瘤，就一定要找西医。而西医只要一看见肿瘤便建议手术切除或做放（化）疗。但结果如何？是不是做了手术或放（化）疗后患者就一定能生存下来，甚至生存得很好？答案是否定的。临床已经证明，这种粗暴的治疗手段并不能治愈肿瘤，只不过是一种心理安慰，使患者认为肿瘤已经被切除，肿瘤细胞已经被杀死，病已经好了。事实上放（化）疗之后，患者的生命也快结束了。现在国外的西医也已经认识到，手术切除原发肿瘤病灶后会导致癌细胞更快地复发和扩散。并且放（化）疗对人体的损伤非常大，不少西医已经开始建议不做放（化）疗了。

我临床治疗过不少肿瘤患者，一些患者经历过西医的手术、放（化）疗后，面色苍白，精神疲惫；一些患者手术后又复发；一些患者癌细胞已经转移且西医根本无法控制病情；一些患者已经被西医下了"判决书"，诉其活不过几个月。这些患者不得已而求助中医，中医则凭借其神奇的疗效创造了一个又一个奇迹！

在谈中医治疗肿瘤之前，我们应先改变一下固有的观念，将肿瘤作为普通的疾病来看待，而不能只是信从西医，把肿瘤当成不治之症，使得整个社会人人谈癌色变，似乎肿瘤成了死症的代名词。我曾在西医重症监护病房会诊过不少肿瘤术后患者，其中有一位七十多岁的老年人，本来身体一直健康，因为体检发现了肿瘤，于是心里产生恐慌，坚持一定要手术切除。结果手术把肿瘤切除了，但人也起不来了。我认为，治疗肿瘤一定要先把观念转变过来。否则，仅是由观念产生的不良心理状态就可能导致患者死亡。

那么，肿瘤到底是不是死症呢？我的观点是不一定。根据患者的体质和患病的情况，不少肿瘤是可以完全治愈的。

按照中医理论，肿瘤形成是有条件的，并不是所有人都会长肿瘤。首先，肿瘤的生长需要三阴体质，也就是虚寒性体质。这种体质的特点为平时面色苍白、畏寒肢冷、喜暖喜按、精神不足、多卧多睡、忧郁寡欢、脉微细、舌淡胖大等。虚寒体质的人如果感染了风寒湿等阴邪，因正气不足，或七情内伤，或错误的治疗，会导致阴邪内伏于三阴层次。久之，机体阴寒内盛，阴邪聚痰夹瘀而成肿块，发为肿瘤。所以说，肿瘤是内外因一起发动而引起的疾病。

知道了肿瘤的病因，就可知道该如何治疗肿瘤。中医有治标治本的不同。治本，首先是要祛除潜伏于体内三阴层次的阴寒邪气。方法很多，可以针灸，可以服中药，还可以外用敷贴剂，均能祛伏邪于外。其次，要扶助三阴层次的正气。三阴包括太阴、少阴和厥阴，三个层次都需要阳气的补充。因此，补虚扶阳也就成了肿瘤治本的一个重要法门。如果症状明显，且患者体质不虚，那就要以治标为主。治标不外乎活血化瘀、化痰通络、散结祛毒等几个方面。可以选用的方药很多，针灸亦可施用，效果亦极为明显。一般情况下，治标与治本常结合起来实施。或治本为主，或治标为主，根据患者的身体状况以及病邪的轻重，扶正祛邪，渐可取效。特别是手术以及放（化）疗后，患者身体极虚，软弱无力，此时既要扶阳，又要补气，还要温通经络、活血祛痰。如果辨证准确，对证用药施针，则往往被西医视为不治之症的肿瘤亦可通过中医临床治愈。

人体有自愈能力，会自动修复自身的病灶。不要总想着直接治疗疾病，我们用针用药，不过是在激活人体的自愈本能而已。治感冒如此，治肿瘤亦如此。如果只针对肿瘤细胞下功夫，便是根本不了解人体自愈能力，如此治疗，不仅难以取得疗效，反而会伤害正气，导致病情加重，甚至不治。

治疗肿瘤，手术切除是二流的手段。除非肿瘤已经产生了压迫，影响了人体的正常生理功能，如此不得已才采用手术治疗。否则，见瘤治瘤，瘤将更难以控制。临床上多少肿瘤患者正庆幸手术成功、放（化）疗有效地消灭了肿瘤细胞时，却发现肿瘤复发了，甚至来势更猛。其根本的原因是没有重视生命的阳气，没有搞清楚肿瘤到底是什么。西医见症治症，见肿瘤就切肿瘤，拘泥于手术以及放（化）疗，以攻逐肿瘤为能事，而不知顾护人体正气，致使肿瘤难以治愈。

治疗肿瘤，不仅需要好的中医，还需要患者的配合。患者平和的心态、和谐的人际关系、轻松的心情，配合正确的辨证施治，缺一不可。另外，还需要患者改变长期以来错误的生活、工作、饮食习惯，培养积极向上的性情，这些都是治疗的必要保证。我所治疗成功的不少肿瘤病例，患者都具备这些必要的素质。所以说，治疗肿瘤的关键在于自己，求医更要求己。

（七）对癌症治疗的误解

对癌症的治疗，当下有一些误解。

1. 不吃饭，"饿"死肿瘤

世界上流行一种治疗癌症的方法，即饥饿疗法。这种方法认为，患癌症后，人吃下去的饭都补给肿瘤了，肿瘤就会生长得更快，因此要保持饥饿状态，尽量少吃东西，或只吃一些特定食物，这样就会"饿"死肿瘤。事实上，这种方法并不正确。简单饮食或素食固然有益于健康，但想通过饥饿来"饿"死肿瘤，未免有些异想天开。

治疗癌症，能用饥饿疗法吗？癌症是一种对身体气血消耗非常大的疾病，癌症患者到了晚期往往会体重下降，甚至骨瘦如柴。所以要想保命，一定要好好吃饭，吃饱了，正气足了，才有可能去攻逐肿瘤。

2. 生酮饮食疗法能"饿"死癌细胞

近年来，国外治癌兴起生酮饮食疗法，认为此法能"饿"死癌细胞。生酮饮食疗法又称代谢疗法，是当前医学界推荐的食疗抗癌大法，代表的是一种综合高脂肪、适量蛋白质和超低量碳水化合物的饮食方式。简单来说，就是几乎不吃任何碳水化合物，而吃许多天然蛋白质和脂肪，既不摄入糖又与垃圾食品绝缘。有专家认为，这是一种非常干净、绝对天然的饮食方式。生酮饮食疗法的好处是避免了大剂量用药、化疗及其副作用，让很多无法通过手术及药物治愈的病例获得康复或延缓病情恶化的希望，使患者得以过上正常的生活。

从中医角度来分析，这种疗法靠谱吗？《黄帝内经》说"五谷为养，五果为助，五畜为益，五菜为充"，其中把五谷放在首要的位置。五谷得天地五行之气，可以平衡人身的五行。五谷春天播种发芽，先得春时木气；夏日长旺，得夏时火气；长夏得土气而能化；至秋日因金气而成实；冬日闭藏，以待春天。只吃蛋白质和脂肪而不吃五谷，这是用"五畜为益"代替了"五谷为养"。五畜之肉所得为天地五行的杂气，虽能养人，但不如五谷平和、濡养。吃五谷者，往往心气平和，相火不易妄动；而吃五畜者易动相火，易生欲望，易生烦恼。

3. 完全不治疗，顺其自然

有人认为，反正癌症是不治之症，与其辛辛苦苦地吃药打针，既花钱还受罪，不如不治。有人甚至认为，若完全不治疗或许会活得更久一些。

错误的治疗会伤损正气，导致病情恶化。但不可否认的是，合理的治疗可以延长癌症患者的生命，提高生活质量，甚至彻底治愈癌症。

治疗癌症，既不要迷信新药和新疗法，亦不能悲观恐惧。治癌的关键在于人。我们不但要治人所患的癌症，更重要的是治患癌症的人。

如何治人？一方面，患者不能完全依赖医疗，一定要自己努力，积极养生，培养正气，保持积极向上、乐观开朗、豁达宽容的心态，并远离负面情绪和悲观心理；另一方面，医生治癌要考虑患者生命的整体，而不能见病治病，见癌治癌，要时时关注患者的正气状态，正气健旺才是治愈癌症的根本保证。

我们不能完全排斥医疗，虽然医疗"有时是治愈，常常是帮助，总是去安慰"，但至少，医疗可以在一定程度上改善患者的不适症状，并且可以扶起正气。

4.过度医疗

传统的癌症治疗理念是"抗癌"，与癌症战斗，抵抗癌症，切除肿瘤，因此我们一味地追求药物和疗法对癌细胞的杀伤作用。事实上，如此治疗很容易导致过度医疗。

从中医角度来分析，所谓癌症，即在正气不足的基础上产生的痰气、湿浊、水饮、瘀血、热毒等的积滞。治疗癌症，应主要兼顾两个方面的问题，一是扶正，二是祛邪。

第二章　与癌症病因相关的文章

癌症到底是怎么回事？应该如何看待癌症？癌症要如何预防，如何治疗？这些是我们每个人都应该关心的话题。我从中医角度来理解癌症，我也用中医疗法来治疗癌症。我把我治疗癌症过程中的体会与收获写出来，与大家分享。为了健康，我们不妨了解一下中医是如何看待癌症的。

一、《癌症的真相》

癌症真的是绝症吗？我们应该如何认识和治疗癌症？我尝试从中医的角度解读癌症的真相。

我曾看过一篇文章，名为《癌症的真相：为自己为孩子，我们都应该读读这篇文章》，其中有些观点我不赞成，于是我决定写一篇同名文章，从中医的角度谈谈我对癌症的认识。

先强调几个关于癌症的基本观点：癌症是邪盛而正虚，正虚是本，邪盛是标；中医能治癌症，是因为中医能扶正祛邪，而且中医有整体观念和辨证论治；治疗癌症当以中医为主，西医的手术、放（化）疗以及靶向疗法、免疫疗法等皆可作为中医的有益补充；癌症的预防重于治疗；癌症康复的关键在于患者自己，而不是医疗。

（一）癌症一定是绝症吗

每个人都会死亡，这是自然规律，谁也不能例外。肾为先天之本，当肾中所藏的先天精气耗竭，生命也就结束了。我们可能死于任何疾病，当然也可能死于癌症。

但癌症并非绝症，癌症是可以治疗的。治疗的关键在于我们自己，而不是医疗。

癌症与死亡没有必然的联系。所谓癌症不过是正气偏虚，阴浊内滞，聚而成块。因此，癌症的治疗大法就在于扶足正气，并祛除邪气。

癌症并不可怕，因为癌症不是死症。但如果心存忧虑恐惧等负面情绪，则会摇动五脏六腑，久则正不胜邪而病势加重；或因过度治疗，虽能暂时祛邪但亦伤正。须知只有正气才是生命的根本，若舍弃正气去治病，皆属虚妄。

中医能治癌症吗？就我的临床经验来看，能！那么中医是如何取效的？其机理是什么？我可以用阴阳五行、脏腑经络、气血津液理论来进行完美的解释，显然这不是现代科学的术语。有些人否定中医能治疗癌症，不是看不见中医的临床疗效，而是不理解中医的理论，因为阴阳五行不符合现代科学体系。

癌症的治愈不完全是由医学决定的。癌症的康复有两方面的要求，一是患者要改变长期以来不健康的饮食、生活、行为习惯，远离怨、恨、恼、怒、烦五毒，并重视养生保健；二是得遇良医，药方对证，辅以针灸。如此，我相信，即使是癌症晚期亦可趋于康复。治疗癌症最忌滥用攻逐化块之品，须知"留得青山在，不怕没柴烧"。若医生的眼中只有肿瘤，而不知顾护正气，就可能攻伐过度。一旦正气伤损，则病陷沉重，为祸极大。

（二）癌症的预防

为什么癌症能够预防？癌症发病时间很长，它其实是基因突变和免疫逃逸这两种现象综合造成的。如果我们能够避免一些引起基因突变、免疫逃逸的因素，那么 50% 的癌症都是可以预防、避免的。具体因素包括吸烟、喝酒、缺乏运动、不良饮食习惯、缺乏膳食纤维、慢性炎症、电离辐射、感染、免疫缺陷、环境污染等。

中医理论认为：预防永远重于治疗；预防即扶正；预防的关键在于患者自己努力；医疗技术再怎么发展，都不如"治未病"高明。

有数据显示，人一生罹患重大疾病的概率高达 72.18%，患癌症的概率为 36%。目前，重大疾病的平均治疗花费一般都在 30 万元以上。因此，我们每个人都应"治未病"，不患大病，既可少花钱，又能免去病痛的折磨，一举两得。如何"治未病"？养生是关键。养生需了解天地四时的运动规律，顺之则生，逆之则病。

1. 素食能预防癌症

印度是 2018 年预计癌症发病率和致死率最低的国家。美国研究人员调查了印度人的几种饮食习惯，发现 40% 的印度人是素食者，即使是吃肉的人也不会吃很多肉。相对较低的肉摄入量、大部分以植物为基础的饮食以及大量摄入香料使印度癌症总体发病率较低。

我主张素食。不但建议未病之人多吃素食，也建议已经罹患了癌症的患者吃素食。素食的好处很多，简单来说，素食可以让人君火不扰，心神安宁，欲望降低。心为五脏六腑之大主，素食能让人心和，心和则五脏六腑皆和，自然不生病。素食所含的五行之气最正，人吃素食，则得五行的正气，不容易生病。素食能养脾胃，脾胃为后天之本，为健康与生命的动力。

有人说素食没有营养，我却认为，营养学理论根本就是个假说，因为营养学只重视补充营养，却根本不在乎人体阳气的气化功能。今时流行的多种慢性病证，多与盲目重视营养有关。对于预防癌症而言，加强阳气气化功能远比补充某种营养物质更有益。

2. 负面性格易致癌

预防癌症要努力避免负面性格。负面性格的特征是人际关系困难，有事总闷在心里，压抑自己，封闭自己，不寻求帮助，给人感觉孤傲不易接近；自我要求比较高，是完美主义者，对自己和对别人都很苛刻，所以经常对事和人感到不满；抗挫折能力比较差，容易吸收消极情绪，表现为长吁短叹等。

3. 尽量快乐起来

健康离不开快乐。真正快乐起来，人才可能健康，且能长寿。心在志为喜，快乐自然心气和畅。心为君主之官，心和则五脏六腑皆和。人会患癌症与心气不和有很大的关系。怨、恨、恼、怒、烦五毒内蕴，心失和畅，五脏六腑被阴浊壅滞，当然会生病。

所以，我们要追求快乐，知足常乐、自得其乐、助人为乐。一个充满快乐的人，必然是宽容的、慈悲的、喜舍的、有爱的，这样的人五脏六腑才会协调。不管工作多么辛苦疲惫，不管生活中遇到多少磨砺，也不管身体有何种不适，都给自己暗示，要努力做一个快乐的人。痛苦着是一天，快乐着也是一天，何不选择快乐呢？

（三）癌症一定要手术治疗吗

癌症要不要手术治疗？我认为，治病应该先用伤害性小的方法，手术永远是最后不得已的选择，绝不能作为治病的首选。

有人认为患了癌症，要早发现，早切除，这样才能早康复。切除了病灶，癌症就不见了吗？若不去分析癌症的根本病因，只着眼于切除病灶，很多时候不过是掩耳盗铃、自欺欺人而已。事实上，导致癌症的因素并没有消除，正虚的情况也没有缓解。当然，有的肿瘤产生的部位会马上危及生命，那当然要马上切除。

若不得不做手术，手术前必须极其慎重。因为癌症是细胞中基因突变累积的结果，手术只能切除癌变的部位，却不能改变人体基因突变的原因。过去有人认为手术后复发或扩散是因为手术切除不干净，这个观点是不对的。手术后之所以复发，甚至癌细胞生长更快，根本原因是手术伤损了人体正气，降低了人体自组织的抗癌能力。

人们曾把治癌的希望寄托于手术切除，然而手术不仅治不了癌症的根，还会破坏人的抗癌能力。后来人们又把治癌的希望寄托于化疗，但化疗会导致白细胞减少，使人体正气下降。虽然化疗对部分癌症有效，但若人体正气持续下降，化疗的结果也将不容乐观。

有人说，有癌症患者经过手术、放（化）疗后就没有再复发，这不是可以证明手术、放（化）疗有效吗？事实上，有效的病例是有的，但很少。临床所见，更多的情况是经手术和放（化）疗后，患者的生存能力大大减弱，精神萎靡，恶心呕吐，食欲减退，体力下降，这都是正气受到损害的表现。

2013 年 12 月 20 日的一份德文报纸上报道，科学家历经十年研究得出结论，对于癌症，不应该只盯住癌细胞，更需增强机体的免疫力，让机体免疫系统自己去消灭癌细胞，而不是依赖药物、手术和放（化）疗。其实，中医早已发现，治疗癌症要重视扶助正气，辅以祛邪，正胜则邪自退。

癌症是大病，越是大病越需要有整体观。况且，人是一个有生命的整体，不但有肉体，还有精神、意识和思维。治疗癌症若只顾手术切除肿块，实在是井蛙之见。

癌症是自身细胞的异常增殖反应，可以说肿瘤原本就是机体的一部分。现代医学把肿瘤看成身外之物，所有的治疗手段都试图切除它、消灭它，却很容易导致肿瘤增大，甚至扩散。反之，越是用平和的态度对待肿瘤，接受它，肿瘤越不容易扩散。很多时候肿瘤可以与人体和平共处，只要生命仍然延续，何必要盲目折腾肿瘤呢？

一种高明的医学体系，应该站在生命及整体的高度上，而不是拘泥于局部病证。手术切除肿瘤，终是治标，滥用手术会伤损人体正气，导致血瘀毒滞，甚至体质下降，其后患甚大。况且切除肿瘤会损害人体的健全，没有资料证明手术能提高患者的抗癌能力。

对癌症患者来说，一定要冷静对待自己的疾病，不要病急乱投医，焦急、恐惧有害无益。手术、放疗、化疗都不应该是首选方案，因为这些治疗方法会损害生命的自组织能力，治疗后会导致食欲下降、精神萎靡、精力下降等。我们倡导"与癌共存"，因为"共存"比选择各种伤害性治疗的生存希望更大。事实证明，有不少人患了癌症后未经任何治疗，或虽经手术治疗却无效，或被诊断为短时期内必死的，后来也能自然康复。

（四）癌症需要筛查吗

当前，媒体上多见关于癌症的科普，宣传的不是如何战胜癌症，而是癌症如何凶险，结果导致一些癌症患者因恐惧而过早死亡。

整个社会谈癌色变，不少人担心自己会患癌，因此寄希望于防癌体检。其实，与其忧虑悲观，不如对癌不在乎。越是放松身心，越不容易患上癌症。

一直以来，医学界的观点都认为恶性肿瘤一定要做到早发现、早诊断，以便早治疗。早发现是早诊断和早治疗的前提，只有争取早治疗，才有可能彻底治愈。但韩启德院士却有不同的观点，他认为癌症的检出率尽管有所提高，但患者的死亡率几乎没有变化。欧美国家的研究也发现，开展"早发现、早治疗"后，人群死亡率并没有降低，结果令人气馁。从中医角度来看，负面心理会影响癌症患者的康复。若患者心理脆弱，癌症被早发现后，患者会产生过度悲观、恐惧、绝望等情绪，导致病情迅速恶化。

每个人都有精神、意志，有的人不怕死，有的人则怕死。不少人害怕癌症，一听说自己患了癌症，便日夜不安，吃不下、睡不着，心理崩溃，陷入绝望、恐惧、悲观之中，生命的自组织能力无法再起到抗癌作用，导致癌细胞发展壮大。所以医学家才会说，80%的癌症患者死于恐惧。这种负面情绪才是导致癌症恶化的最大病因。媒体上曾报道过这样的案例：某人被诊断为癌症后，顿时陷入悲观恐惧中，不久后便死亡，尸检却没有发现任何肿块。可以说，这人是被自己活活吓死的！现代研究已经发现，患者面对癌症的诊断和治疗所产生的慢性持续性焦虑，对健康的损害远远快于且大于癌症本身对健康的损害！

从这个角度来说，远离筛查也许能让人更健康。

（五）疫苗能预防癌症吗

预防癌症，有人主张打疫苗，认为可以一劳永逸。人乳头瘤病毒（HPV）疫苗在国内上市后，不少人争着花钱注射。

从中医角度来看，癌症是不可能通过疫苗完全预防的。人之所以患癌，长期有怨、恨、恼、怒、烦等五毒是内因，环境、饮食、化学刺激、六淫邪气等是外因，内外因素的共同影响导致脏腑功能失调，痰湿、水饮、瘀血、浊毒等代谢产物凝滞体内，聚而为癌。

试想，一个人生活极端不规律，经常熬夜，暴饮暴食，不运动，且每天处于各种怨、恨、恼、怒、烦的情绪之中，即使注射了某种防癌疫苗也不可能真正预防癌症。癌症源于人体正虚而邪恋，因此，养正才是预防癌症的根本方法。

（六）癌症复发的真相

人体之所以患癌，是因为身体出现了三阴层次阳虚，虽经手术切除了肿块或经放（化）疗杀灭了癌细胞，但是患者的三阴体质并没有改变，假以时日，新的癌细胞还会不断产生，癌症也就会复发和转移。治疗癌症，只有彻底改变三阴体质才是治本之道。

癌症的复发还与患者的精神情绪有关。从中医角度来分析，心含君火而主神，若能保持乐观豁达、积极向上的情绪，则阳气宣通，周身气血通畅，自然健康。若过于焦虑悲观、忧心忡忡，则心神不畅，气机随之滞塞，气滞则痰浊、水饮易于积聚，癌症必然复发。

所以说，罹患癌症之后，千万不要忧思过度，或惶惶不可终日。

常有患者问我，癌症什么时候能治好？说实话，我能用中医控制病情发展，但想要治愈癌症，关键在于患者自己，而不能仅依赖于医疗。若仅依赖于医疗，即心向外求，越求越难心安。

肿瘤切除而不复发的原因有两种：一是该肿瘤本就不是恶性，是医生判断错误；二是患者本身正气健旺，有能力祛除病邪。因此，不应把治癌的希望寄托在手术切除上。事实上，手术之后肿瘤反而容易复发。所谓复发，即正不胜邪。与其单纯从邪气上下功夫，不如以扶正为主，兼顾祛邪。

（七）癌症的康复方法

癌症之所以产生，本质上是人体正虚，也就是存在三阴体质，若能扭转三阴体质，癌症将会自然消失。所以说，癌症的康复关键在于扶正。

扶正的方法，一是要戒除恐惧。恐伤肾，持续恐惧，肾精先伤，反会加重病情。二是三分治必不可少，七分养才是关键。三是养心。放下怨、恨、恼、怒、烦，多些快乐，能让心神安和。四是养脾胃。脾胃是后天之本，脾胃不伤，正气充足，这是康复的核心。五是改变以前不健康的生活方式，只有这样才能从根本上杜绝癌症的复发。六是要有快乐的心。癌症患者一定要看破，要放下，要从内心深处正视癌症。若能放下，就不会对癌症产生恐惧，不仅不会被癌症吓住，还会因为心态平和而使阳气宣通，气化健旺，癌症亦能不药自愈。

癌症并不可怕，可怕的是错误的治疗！癌症康复的关键是正气充足，正足则能自动祛邪。可事实上不少治疗癌症的思路是攻逐，比如放疗、化疗、手术及一些药物，往往以杀灭为能事。杀灭可以暂时取效，因为杀灭可以祛邪。但从根本上来说，扶正才是根本，否则，正气不足，邪气亦会反弹。

当代作家苏叔阳患癌症多年，他说："哭和叹息都赶不走病痛，不如笑对疾病。心宽一寸，病退一尺。把患者应该过的生活当成是正常的，别老跟自己过不去。"每当有人去找苏叔阳取经，他都会送出四句话："良好心态可去癌，乐观情绪能去病。戒烟限酒少烦恼，心胸开阔得宁静。"苏老的经验值得我们每个人学习。

自我抗癌成功的李传奇一直在研究癌症，他说："如何治疗癌症等慢性病？就三点——平心养性，留住阳气，通经排毒。具体操作就是在明医理的前提下，辨证施治。不过对于癌症，更应该注重在留住正气的前提下通经排毒。"

我用纯中医理论治疗癌症，治疗原则包括以下五点：一是选择中医，配合西医；二是不滥做手术，不滥做放（化）疗；三是以正气为本，以肿瘤为标；四是鼓励患者带瘤生存；五是让患者保持心情开朗，并抱有强烈的康复信心。若能辨证辨病施治，癌症就并非是不治之症。

二、《癌症的五大症状》

人要健康，需要全身气血阴阳上下相济，保持动态的平衡。从生理角度来看，脾胃为气血生化之源，为后天之本。人体以脾胃为枢机，带动肺主气和肝主血的升降运动，维持正常的生命。脾阳升，带动肝血左升；胃阴降，带动肺气右降，一身气血归于权衡。癌症损伤人体正气，主要是破坏了脾胃的气血升降枢机。枢机不利，导致气血升降失常，病情因此恶化。

那么，当癌症来临时，身体究竟会有哪些常见症状呢？以下列出癌症的五大症状，若发现这些症状，建议引起高度重视。

（一）消瘦

消瘦是患癌症的重要信号。癌症来临的时候会消耗人体内大量的营养，所以很容易引起患者消瘦，几乎所有的恶性肿瘤在发展的过程中均会引起患者消瘦。

从中医角度来分析，癌症的根本病机是正虚而邪盛，正不胜邪，邪反伤正，导致正气渐虚。脾主运化，若脾虚，气血生化乏源，就会使人消瘦。且越是癌症晚期，脾虚越明显，消瘦亦越明显。

脾主四肢，主肌肉，亦主升发清阳，让人有朝气，有活力。癌症所出现的消瘦不但表现在肌肉锐减，更包括四肢肌力下降，精神变差，精力不足。凡此种种，皆当责之于脾虚。

（二）大便异常

大便性状改变和排便习惯改变也是患癌症的重要信号，如大肠癌、胃癌、胰腺癌等癌症均可引起大便异常。另外，若出现不明原因的腹泻，或大便变细、大便带血、大便黏马桶等现象，均要引起高度的重视。

从中医角度来分析，肝主疏泄，若大便出现异常，往往是肝的疏泄功能失常。肝属木，肝藏血，肝血左升，则水能涵木，木能化火。木克土，胃肠主土，若肝失疏泄或肝郁气滞，则会影响胃肠功能，导致排便异常。大肠属六腑，以降为顺，大肠的排便功能依赖于肝的疏泄功能。若肝能疏泄，大便通畅，浊毒得泄，自然健康；若肝失疏泄，肠道不畅，浊毒不泄，则会出现健康问题。肝郁化火，下陷大肠，烧灼脉络，则会出现大便带血症状；

肝脾失调，清阳不升，则会腹泻或大便变细。

有人担心，若出现大便黏马桶现象，则一定是大肠癌的征兆吗？从中医角度来分析，这个并不一定，患者不必因此而忧心忡忡。大便黏马桶，源于湿热内滞。湿为阴邪，伤损脾阳，导致脾的运化功能下降；热为阳邪，耗损阴津，导致大便黏滞。此时患者往往见舌苔黄厚而腻。停吃煎炸、烧烤、辣椒等物，配合中医治疗，即可迅速改善大便状况。

（三）食欲不振

若由于不明原因出现纳差症状，往往是患癌症的重要信号。有些癌症在早期可能没有别的不适，仅仅表现为食欲不振，有些患者还会出现厌油现象。

从中医角度来分析，胃主受纳。胃气旺则纳食正常，胃气虚则纳差。若肿瘤影响胃，导致胃气变弱，则会出现食欲不振的情况。脾主运化，脾阳旺则运化强劲，吃些油腻食物亦能无所不适。若脾阳变弱，即会厌恶油腻食物。对于厌油，西医往往责之于肝，中医则认为是脾失健运的表现。

（四）贫血

贫血是患癌症的重要信号。癌症常常会引起失血性贫血，比如肺癌引起咯血，胃癌和大肠癌引起消化道出血，宫颈癌引起阴道出血，这些出血最终都会导致失血性贫血。发生贫血时，患者会有头晕乏力的表现。

从中医角度来分析，脾主统血，脾虚则统血无力，容易导致失血。且脾为气血生化之源，一方面会因不能统血而失血，另一方面血气化生不足，亦会导致血虚。临床所见，凡是脏腑的慢性出血，多责之于脾虚不统血。

（五）疼痛

若有持续两周以上不能缓解的疼痛，亦可能是癌症的一个重要信号。比如，肺癌引起胸痛，肝癌引起肝区和右肩部疼痛，胰腺癌引起中上腹痛等。

从中医角度来分析，疼痛源于气血不通，经络滞塞。癌症引起的疼痛，或由于寒，寒性凝滞，导致气血不畅；或由于虚，血不濡养，经络失养；或由于瘀，瘀血内滞，亦影响经络，使之不通；或由于气，气滞则血瘀，亦会导致疼痛。

生活中可以自我对照上述 5 个症状，若同时有 2 个以上症状，则可能患上癌症。若继续忽视，那么癌症将会很快发生转移。必要时可以辅以体检，重点检查肺、胃、大肠和肝脏 4 个部位，因为这 4 个部位癌症的发生率是最高的。检查不是预防，积极养生才是关键，预防永远大于治疗。

三、《恐癌，比癌症更可怕》

恐惧是负面情绪，对癌症的恐惧会导致各种不适症状。于常人而言，对癌症不恐惧，比治癌更重要。

有的人听说癌症死亡率高，因此而恐惧癌症，出现睡不着，胃不舒服，纳食不香，腹胀，胃痛等症状，且越是恐惧症状越严重；越是症状严重，越是害怕真的患了癌症，于是陷入恶性循环。

（一）五志过极，容易伤人

五脏皆有自己的情志，心在志为喜，肺在志为悲，脾在志为思，肝在志为怒，肾在志为恐。五志过极，则伤五脏，即久思伤脾，大怒伤肝，大恐伤肾，大悲伤肺，大喜伤心。

胃是人类最大的情绪器官，所有这些过极的负面情绪都会影响胃。生活中可见，久思的人往往纳差，比如高三的学生因为要准备高考，思虑过度，则容易影响胃口；久悲的人亦没有胃口，悲为肺志，但悲久亦伤胃；恐惧癌症的情绪亦会影响胃，导致胃纳变差，且越是恐惧，越是不想吃饭。

有的人想得多，易生气，害怕患癌，这些都是不好的情绪。若长时间如此，就会伤胃，表现为胃总是感觉饱饱的，没有饥饿感，兼见腹胀、纳差，一吃就饱，或茶饭不思。现代医学认为，这是一种叫"脑－肠轴"的系统在起作用。大脑和胃之间互相影响，恐癌引起胃疲劳，胃气排不出去；胃疲劳又会引起大脑的不舒服。也就是说，人若害怕患癌，那么胃也会跟着一起害怕，如此一来，它哪儿还有心情帮你消化食物？然而若去检查，会发现指标一切正常。这样的人若检查发现真的患有癌症，往往瞬间就崩溃了，而且病情会迅速恶化。若检查发现无癌，亦可能瞬间释然。

试想，负面情绪瘀滞久了，肯定会导致脏腑失去平衡，阴阳气血失调，癌症必将因此而高发。因此，越是恐惧癌症，反而越容易患癌。一旦查出真有癌，其生存意志将轰然倒塌。

（二）正确认识癌症，消除恐癌情绪

一定要正确认识癌症，千万不要陷入恐癌的死循环。

（1）癌症并非死症。有的癌症是"懒惰"的癌症，其虽然是个肿块，但生长极为缓慢，甚至也不恶化，可称之为"懒癌"。若是发现有这样的肿瘤，千万别瞎担心，更不能滥用手术或放（化）疗，一旦刺激它，反而容易把它激活了。

（2）癌症不是一两天产生的。癌症的产生有个过程，有时这个过程很漫长，而且并非每种癌症都会恶化，恶化也需要过程。比如甲状腺癌，它恶化的时间有时候甚至超过了人的寿命。

（3）平时多见的不舒服症状往往与癌症无关。虽然癌症会引起很多不舒服的症状，但并不是所有不舒服都与癌症相关。比如，胃癌会引起上腹痛、肚子胀、一吃就饱、黑便、人越来越瘦等症状，但不能把所有的胃部不舒服都与胃癌画上等号。吃多了肚子也会胀，难道这也是癌症信号？有的人一感到不舒服，就上网搜索，结果越查越恐惧，认为自己每个症状都与癌症相似，最后掉入恐惧的陷阱之中。如果是这样，还不如不查，顺其自然反而更健康。

（4）检查固然可以在早期发现癌症，但若因检查发现了癌症而产生恐惧绝望心理，反而更容易导致病情恶化。我不是反对检查，但如果一个人平时有各种负面情绪，不重视养生，而且极度害怕癌症，一旦知道自己患了癌症可能会迅速崩溃，那么还不如不查。

若怀疑自己的各种症状是由癌症引起的，那么不妨去检查一下。检查发现没有癌症，就能消除恐惧心理，自然会从恐癌的陷阱中解脱出来。若真的是癌症，建议家属隐瞒消息，否则患者一旦知道自己患癌症，其恐惧就会无限放大，真的可能会把自己"吓死"。

（三）治疗恐癌

我临床观察到，越是性格开朗的人，即使患癌症亦越容易早日康复；相反那些恐惧癌症的人，患癌症后病情往往会迅速恶化而陷入不治。由此说，恐癌是比癌症更可怕的一种疾病。治疗恐癌远比治疗癌症更有意义。

如何治疗恐癌呢？我主张主动修养身心，特别是学习中国传统文化，其中有正心修身的大智慧。我自己体会、学习并实践传统文化后，坚持感恩、反省，行有不得者皆反求诸己，如此坚持一段时间，自然身心怡然自安，对癌症也就无恐无惧了。

四、《为什么每年都定期体检，仍会发现癌症？》

不少癌症患者很郁闷，明明每年都定期体检，怎么还会发现癌症？到底癌症从发生到被发现，需要多长时间？

（一）癌症的成因与检查方法

按现代医学的观点，肿瘤细胞是由正常细胞突变而来的。正常细胞若受到各种致癌物的作用，导致细胞基因突变，就会变成肿瘤细胞。这是一个非常漫长的过程，短则一两年，长则十几年甚至几十年，所以癌症好发于中老年人。

癌症的检查或筛查，以影像学检查为主。目前高分辨率的 CT 只能发现 5 毫米至 1 厘米的病变，彩超大概只能发现 5 毫米左右的病变，若肿瘤小于 5 毫米，则很难被影像学检查发现。

因此，即使坚持每年体检，也可能发现不了比较小的肿瘤。这也证明，依赖体检来预防肿瘤，并不是完全保险。

（二）癌症有什么症状

若身体出现以下不适，或某个症状单独出现，或兼有多个不适症状，需及时检查，以排除癌症。

（1）身体疼痛。很多癌症在发生时，都会有疼痛症状。一般疼痛先出现在局部位置，随着癌细胞的扩散及病情的进一步发展，其他部位也会受累。从中医角度来分析，这是局部气血失畅、不通则痛的反应。

（2）食欲不振。有的癌症患者纳食不香，甚至一闻到饭菜的味道就反胃、恶心，特别地厌油腻。从中医角度来分析，这是胃气失和而不降的反应。

（3）淋巴结肿大。淋巴结是人体重要的免疫器官，当人体存在炎症等疾病时，浅表的淋巴结就会肿大，有时还有触痛感，腋下、腹股沟、颌下等部位的淋巴结肿大明显时，需要引起重视。从中医角度来分析，这是经络不畅、热毒壅滞的反应。

（4）身体消瘦。癌细胞不断增多或转移时，需要从人体吸收营养物质，导致正常细胞的营养供给不足，患者会表现出身体消瘦的症状，甚至在短时间内体重大幅度下降。从中医角度来分析，这是中气受损、脾失健运、气血生化不足的反应。

（5）身体疲劳。患癌症后，因为身体营养供给不足，人会出现不同程度的疲劳乏力，即使没有劳动或睡眠不足，依然感觉十分劳累。从中医角度来分析，这是气虚的反应。

（6）发烧。部分癌症患者会有持续低烧的症状，且服用退烧药效果不明显。从中医角度来分析，这是邪入三阴，正邪在三阴层次交争，正虚而邪盛，表现为低烧不退。

（7）腹泻和便秘交替出现。消化道恶性肿瘤的常见症状就是腹泻，若腹泻和便秘交替出现，且大便有异样，从中医角度来分析，这是寒热错杂、肝脾失调的反应。

（三）预防癌症，建议首选中医

预防癌症的发生远比患癌后再治疗更有意义。现在媒体多宣传用西医预防癌症，我却推荐大家应该积极选择中医预防癌症。

中医重视"治未病"，且有一套完整的预防疾病发生的理论体系和方法。中医"治未病"，首先把人放在天地之间去思考。因为人禀天地之气而生，所以人要健康，就要顺应天地规律，顺四时则生，逆四时则病。关于顺应四时，西医是完全没有概念的，因为西医眼中的人不是天地之间的人，而是解剖意义上的人。

现在不少人依赖体检去预防癌症，这是心向外求。试想，自己不重视养生，不扶助正气，却寄希望于体检结果来证明身体健康，岂不是自欺欺人？体检固然有其价值，但依赖体检来预防癌症却不可取。预防癌症，应该依靠自己。行有不得，反求诸己。正气内存，邪不可干。自己努力，重视养生，让正气充足，正胜则邪祛，自然不会患癌症。

（四）患上癌症后应该怎么做

（1）不要慌张，不要恐惧，不要悲观。癌症并不可怕，癌症亦非绝症，癌症完全有治愈的可能。负面情绪和心理会导致正气变虚，正虚则邪胜，癌症就容易恶化。若发现癌症，一定要有康复的信心，有积极向上、乐观豁达的心态，这是正能量，有助于人体正气充足，正旺则邪自退。

（2）重视饮食调理。部分癌症确由饮食不当所引起，如食管癌、胃癌、大肠癌、口腔癌等，这些癌症的出现和饮食息息相关。癌症患者一定要改变原来错误的饮食习惯，建议忌煎炸、烧烤、油腻、黏滑（指糯米做的食物及月饼等）、生冷（多数寒凉水果、冰激凌、刚从冰箱取出的食物和饮料等）、牛奶、辣椒等食物，尽量清淡饮食，少吃鱼、肉等肥腻的食物。另外，建议癌症患者多吃些土里长的食物。从中医角度来分析，脾胃属土，为后天之本，气血生化之源，多吃些土里长的食物有助于培土安中，健运脾胃，和畅气血。

（3）改变错误的起居习惯。熬夜最不可取，最伤正气。人要顺应四时规律起居，如春三月应夜卧早起，广步于庭，被发缓形；夏三月当夜卧早起，无厌于日；秋三月则早卧早起，与鸡俱兴；冬三月当早卧晚起，必待日光。所谓的夜卧，不是半夜才睡，人应于子时之前就睡觉，可以晚点睡，但再晚也要在晚上十一点前入睡。所谓的早卧，则指在晚上九点就入睡。

有研究发现，开夜灯睡觉或熬夜，患癌风险高。女性可能患乳腺癌，男性则可能患前列腺癌。患癌的原因是褪黑素分泌减少。从中医角度来分析，灯光为阳，睡觉是阳气大归根，睡觉时环境越暗越好，暗属阴，在阴的环境里，阳气才容易归根。阳气归根则人体阳气圆运动才能又大又圆，人才健康；否则，百病因此而丛生。

（4）首选中医治疗。一般在肿瘤病灶没有转移扩散前，西医多建议手术切除。但是手术切除的创伤比较大，若患者正气不足或年迈体弱，术后的恢复则比较困难。

我主张首选中医治疗癌症。癌症的根本病机是正虚而邪恋。中医重视扶正祛邪，扶正是治本，祛邪是治标。标本兼顾，可以取得满意的效果，而且生命即一团正气。治疗癌症不管用任何医学手段，都不能以损伤正气为代价，伤正即伤命。人是本、病为标。治疗癌症时，医生的眼中一定要有一个活着的人，而不能只有一团癌细胞。

而且中医主张带癌生存。只要正气不衰，即使患有肿瘤又有什么关系呢？相反，若拘泥于切除肿瘤，虽然肿瘤不见了，但正气大损，生活质量严重下降，甚至过早死亡，如此治疗又有什么意义呢？

我从临床实践中体会到，中医（特别是针灸）可有效缓解肿瘤的各种不适症状，尤其是疼痛，其疗效甚至不亚于吗啡等止痛药。即使是癌症晚期，生命已经时日无多，若能应用中医，亦可极大地提高患者的生存质量，让晚期癌症患者减轻痛苦。

（5）选择性应用放（化）疗。西医认为，患上癌症后可以通过放疗或化疗来控制病情。但放疗与化疗的副作用较大，容易导致严重的副反应，让患者生活质量下降。从中医角度来看，杀癌可以，但不能伤正。

若肿瘤较大，或已经产生严重的压迫症状而不得不手术或放（化）疗时，建议一定要配合中医。因为中医可以扶助正气，还可以有效缓解这些伤害性治疗的副作用。

五、《癌症对人体健康的危害》

癌症是大病，到了晚期会极大地危害人体健康。

癌症不好治。癌症有如树根，其长在人体组织器官中，很难完全切除。

虽然早期的癌症可通过手术或药物控制取得一定的治疗效果，但是一旦人体正气不足，邪气偏盛，癌症即可死灰复燃。

癌症若进一步发展时就会难治，甚至成为不治之症。人体在癌症的破坏下会出现各种不适，严重威胁健康与生命。癌症会对人体产生的恶劣影响如下。

（一）日渐消瘦

到了癌症晚期，患者多有身体消瘦的情况。西医认为，这主要是因为癌肿在发展过程中体积不断增大，需要获取足够的养分。癌细胞跟正常的细胞争夺营养物质，导致正常的细胞营养不良，从而使患者出现身体消瘦、体重下降等现象。

从中医角度来分析，脾为后天之本，气血生化之源，脾主四肢和肌肉。癌症晚期，正气渐弱，正虚而邪盛，邪盛又会导致正虚。若脾虚，则运化功能变差，饮食水谷不能变化成精微物质而濡养周身，人就容易变瘦。因此，日渐消瘦当责之于脾。

（二）损伤器官

癌肿在不断增大的过程中，会对周围器官造成损害，导致器官的结构、功能被破坏，进而出现多方面的问题。如卵巢癌容易压迫直肠，破坏膀胱功能；白血病容易破坏骨髓组织，导致患者的造血功能下降等。

从中医角度来分析，"正气存内，邪不可干。邪之所凑，其气即虚"。癌症肿块即邪气，邪气盛则伤损正气，尤其是在癌症晚期，正气本来已经变虚，若再被邪气所伤，则会加重其虚。

正气表现在五脏六腑的生理功能上，正气旺盛则脏腑功能正常，正气不足则脏腑功能下降。器官损伤必然是正气受损，因此器官损伤当责之于正虚。

（三）降低免疫功能

癌症到晚期会对人体免疫系统造成破坏，此时患者多出现淋巴结肿大症状。另外，这些增多或转移的癌细胞容易降低机体免疫功能，甚至损伤免疫系统。

从中医角度来分析，西医的免疫功能类似于中医的阳气。《黄帝内经》明确讲："阳者，卫外而为固也。"阳气健旺，则能卫外为固，六淫邪气不能侵袭，自然健康。若阳气虚弱，卫外功能下降，则易感染外邪而患病。

肺主皮毛。肺气健旺，则能主皮毛，使外邪不袭；肺气虚弱，不能主皮毛，则易感染外邪。

免疫功能下降，要么是阳气变虚，扶阳是关键；要么是肺气变弱，补肺是根本。

（四）引发身体疼痛

大部分晚期癌症都会引发身体疼痛。如肝癌晚期引起肝区疼痛，肺癌晚期引起胸部疼痛，脑癌晚期出现头痛等。

从中医角度来分析，不通则痛，通则不痛。之所以疼痛，根本原因是气血不通畅。癌症晚期为什么会引起气血不通畅？我认为是因为正虚而邪盛。正虚则脏腑失衡，气血失和，容易出现不通畅现象；邪盛则影响脏腑、经络、气血、津液等的平衡，亦会加重气血不通畅。

止痛，关键在于通畅气血。我主张用针灸，因为针灸能平衡阴阳，调和脏腑，疏通经络，畅和气血，扶正祛邪，对于癌症晚期的疼痛往往有针入痛止的功效。其效之大，甚至优于吗啡等止痛药。

（五）引发出血

许多癌症都会侵犯人体血管，导致出血。如肺部癌症会出现咳血，消化道癌症会引发便血等。

从中医角度来分析，脾主统血。若脾不能统血，则血会溢出，即出血。伤脾的行为或疾病容易导致出血。癌症晚期伤脾，会导致脾虚而不能统血，进而出现各种血症。

另外，热邪会烧灼脉络，导致出血。热邪或源于辛辣饮食及醇酒，熏灼胃络而迫血妄行；或源于情志过极，火动于内，气逆于上，烧灼血络，迫血而出。

还可能为气血大虚，气虚则不能摄血；或阴亏而虚火上扰，亦会动火扰血而见血症。

（六）出现感染

当肿瘤发展到一定的程度时，其内部性质可能发生改变，甚至有肿瘤破裂的情况出现，进而引发感染，在体内滋生炎症或细菌，从而导致患者出现发热症状。

从中医角度来分析，癌症发热，不必全作肿瘤加重看，有时是攻邪反应，正邪交争而出现发热。此时正确的治法是扶正祛邪，使正能胜邪，则邪退而烧退。我临床观察到，癌症晚期出现发热，用中医干预，服用汤药配合针灸治疗，往往烧退后患者自觉精神大好，食欲、气力皆有所恢复。

（七）引起恶病质

癌症晚期最容易引发恶病质，如严重贫血、身体器官衰竭等。

从中医角度来分析，癌症是本虚标实之证，若失于治疗或治疗不当，正气越来越虚，邪气越来越旺，会导致正不胜邪而陷入恶病质状态。此时患者正气极弱，脏腑功能全面失衡，很难恢复。

因此，治疗癌症时一定要注重扶正。扶得一分正气，即留得一分生机。正气旺则攻邪有力，病情会有所缓解；正气虚则邪气更盛，病情会有所加重。癌症晚期当以扶正为根本，不要仅着眼于抗肿瘤，而要先保住正气，兼顾攻邪。只要正气不虚，就有康复的希望。

正气是本，正气是生命，正气是癌症患者康复的唯一希望。治疗癌症，当从正气上着眼，而不能只顾攻癌。医生治癌症，眼中当有一个活着的人，而不是只看到局部的肿瘤。否则，很容易陷入盲目攻癌反而伤正的错误治疗之中。再者，即使癌症晚期比较难治，也并非无药可医。我认为，治病需要医患一起努力，医生当然要精确辨证用方用药，患者亦当有正信正念，积极养生。《黄帝内经》明言："言不可治者，未得其术也。"总之，癌症并非绝症，即使是晚期亦有治愈的可能。

六、《为什么癌症难以治愈？》

癌症难以治愈，一定有其原因。以下试从中医和西医两方面来分析。

（一）西医的观点

癌症难治的一个重要原因是其遗传异质性，同一种癌症可能是由不同的基因突变引起的。简单来说，癌症发作时，人体内有数以十亿计的癌细胞，这些癌细胞对药物的敏感程度不同，其中一些癌细胞可能对药物完全不敏感。药物无法攻逐的癌细胞通过细胞分裂，又形成新的肿块。

那么，不管是什么类型的癌细胞，直接把整个癌组织切掉行不行？我认为这只能解一时之急。大部分癌症患者的死亡，是由于癌细胞转移到了没法手术的地方，像大脑、骨骼等器官。因为癌细胞可以随血液或淋巴迁移，我们既无法侦测，也无法预防。

（二）中医的观点

中医与西医有不同的理论体系，其最根本的不同在于西医以癌为本，致力攻癌，而中医则以正气为本，以癌为标。中医能治癌，因为中医不仅着眼于攻癌，更重视养正气。

癌症之所以难治，是因为患者的正气太弱，正不能胜邪，导致癌细胞扩散。正气易耗而难养，按自然规律，随着年龄的增长，人体正气渐虚，正愈虚则邪愈恋。邪与正不两立，邪愈盛亦会导致正愈虚。所以说，癌症患者想要彻底康复，一定要扶起正气，这是真正的治本之法。

另外，中医还认为，人可以与癌症共存。人可以养正，虽然体内有癌细胞，但若正气稍足，可以包裹癌细胞，使之不扩散。正与邪保持一个基本的平衡，正不能胜邪，但邪亦无力伤正。这样一来，虽然肿瘤还在，但患者可以正常工作、生活，而且没有健康方面的不适。

（三）人类可以战胜癌症吗

不少患者对于治愈癌症非常悲观，认为癌症是不治之症。其实，在医生的眼中，癌症是有可能被治愈的。

西医认为，癌症实质上是一种基因病，是细胞在基因水平上发生了突变导致恶变。现在癌症诊疗的模式是早诊早治，已有淋巴瘤、绒毛膜癌等肿瘤患者被完全治愈。如果人类明确了自身的基因谱，从基因根本上做文章，将有更多癌症在未来被治愈。若能早诊早治，可以极大地提高癌症的治愈率。

从中医角度来分析，癌症是可以被治愈的。癌症治愈的关键在于养足正气。正气是祛邪的根本，是癌症患者康复的希望。

但治愈癌症不能完全依赖医生。患者的正气变弱，才会罹患癌症，要想康复，患者自己就要努力养生，积极恢复正气。虽然医生可以用汤药或针灸帮助患者扶正，但患者自己才是扶正的关键。

一方面，患者要积极养生，在起居、饮食、运动等方面加以重视；另一方面，患者还要远离怨、恨、恼、怒、烦等负面情绪，保持积极乐观的生活态度。这些都不是医生可以完成的。

我经常跟患者说，您的努力占七分，医生的治疗只占三分，您若能多努力，一定可以战胜癌症。相反，若您不肯努力，却寄希望于医生，往往希望越大失望越大。因为往圣先贤反复告诫我们：行有不得者皆反求诸己。我们只有内求，才可能从根本上消除癌症。

如何养正？我主张癌症患者认真学习《黄帝内经》第一篇《上古天真论》，其中介绍了如何养正的道理与方法，讲得非常清晰，可以依照实践。

总之，癌症是可以防控的，也是可以治愈的。关键在于正气，而正气需要我们自己去将养。

七、《为什么年轻人也会得癌症？》

2018 全球癌症年报显示，中国每天有超过 1 万人确诊癌症，平均每分钟有 7 个人患癌症。一般人都认为，只有老年人才会患癌症，但现在越来越多的年轻人也会患癌症，这是怎么回事呢？

（一）每个人都可能患癌症

人类都有肿瘤基因，癌症当然不是老年人才会患的，任何年龄都可能患癌症。严格来说，只要是多细胞的生物都会产生肿瘤，这是自然规律，只是中老年人患癌症的概率更大。

有研究发现，80 岁以上的老人约 1/4 患有癌症，但癌症未对他们的健康构成伤害，带癌生存的现象一直是客观存在着的。

既然每个人都可能患癌，那么为什么只有老年人才会高发？从中医角度来分析，人体之所以患癌，根本原因是正气不足。正旺而能胜邪，则邪不能为患。老年人正气减弱，邪气也就相对炽盛，所以老年人容易患癌。

（二）为什么年轻人也会得癌症

当前，癌症发病有年轻化趋向。分析其原因，有以下三点。

（1）现在的饮食质量越来越差。且不说转基因食品，就是普通的食物也不如三十年前的好吃了。现在为了粮食高产，为了畜类快速生长，人们用了太多化学产品，这些最终都吃到了我们的胃里。

（2）现在的环境变得不健康。汽车尾气无处不在，雾霾年年有，还有大量烟民在污染着自己和家人。

（3）年轻人不懂养生，经常熬夜，运动减少，压力巨大，喜欢吃煎炸烧烤类食品，生活作息无规律，胡吃海喝……这些不良的生活方式和饮食习惯也导致年轻人患癌的风险增高。

年轻人要重视预防癌症，要深刻认识到自己存在着一些不良的生活方式和饮食习惯，并及时改正。

虽然说癌症有年轻化的趋向，要重视起来，提高警惕，加强预防，但同时也不必恐慌，只要能好好养生，癌症是完全可以预防的。

（三）正虚是导致癌症的罪魁祸首

产生癌症的根本原因是正虚。《黄帝内经》有言："正气存内，邪不可干；邪之所凑，其气必虚。"

有人认为，随着工业文明的发展进程，人们置身于各种化学物质组成的环境中，身边可能潜伏着诸多致癌物。除基因外，饮食中含大量有毒物质，烟草、精神压力等致癌因素也逐渐为人们所重视。所有这些，都会导致人体的正气变虚。正虚才是癌症高发的根本原因。

扶正，即保持阴阳平衡、脏腑和调、经络通畅、气血调和。也就是说，要将养一身正气，使正气健旺，则邪不能侵，自然不会患癌症。

我建议用中医预防癌症，因为中医最重视"治未病"，且有一套完整的养生方法。中医养生，主要在身心两个方面：养身，即顺应四时规律以作息、饮食、运动，勿伤正气；养心，即远离负面情绪，保持快乐的心态，心和则五脏六腑皆和。

癌症越来越高发，我们每个人都应该了解癌症。我坚持做中医防治癌症的科普，就是为了向大家宣传癌症知识，宣传中医治疗癌症的理念，让大家能选择正确的治疗方法，这样大家在面对癌症时就不会恐慌。

八、《肝癌患者年轻化的原因分析》

原发性肝细胞癌过去是多发于中老年人的一种疾病，但近十年来，中青年人罹患肝细胞癌的现象并不少见，且人数呈上升趋势。以下将分析肝癌患者年轻化的原因。

（一）压力引发的叠加状况

肝癌患者年轻化的原因与患者的生活环境和心理因素有密切的关系。现代社会的人们在压力传导下，饮食不规律，长时间高压工作，特别是 40 岁左右的中青年群体，处在背负家庭和职业发展的当口，每天面临着巨大的生存压力，导致多种致癌因素重叠。

从中医角度来分析，压力伤肝。肝主疏泄，压力过大，会导致肝的疏泄功能失调，痰浊、水饮、瘀血、热毒等代谢产物不能正常排出，留滞于体内，久而形成肿块。这是肝癌形成的原因之一。

肝属木，脾主土，主运化。因为肝失疏泄，导致脾的运化功能下降，清阳不能升，浊阴不能降，气血紊乱，脏腑失调，亦会导致正气变弱，正虚则邪恋。这也是肝癌形成的原因之一。

失眠或熬夜是导致肝癌年轻化的重要原因。一方面，压力过大会导致失眠，失眠会导致阳气不能归根，长期失眠，则阳气越来越虚。另一方面，不少年轻人不知养生，肆意熬夜，伤损五脏六腑，导致脏腑平衡失调。

《黄帝内经》强调："正气存内，邪不可干。邪之所凑，正气必虚。"生活习惯关乎人体正气的强弱。要养正，就要在生活习惯上做到养生。具体的养生方法很多，饮食、起居、运动等方面都需注意。《黄帝内经》中有详细说明："法于阴阳，和于术数，食饮有节，起居有度，不妄作劳。"做到这些，就能"形与神俱"，身体健康。

（二）过量饮食

过量饮食往往会导致肠胃消化不良，同时不可避免地增加肝、脾、胰等组织和器官的负担，也增加大脑控制胃肠神经系统和食欲中心的生理负荷。过多的食物堆积，使得它们在肠道内滞留时间延长，产生和积累更多有害物质而不能及时排泄，如果大大超过肝脏的解毒能力上限，就会导致肝硬化甚至癌症。

从中医角度来分析，饮食由脾胃所主，但饮食精微则经过肝、肺、膀胱等脏腑代谢，才能输布全身，发挥濡养五脏六腑和四肢百骸的作用。

过量饮食，其害甚大。一是伤损脾胃中焦，首伤胃，次伤脾。脾胃为后天之本，气血生化之源，脾胃一伤，气血即虚。而气血为生命的能源，气血虚则生命活力亦变虚。二是伤损人体阳气。饮食要变成机体的组成部分，需要阳气去气化。若饮食过量，会大量消耗阳气，导致阳气变虚。三是形成浊毒痰饮。人体保持正常的生理功能只需要一定数量的气血即可，过量饮食即使可以产生更多精微物质，但当超过人体的需要，这些过量的精微物质反而会变成浊毒痰饮，成为患病之源。

（三）过量用药

肝癌患者越来越年轻化，甚至向儿童和青少年发展，其原因之一是滥用药物。药品中的过量物质无法被肝脏分解，变成对身体有害的成分，从而诱发肝癌。

从中医角度来分析，药物皆有偏性，是药三分毒。药物之所以能治病，是因为药物的偏性可以平衡人体的失偏。若辨证准确，用药精当，则药物的偏性正好是治病的仙丹，可以药到病除；若辨证不清，用药泛滥，那么药物的偏性不但不能治病，反而会造成新的疾病。

西药有毒，中药也有毒。因此说，药物不可滥用，绝不能把服药当成吃饭，甚至以服药代替吃饭。滥用药物的危害甚大，表现在以下方面：一是伤正，进而导致阴阳失调，脏腑失衡，气血不和。正虚是万病之源，正虚也会导致疾病持久不愈，急性病变成慢性病，慢性病变成缠绵难愈的痼疾。二是内生邪毒。正虚而邪盛，正不胜邪，邪毒内滞，即成疾病。特别是有些药物伤肝、伤肾，病未治好，又造成新的疾病。三是体质变差。表现为虽然可能暂时没有生病，但抵抗力下降，将来容易生病。

九、《癌症为什么一次次复发？》

明明已经在癌症早期就手术切除了肿瘤，并且做了放（化）疗，当时已经检测不到癌细胞了，可是为什么癌症还是复发呢？

（一）癌症为什么会复发

西医认为，癌症复发的原因主要有三个：一是癌症本身就存在复发的可能性，这也是癌症难治的关键原因之一；二是治疗得不彻底，如有的癌症患者只采取手术来切除表面的癌肿，这样就可能残留癌细胞；三是术后的护理没有跟上，再次接触了诱发癌症的因素，包括环境、饮食、生活习惯、情绪等。

中医认为，癌症之所以复发，根本原因在于患者的正气虚弱。正气为生命的根本，正气健旺，则生命活力健旺，人就不会生病。若正气变虚，正不胜邪，邪气就可能留恋，变生各种疾病。正虚是癌症复发的罪魁祸首。

往圣先贤反复强调："行有不得者皆反求诸己。"我们当从自己的正气上找原因，这才是分析癌症复发的关键点。

（二）如何阻止癌症转移和复发

西医的方法：首先，选择正规的大型医院，让有经验的医生看诊；其次，采取综合治疗法治疗癌症，比如在术后配合放（化）疗、中医治疗等以巩固疗效，降低癌症复发转移的概率，减少癌症带来的伤害；最后，配合科学的护理，很多癌症患者就是因为这一点没有做好而导致癌症复发的。

中医的方法：重视养生。养生包括两个方面，一是养身，二是养心。养身，重点是调节饮食、起居、运动；养心，重在学习中国传统文化，保持恬淡虚无、精神内守的状态。

关于养心，再补充几点：一是学会感恩。感恩是正能量，感恩让心安而静，有助于平衡脏腑，调畅气血。二是积极反省。反省是找自己的"不是"。人非圣贤，孰能无过。个人作为家庭伦理中的角色，都有自己的道，当深刻反省是否尊道而行。三是用心忏悔。忏悔是改过，认识自己的错误，下定决心痛改前非。忏悔最能让人正气复活，让疾病消退。

如果患者既能重视养身，又能积极养心，我相信，他的正气一定不会变虚。只要正气不虚，邪不胜正，就一定能大大降低癌症转移和复发的概率。

（三）癌症复发了应该怎么办

第一，不能轻易放弃。即使癌症复发，也不代表生命就终结了，医生、患者、家属等仍应积极面对。即便不能治愈，也可以尽可能提高患者的生存质量，延长患者的生命周期。

第二，综合治疗。不必拘泥于中医还是西医，只要是有益于患者康复的手段，都可以采用。但要把握一个原则：所有的治疗都应该以不伤正为本。癌症患者本来就已正虚，若治疗时再伤损正气，就可能导致邪气反盛而病情恶化。

第三，重视扶正。扶正，关键在中焦脾胃。医圣张仲景反复强调要养胃气，只要胃气不虚，人能正常吃饭，体重就不会下降。而一旦胃气破败，纳食减少，体重开始下降，就容易导致病情恶化而难治。

第四，具体患者要具体分析。每个患者的体质不同、病情不同、病因与病机不同，其治疗思路与方法亦各有不同。

有的专家反复强调：癌症只有在早期的时候，才有治愈的希望。这话对也不对。对的理由是癌症早期正气尚且不虚，正能胜邪；不对的理由是癌症患者只要还有生命，只要能积极正心修身，那么就一定有康复的可能。

十、《恶性肿瘤为什么会转移？》

（一）癌症的病机

《黄帝内经》强调："正气存内，邪不可干；邪之所凑，其气必虚。"

因此说，恶性肿瘤多是正气亏虚、癌毒聚留而成的。

恶性肿瘤转移，中医称为传舍。传舍主要与经络和脏象相关。以卵巢癌为例，其主要转移途径是种植转移、局部蔓延、血行播散等，引起腹盆腔、腹膜、肺、肝、骨、脑等部位的转移。

（二）论癌毒

恶性肿瘤为什么容易转移？从中医角度来分析，是因为恶性肿瘤多由癌毒所致，而癌毒的性质比较独特。

何谓癌毒？癌毒是在人体正气亏虚的基础上，由内外各种因素共同作用所致的一种强烈的特异性毒邪。癌毒不同于一般的外感六淫邪气，也不同于一般的内生邪气，而是一类特殊的毒邪，其性更暴烈顽固，更加黏滞不化，病变深在，易与痰瘀互结，缠绵难愈，具有易于耗伤正气、易随血流窜他处等特性。

癌毒有如下特性：一是邪气旺盛，易伤正气。二是癌毒不发作时，往往沉伏于三阴层次，逐渐消耗三阴层次的阳气。三是癌毒一旦发作，往往发病猛烈，病势急骤。四是癌毒善行而转移，每每根据人体正气的强弱而转移，一处正气不足，即转移至此处。癌毒常沿脏腑经络气血流布于人体的五脏六腑、五官九窍，引起肿瘤浸润、扩散、转移。五是癌毒易与痰浊、血瘀、水饮等相凝结，导致病情沉重，病机复杂，病势多变，癌病缠绵难愈。

（三）正为本，邪为标

罹患肿瘤的根本病机是正虚，因为正虚，所以产生癌毒，且正虚与癌毒互相作用，导致肿瘤逐渐加重，甚至转移。

癌症的基本病机在于正虚与癌毒两方面，正虚是导致癌症产生的病理基础，而癌毒是导致癌症产生的必要条件。正气决定着癌症是否转移，正气越虚，癌症越容易转移。

抗癌当汲汲于扶正祛邪，当以正为本、邪为标。正旺则邪势必弱，扶正是防治癌症转移的关键因素。

十一、《癌症转移了，还有希望康复吗？》

人们之所以谈癌色变，是因为癌症的死亡率很高。当癌症发生转移，往往已经是晚期，这样的患者还有希望康复吗？

（一）癌症为什么会转移

1. 现代医学的观点

第一，肿瘤转移的其中一种方式是直接蔓延转移，即肿瘤细胞会不断破坏、浸润周围的器官组织。如直肠癌很容易侵犯膀胱，乳腺癌很容易入侵肺部。

第二，淋巴道转移是恶性肿瘤很常见的一种转移方式。一般乳腺癌会先转移到同侧的腋窝淋巴结，肺癌则会转移到肺门淋巴结。

第三，种植转移也是转移方式的一种。这种方式其实就跟播种一样，想要在哪里生根发芽就在哪里播种。这种转移一般发生的病灶较多，但是体积都比较小，在常规的检查中很难被发现。

第四，血行转移，即癌细胞在脱落进入血管之后，随着血液循环进入身体的其他部位生根发芽。

2. 中医的观点

所谓癌症转移，根本原因是正气太虚，正不胜邪，导致邪气炽盛。中医认为，"邪之所凑，其气必虚"。癌症的发病是由多种因素综合作用的结果，而核心原因在于正虚。

肾为先天之本、人体阴阳之根，是人体生命的源泉，人体的生长、发育、衰老均由肾中精气的盛衰所决定。若肾中精气衰竭，肿瘤即会异常生长。癌症多见于老年人，其原因之一就是老年人肾气逐渐减弱，从而导致癌症发生及进一步恶化。

脾阳又与肾阳关系密切，肾阳为元阳，助脾胃腐熟和运化水谷。若肾阳不足，命门火衰，不能煦土，则脾阳亦衰，脾胃皆弱，导致腐熟和运化水谷的功能下降，湿浊内生，兼气血不足。久则成虚损，以致危候。

癌细胞算是一种毒邪，其与气滞、血瘀、痰凝、湿阻一样，都属内生之邪，既是病理产物，又是致病因素，互为因果，造成恶性循环。

癌毒发病主要有以下几种情况。

第一，湿毒蕴热。湿为阴邪，重浊黏腻，湿浊蕴久生热为毒，毒与湿邪互结，火毒内生，灼伤津血，肉腐血败，肿瘤由生。

第二，痰毒互结。湿邪未化或七情郁结，脾阳受困，运化失常，聚湿成痰，痰毒侵入营血，附着于体内，癌瘤丛生。

第三，瘀毒内结。七情内伤，肝郁气滞，久而不解，气滞成郁，气郁则血瘀，血瘀脉络，久必酿成瘀毒，毒耗血，血养毒，癌瘤内生。

第四，阴虚热毒。素体阴虚，或过食辛温炙热之味，津液被耗，虚火内生，火热郁久成毒，热毒灼血成瘀，而致癌症。

第五，阳虚寒毒。素体阳虚，命门火衰，或过食生冷瓜果，或滥用寒凉药物，戕伤中阳，或久病久泻，脾气亏损，气虚及阳，中阳不足，虚寒内生，蕴伏不散，酿成寒毒，凝滞于体内成癌症。

癌毒伤正，正气一败，癌毒便更炽盛，即容易扩散，导致病情恶化。

（二）癌症转移后是否可以治好

1. 现代医学的观点

现代医学认为癌症转移后能否治好主要看肿瘤的转移程度。如果转移只是单发，可在转移部位进行根治切除，则有很大的治愈概率。一般是先进行靶向药物治疗，等到病灶缩小之后再手术切除，术后再进行药物控制。

还要看癌细胞的生物学行为。有些癌细胞即使在切除之后也可能很快复发，医生多建议先全身化疗，看能否控制得住肿瘤。若化疗效果不太好，肿瘤的恶性程度也不太高，则可以选择手术。若肿瘤恶性程度比较高，不建议在转移后进行手术。

也就是说，现代医学根据癌毒的剧烈程度来判断能否治愈。

2. 中医的观点

《黄帝内经》主张："恬淡虚无，真气从之，精神内守，病安从来。"癌症转移与否不是重点，重点是患者能否保持相对稳定的体质状态。

人体之所以对肿瘤易感，或癌细胞之所以转移，根本原因是正虚，正不能胜邪。

每个人体内都可能存在癌毒，当正气旺盛时，正气可以抑制癌毒而使人不发病。反之，当正气虚弱时，正虚而邪盛，癌毒失去正气的制约，就容易发展为癌症。

当癌症发生后，癌毒会消耗正气，患者的正气会越来越虚。正气越虚，则抗癌越无力，结果就是正不胜邪，病情逐渐加重。所以说，善治邪者，必先养正。以扶正培本为主导，就是通过扶助正气和培植本元来调节人体阴阳气血、脏腑经络的生理功能，帮助机体祛除病邪。

癌症不好治，因为癌毒非常强大。有的癌症患者之所以能够康复，根本原因是恢复了正气。可以说，正气的虚弱是癌症形成和恶化的决定因素和主要病机。只要能阻止癌症复发，就可以有效延续生命。

作为医生，不可能有十足的把握治愈所有癌症，尤其是到了癌症中晚期，治愈率更低，但也并非绝对不能治愈。治疗晚期癌症，不但需要医生努力，更需要患者努力。进一步说，癌症治愈的关键不在于医生，而在于患者自己。

我常跟患者讲，医生的作用满打满算能占三成，而患者自己的作用至少占七成。把希望寄托在医生身上，不如反身内求。若能自己多下功夫，再配合医生的正确治疗，身处癌症晚期而康复者亦有不少。

患者自己的努力非常重要，包括三个方面：一是调节饮食、起居、运动，养好正气，使气血充足，脏腑平衡。二是正心修身，远离怨、恨、恼、怒、烦等负面情绪和心理，保持心神和畅，君火明亮。三是积极配合医生的治疗，扶正与祛邪兼顾。

我的扶正思路是首重四君子汤，以四君子汤为肿瘤正虚的基本方。脾为后天之本，气血生化之源，四君子汤养脾，养脾即养正。在此基础上，根据辨证的实际情况，配合疏肝理气、活血化瘀、清热解毒、利水渗湿、软坚散结等药。

多年来，我诊治过不少癌症患者，对于癌症已经扩散、癌细胞对放（化）疗不敏感或不能耐受放（化）疗等强烈攻邪手段的患者，我都建议选择中医治疗。这类患者往往体质虚弱，或处于老年，或属癌症晚期，用纯中医治疗，以扶正培本为治疗大法，可以取得较好的疗效。

十二、《上夜班会致癌吗？》

根据目前的流行病学调查，上夜班与乳腺癌、前列腺癌和结直肠癌的发生有一定的关联。著名的美国护士健康研究Ⅱ期（NHS–Ⅱ）显示，长期（20年及以上）从事夜班工作的女性护士患乳腺癌的风险提高40%以上，从青年时期就开始轮值夜班的女性尤甚。德国一项针对1757名男性的前瞻性研究在经过长达10年的随访后发现，从事夜班或轮值夜班工作的男性，患前列腺癌的风险是不上夜班男性的2倍以上，而且夜班时间越长，风险越高。

（一）上夜班是如何致癌的

西医的解释：上夜班带来的慢性炎症和免疫力低下，往往是癌症发生前常见的危险因素。科学家们在动物身上做了大量的实验，发现昼夜节律改变会导致免疫抑制、慢性炎症，并改变肿瘤葡萄糖代谢、影响细胞增殖，甚至在个别动物实验中发现昼夜节律的紊乱会直接促进种植肿瘤的细胞增殖！

但是，要确凿证明一个因素会致癌，除实验室的动物证据外，还得在人的身上看到直接的证据。

中医的解释：《黄帝内经》主张"天地合气，命之曰人"。人的生命与健康皆受天地规律影响。天地有白天，有夜晚，白天阳气升浮，晚上阳气敛藏，阳气经历一个白天黑夜，形成一个圆运动。人的阳气亦与天地同步，因此，人的阳气亦受白天和夜晚影响，也会形成一个圆运动。人的阳气圆运动越大越圆，人就越健康。反之，若阳气圆运动越小越弱，人就越不健康。

上夜班等同于熬夜。熬夜会导致阳气该藏而不藏，这样就会导致阳气圆运动变小变弱，从而导致正虚而患病。再者，熬夜伤损五脏六腑，导致五脏六腑气血变弱，功能下降。这也意味着人体正气变弱。正虚则不能胜邪，容易导致疾病。

为什么熬夜会患癌症呢？因为正虚导致气化不利，体内容易产生痰浊、水饮、瘀血、热毒等代谢产物，凝滞于一处，聚而成形，即为癌症。

（二）上夜班不可避免，该怎么办

从中医角度来分析，人要顺应自然规律，才能得到天地的庇佑。严格来说，上夜班违反了自然规律，肯定会影响健康。

对于不得不上夜班的人，有办法在一定程度上改善体质吗？

1. 保证充足的睡眠

既然睡眠的昼夜节律已经改变了，白天充足的睡眠就显得更加重要。一般来说，成年人每天的睡眠时间不应少于 7 小时，最好能达到 8 小时。睡眠是阳气大归根的过程，睡眠时间充足，至少可以保证阳气归根彻底，有益于正气健旺。

2. 积极运动

运动能宣畅阳气、增强气化功能，可以把体内瘀滞的痰浊、水饮、瘀血、热毒排出体外。运动还有益于强健体魄，运动四肢可以健脾，运动后出汗可以平衡营卫，能让五脏六腑和四肢百骸气血流畅。

运动生阳，能让心阳宣畅，可以抑制或排除阴霾，同时亦可缓解紧张、焦虑等不良情绪。工作压力过大时可以通过积极运动来缓解压力。

建议每周坚持运动两三次，每次 30 分钟即可。运动有散步、跳绳、跳舞、跑步、打球等，以运动后后背微汗出，且精神清爽、食欲大开为度。不可过度运动，否则反会消耗阳气，导致人精神萎靡，食欲变差。

3. 调节饮食

即使上夜班非常辛苦，也绝不能暴饮暴食。正确的饮食方法是吃七八分饱，以五谷为主，饮食尽量清淡些。绝不可以肉食为主。肉食属于油腻肥甘类的食物，最容易耗损脾阳，导致脾阳变虚。脾为气血生化之源，脾虚则气血生化不足，容易导致正虚。且脾虚则运化失司，容易内生痰浊，这是癌症的病因之一。

4. 戒烟少酒

烟草和酒精是公认的 1 类致癌物。本来上夜班就容易导致正虚，若再加上烟草和酒精的刺激，会导致机体正气更弱，正虚则邪恋，即容易产生肿瘤。

烟以不吸为好，酒以少饮为高。酒是粮食的精华，其性辛温，能宣畅血气，适当饮酒能让人气血通畅、精神健旺，但绝不可过饮，过饮最耗阳气，会导致心神昏瞶、心火受损。

5. 多晒太阳

太阳是生命的源泉。人类的生命与健康离不开太阳，建议白天尽量多晒晒太阳。晒太阳可以宣通阳气，加强气化，促进排浊，预防肿瘤。

晒太阳还可以温升阳气，让人心神和畅，不至于抑郁。临床观察发现，北欧人抑郁症发病率很高，尤其在冬天，这与晒太阳少有关。

6. 保持好心情

要让自己保持快乐、积极、活泼、宽容、善良、感恩等，这些是正能量，相反，怨、恨、恼、怒、烦是负能量。正能量能宣畅阳气，不但能让人感到幸福，而且有利于健康。负能量则会阻滞阳气，不但会让人心情不好，而且会影响健康。

有研究发现，和人疏远及容易招惹是非的人，与普通人相比更容易罹患消化系统和淋巴系统的癌症；性格忧郁、感情不外露的人患癌症的概率比性格开朗的人要高出 15 倍。而且，癌症多发于一些受到挫折后，长期处于精神压抑、焦虑、沮丧、苦闷、恐惧、悲哀等情绪中的人。

十三、《鸡肉会致癌吗？》

不少人相信吃红肉不如吃白肉健康。但牛津大学专家研究发现，吃鸡肉竟然会增加 3 种癌症的风险。

1. 肉食导致癌症风险增加

2019 年，英国牛津大学努菲尔德人口健康系癌症流行病学组研究员 Perez-Cornago 在《流行病学和公共卫生杂志》发文称，有不少研究证明，食用红肉、加工肉类是引发结直肠癌的高危因素，但是，很少有研究调查禽肉摄入和癌症风险之间的关系。因此，以下这项研究将同时对红肉、加工肉类和禽肉与 20 种常见癌症的联系进行调查。

研究人员分析了来自英国生物银行的 475488 名参与者的资料，他们的年龄为 37 ～ 73 岁。结果发现，在随访的 5.7 年里，有 23117 名参与者陆续被诊断患有肿瘤。

经计算发现，每天摄入 50 克红肉可导致结直肠癌风险增加 20%，乳腺癌风险增加 13%，前列腺癌风险增加 14%；摄入 20 克加工肉类可导致结直肠癌风险增加 16%；而摄入禽肉可导致恶性黑色素瘤风险增加 20%，前列腺癌风险增加 11%，非霍奇金淋巴瘤风险增加 26%。

也就是说，不管是吃红肉还是白肉，都可能导致癌症！

2. 中医论肉

人之所以会患癌症，源于阳虚而气化不利，导致痰浊、水饮、热毒、瘀血等积滞，聚而成块，即为肿瘤。肿瘤是本虚而标实，本虚在正虚，标实在痰浊、水饮、热毒、瘀血积滞。

肉食属于肥腻类食物，也是血肉有情之品，可以补充人的气血，但若过多食用肉食，容易消耗脾阳，导致脾阳变虚。脾为后天之本、气血生化之源，主运化升清。脾不可虚，脾阳一虚，则有以下弊端。

（1）运化升清功能下降，肥腻肉类不能被完全运化升清，即会变为痰浊、水饮、热毒、瘀血，这是导致肿瘤的危险因素。

（2）阳虚则阴盛，阴浊内滞，造成各种三阴病证。现在多发的高血压、糖尿病、心脑血管疾病、肿瘤等皆属三阴病证。三阴病证的根源在于阳虚，其中脾阳虚是关键。

（3）脾阳虚则易肥胖，而肥胖容易引发多种慢性大病，包括肿瘤。

3. 中医论鸡肉

鸡属巽卦，得风气，外应乎木，内通于肝。鸡肉具有很强的滋补作用，其性温，多食生热动风。一般来说，体虚的人可以适当食鸡肉，有助于滋养精血，恢复健康。但鸡肉毕竟偏性较大，以下三类人不建议食鸡肉。

（1）阴虚火旺者不宜食鸡肉。比如患高血压、中风、手足震颤、眼干眼涩等阴血不足于下而肝火上浮之症及产后阴血大伤者，不建议食鸡肉，以免妄动风火，导致病情加重。

（2）凡患因风所致的疾病者，皆当忌食鸡肉，尤其是鸡翅膀，其动风之力更强，甚至导致风火相煽。以我临床所见，有多例精神病、癌症、三叉神经痛、中风、皮肤病、肝病、肾病和尿毒症等患者因食鸡肉而病情反复。

（3）脾阳虚弱者不宜多食鸡肉。鸡肉虽然性温，但毕竟属于肥腻类食物，容易消耗脾阳。脾阳本虚，更兼多食肥腻，容易导致脾阳更虚。脾阳虚则痰浊内生，容易引发大病。

鸡肉如此，凡所有带翅膀的食物亦如此，如鸭、鹅、鸽子等。

我主张饮食当多素少肉，尤其是对于脑力劳动者。因为脑力劳动者往往脾虚，脾虚就不能多吃肉，以免加重。

营养学家总是推销各种富含营养的食物，全社会普遍重视补充营养，尤其重视吃肉吃鱼，但人体根本就不需要这么多营养物质，过多补充营养不但无益于健康，反而会导致各种慢性病证高发。

十四、《胸大的女性更容易患乳腺癌吗？》

女性要哺乳，所以乳房会比男性大。常有一些女性担心，胸越大是不是越容易患乳腺癌？

乳腺癌来源于乳腺的腺体细胞。理论上说，腺体细胞越多，越有可能增加乳腺癌的风险。

从西医角度来分析，乳房的大小主要取决于脂肪与乳腺腺体的大小。其中腺体是乳房的主要功能性结构，哺乳期分泌乳汁是腺体的功能。腺体只占大约 1/3，大胸女性和平胸女性的腺体量是差不多的。所以说，胸大胸小与腺体无关，主要取决于脂肪的多少。

乳房中的脂肪组织既不分泌乳汁，也不会发生癌变，其主要作用是维持乳房的外观。因此，胸大的女性并不会更容易患乳腺癌。

从中医角度来分析，乳房位于胃经上，胃经多气多血，是全身十二经脉中气血最旺的一条经脉。乳房内含乳汁，而乳汁源于中焦，由饮食所化生。女性胃经气血充盛，濡养乳房，所以乳房会变大。女性乳房越大，说明其胃经的气血越旺盛。

人之所以会患癌症，源于人体阳气不足，不能顺利排出体内代谢出来的瘀血、痰饮、水湿、浊毒等，这些代谢产物积滞于体内，即形成病理肿块。女性若乳房大，意味着胃经气血旺，气血越旺，则正气越旺，正旺则邪自退。因此，乳房大的女性反而不容易患乳腺癌。

癌症的发生与多个因素相关。对于女性，保持心情舒畅，不生闷气，性格开朗，生活态度积极，是预防乳腺癌的基本保证。

在调畅情志的基础上，还需要好好养生，调节饮食起居，适当运动，这些都有助于正气健旺起来。只要正气健旺，自然百病不生。

十五、《为什么会患卵巢癌？》

目前，全世界每年有 20 万以上的妇女饱受卵巢癌折磨。尽管卵巢癌的发病率相对较低，但病死率却很高，5 年生存率只有 30%。女性为什么会罹患卵巢癌呢？

现代医学认为，吸烟会显著提高卵巢癌等各种癌症的发病率；女子未生育、未哺乳亦会患卵巢癌；生活、工作压力大，患卵巢癌的风险也会随之增加。而妊娠和哺乳使女子长期无排卵，这会降低卵巢癌的发生率。

从中医角度来分析，卵巢癌属中医学症痕、积聚、肠蕈等范畴。症者，有形可征，固定不移，痛有定处；痕者，假聚成形，聚散无常，推之可移，痛无定处；症属血病，痕属气病。

卵巢癌当有内外两方面的致病原因，外因多为六淫之气及毒邪内侵；内因常为情志因素导致冲任及脏腑气血功能失调，邪毒内蕴。也就是说，邪之所凑，其气必虚。

就外因而论，平素寒温失节或饮食不节，导致脏腑、气血功能衰弱，毒邪内生而致病；或毒邪内生之后，复感六淫邪气，邪毒留滞，营卫失调，邪毒与气、血、痰、湿等互结而致病。

就内因而论，人有七情，为喜、怒、忧、思、悲、恐、惊，若情志过极，则易导致脏腑、气血功能失调而引起疾病。《黄帝内经》言："怒则气上，喜则气缓，悲则气消，恐则气下，寒则气收，忧则气泄，惊则气乱，劳则气耗，思则气结。"若情志过极，长期情志不舒，忧思不解，则易使气机郁滞，导致痰凝湿聚、气滞血瘀，从而使气、血、痰、湿互结于少腹，冲任失调，气血不畅，日久而成症痕。

卵巢癌与其他癌症一样，其根本病机是正虚而邪实，具体成因有如下几点。

（1）正气虚衰，脏腑功能失调，六淫邪气乘虚而入，客于肠外而与卫气相搏，留而不去，即成肿瘤。

（2）饮食不节，脾胃损伤，食饮难消，结聚于内，脾虚生痰，痰凝湿聚，化成肿瘤。

（3）湿郁化热，湿热蕴结，亦成邪毒，化生肿块。

（4）情志失调，肝气郁结，气滞血瘀，经络受阻，日久渐成症瘕。

由此可知，卵巢癌治疗的根本大法是扶正祛邪。在治疗卵巢癌时，除重视外在的致癌因素外，更应该着眼于人体内在因素的调动，以达到"养正则积自除"的目的。

治疗卵巢癌，建议首选中医。中医重视扶正祛邪，重视整体调理，重视辨证论治，这是中医治疗卵巢癌取效的根本原因。中医（包括汤药与针灸）还能平衡阴阳，调和脏腑，疏通经络，畅和气血，扶正祛邪。这些都足以帮助卵巢癌患者早日康复。

卵巢癌患者亦当重视养生，有助于早日康复。饮食应忌食动物内脏；每天坚持静坐或站桩；适当锻炼身体，放松身心，不要忧虑，保持乐观生活每一天；调整心态，消除负面情绪。

十六、《西药也会致癌?》

2018 年 10 月 24 日，《英国医学杂志》发表论文称，普利类降压药与肺癌相关，服用普利类降压药超过 10 年的患者，肺癌的风险率增加到31%。而普利类降压药非常多，有依那普利、雷米普利、赖诺普利和培哚普利等，都是目前常用的降压药。

医学专家曾宣称，科学研究表明，服用维生素可以延缓衰老。但新的研究成果又显示长期服用维生素会导致癌症。

医学权威曾说更年期妇女应及时服用激素，可有效预防冠心病及改善更年期综合征。可近年来的研究表明，服用激素非但不能预防冠心病，还会导致卵巢癌的发生率明显上升。

我读大学时，药理课老师说，青霉素作用于细菌的细胞壁，而人类只有细胞膜而无细胞壁，所以青霉素对人类非常安全。可是，多年后发现青霉素会导致细菌耐药性增强，于是开始严控青霉素。

四环素可有效杀菌，却导致无数的四环素牙，目前被限制使用。

如此等等，以后不知还会有多少目前正在使用的西药被禁用。

西方医学对药物用法的观点前后变化如此之大，是由于西方医学对人体生命的认知存在着先天不足。表现为重躯体、轻精神，重局部、轻整体，只见病、不见人。在这种错误理念的指导下，疾病被简单化，手术被滥用，化学合成药物被当成救命的良药。

其后果非常严重：药物对疾病的作用被不恰当地夸大，而药物对人体健康的损害却被选择性忽略了；人类自身的康复能力被药物所取代；据统计，80% 的西药对染色体有诱变作用，这对长期服用西药的患者危害很大。我国每年死于西药不良反应的患者人数达 19 万之多，滥用西药的后果已经到了触目惊心的程度。

人类的疾病，不仅是肉体上的表现，还是身与心紧密相关的反映。疾病本就属于人类生命现象的一部分，其发病机制与人的精神、情感、性格、心理、情绪等多种因素相关。甚至很多时候，肉体上的疾病就是心理疾病的身体表现。

所以，我要推广中医。因为中医是自然疗法，中医认为人是身心合一的，中医强调人与天地自然相应。中医不但理论很高明，而且所用的中药都是天地间自然存在着的东西。中医还有针灸，从经络穴位上着手治疗疾病，既高明又有良效。

十七、《不吸烟，也会患肺癌吗？》

一般来说，肺癌的主要原因是吸烟。若不吸烟，也会罹患肺癌吗？有资料显示，近年来肺癌的发病率不断攀升，且发病情况有了变化。以前，肺癌患者大多是老年男性，如今，中青年女性的肺癌发病率越来越高。

有新闻报道了 3 个没有不良习惯的"90 后"女孩确诊肺癌晚期的案例。研究认为，这是由于 ALK 基因发生突变，才诱发了肺癌。有专家认为，在中国的肺腺癌患者中，约 50% 的人存在驱动基因突变。其中，在不吸烟的女性肺腺癌患者中，60% ～ 80% 的人有驱动基因突变。

基因突变会导致肺癌，那么基因为什么会突变，其诱发因素是什么？

《2017 福建省肿瘤登记年报》指出，肺癌的发生主要与吸烟、二手烟暴露密切相关，高温下的油烟、空气污染中的微粒物质等环境问题、长期熬夜、压力大等也是高危因素。

从中医角度来分析，癌症之所以会发生，是因为人体正气不足，导致正不能胜邪，邪浊炽盛，痰浊、水饮、热毒积滞而成癌。除吸烟外，厨房炒菜的油烟、空气中的雾霾等污染、长期熬夜、紧张、压力大、不运动、心中有怨、恨、恼、怒、烦等负面情绪和心理等，都可能导致人体正气变弱。

预防肺癌，关键在于扶正。正气存内，邪不可干。留得一身正气，自然健康。扶正一方面要远离以上所谈的各种刺激源，另一方面要保持快乐、宽容、积极向上的心态。

不管是防癌还是治癌，一定要忘记"癌"这个名字，以人为本，扶正是根本，养心是关键。越是忘记它，就越容易康复；越是忧虑恐惧，就越容易恶化。这已经被无数的临床事实所证明。

十八、《为什么在癌症早期会出现体重下降症状？》

在临床上可观察到，有些癌症患者在癌症早期往往会出现体重莫名其妙地下降的症状。

1. 西医的观点

当癌细胞攻击健康细胞时，身体可能以体重的下降作为回应。体重减轻可能是癌症的早发症状，根据美国癌症协会（ACS）的数据，许多人在诊断出癌症之前，体重减轻了 10 磅（约 4.5 千克）或更多。在食管癌、肺癌、胰腺癌、胃癌等癌症中，体重减轻的现象较为常见。

2. 中医的观点

从中医角度来分析，脾主运化，为气血生化之源。体重下降，与脾失健运有关。

《黄帝内经》认为："壮人无积，虚人则有之。"指出体虚之人容易产生积滞，聚则为肿瘤。体虚，主要是指脾虚。脾属土，为万物之母，四运之轴，五脏之中心。脾为气血生化之源，为后天之本，脾气健旺，可以权衡五脏，灌溉四旁，生心营，养肺气，柔肝血，填肾精。若脾虚，后天生化之源不能正常运化，那么饮食将不能起到濡养五脏六腑和四肢百骸的作用，人就会体重下降或消瘦。

事实上，脾虚在先，而产生肿瘤在后。脾气先虚，脾虚则生痰，痰浊内滞，积滞而成肿瘤。可以说，肿瘤患者均存在脾虚的病机。

明代人医张景岳指出："脾胃不足及虚弱失调之人，多有积聚之病。"金元四大家之一的李东垣亦指出："内伤脾胃，百病由生。"消化道肿瘤患者最易产生脾功能障碍，导致正虚，出现神疲乏力、食欲不振、少气懒言、脘腹胀满、面色萎黄、消瘦、大便溏等脾虚症状。

肺癌患者之所以亦会出现体重下降的症状，与肺属金、脾土虚而不能生金有关。此为母病及子。

3. 治疗肿瘤的正确思路

临床上我治疗消化道肿瘤，非常重视益气健脾，顾护正气。现代研究亦发现，许多健脾益气的中药有提高人体免疫功能和自然修复能力的作用，有利于抑制肿瘤的生长，改善患者的体质，促进康复，延长生存期。

可以说，"四季脾旺不受邪"在肿瘤的治疗中具有极其重要的临床意义。健脾不但能使患者近期症状改善，远期疗效亦较好，部分患者的癌肿得到控制，能带瘤长期生存。

临床治疗肿瘤，最忌认瘤为邪，见瘤即妄事攻伐，这会伤损正气，甚至导致人的体质变差。

第二部分

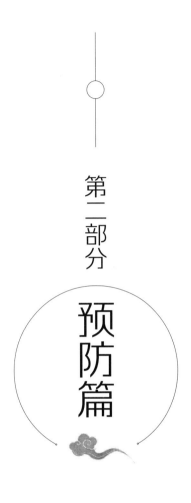

预防篇

第一章　如何预防癌症

如何预防癌症？癌症本在正虚，正虚而兼外感六淫，或痰瘀内滞，变则为癌。预防癌症，关键在于养正。养正之法，一是调节饮食，勿过食油腻及寒凉之物；二是经常运动，动则阳气和畅；三是不熬夜，熬夜则阳气不能归根；四是减缓压力，使肝气舒畅；五是勿纵欲，勿吸烟，勿过饮酒；六是心情好，心和则正气自旺。

预防癌症，不但要好好吃饭、好好睡觉、积极运动，更重要的是要保持好情绪。有的人生活非常有规律，也经常运动，却突然罹患了癌症。分析其病因，往往与不良情绪有关。有研究发现，在引发癌症的因素中，不良情绪占15%～20%。抑郁、多疑、好生闷气、多虑等不良情绪是癌细胞产生和发展最有效的媒介。

在我国，男性以肺癌、食管癌、胃癌和结肠癌等为高发癌症，女性以乳腺癌、肺癌、胃癌和结肠癌等为高发癌症。预防癌症，刻不容缓。以下提出五点建议，不需要花钱，也没有多麻烦，相信人人都能做到，坚持下去，一定可以预防癌症的发生。

第一，戒烟。香烟中含有焦油、尼古丁、苯并芘等多种致癌物，长期吸烟很容易导致这些致癌物的摄入过量。吸烟容易导致肺癌，这已经是常识。

第二，不酗酒。酒性辛温而彪悍，小饮可以生阳宣阳，若过饮则伤阳耗阳。酗酒伤身，导致湿热内滞，中焦不畅。长期酗酒，容易诱发肝癌及胰腺癌。

第三，保持健康的饮食习惯。建议多吃当季和本地自然生产的食物，少盐，少吃油炸、腌制和烟熏食物，远离辛辣刺激的重口味食物，不吃过烫食物，这样可以预防胃癌、结肠癌和肝癌。

第四，保持心情舒畅。虽然生活工作中压力无处不在，但要主动调节身心，使之平和。一方面，不要一味把自己置于巨大的压力中，不妨宽以待己，压力太大时不妨小小地放纵一下自己；另一方面，控制好坏脾气，保持积极乐观的态度。

第五，积极运动。喜欢运动的人不但身体健康，而且还能心情舒畅，充满活力。运动可以生阳，运动后汗出可以排出脏腑郁积的阴霾浊毒。运动是保持身体健康最方便、最有效的方式。选择一两项自己喜欢的运动，坚持下去，每周运动三四次，每次 1 小时，3 个月后就能见到成效。

一、心态

从中医角度来看，肿瘤是肝失疏泄所致，因此预防肿瘤的关键在于调肝，让心情好起来，多些欢笑，多些快乐，多些憧憬与希望，可以让身心有向上的力量。春天与肝相应，在春天疏泄肝气最能预防肿瘤。

（一）预防癌症性格

《中国恶性肿瘤学科发展报告（2017 年）》显示：全国每天约有 1 万人确诊癌症，每分钟约有 7 人确诊癌症，从 0 岁至 85 岁，一个人患癌风险高达 36%。癌症如此高发，怎么预防呢？从中医角度来看，保持舒畅的心情，快乐、宽容是关键，要避免出现癌症性格。第一，调整心态，尽量保持平和，不要为过于追求完美而产生烦恼，人生"难得糊涂"。第二，放慢节奏，事情永远也做不完，不如慢下来，学会慢生活。第三，释放压力，或运动、或聊天、或睡觉、或吃美食，总之让自己放松下来。第四，及时宣泄不良情绪。

有人说，道理我都懂，但做不到，怎么办？建议学习中国传统文化，在传统文化里找诚意正心的方法。或从感恩入手，或从找自己的不是入手，进而反省、忏悔，这些方法有助于正心，心正了身自然就正。最好能配合积极运动、静坐或站桩，效果更好。

（二）快乐是大药王

人的精神是有能量的，长期执着于某种精神能影响健康。比如，有的人疑虑自己患了癌症，忧心忡忡，多年之后真的能把癌症"想"出来；有的人性格豁达开朗，即使发现有肿瘤亦不悲观忧虑，结果肿瘤反而不治而愈。为了健康，我们要放下思想负担，多些快乐，既可让自己健康，又能提高生活质量，何乐而不为呢？

有的人疑虑心很重，身体稍有不适就怀疑是癌症。心为五脏六腑之大主，心神所及，气机即到，如此疑虑，反而会导致局部的气机阻滞。气滞则血瘀痰凝水聚，很容易诱发肿瘤。快乐、开朗、豁达之人往往气机舒畅，即使罹患肿瘤亦容易治愈。与其把希望寄托在医生身上，不如先让自己快乐起来。

在临床中发现，不少癌症患者的家属有焦虑倾向。肿瘤的发生与精神因素密切相关，越是焦虑烦闷的人，越容易气机郁滞，气滞则血易瘀，痰易凝，浊易停，聚而成块，即形成各种肿瘤。为了预防肿瘤，为了肿瘤患者早日康复，一定要营造一个和谐舒适的家庭氛围。让每个人在家里都能享受到快乐，而不是抑郁。

疾病不可怕，可怕的是对疾病产生恐惧心理。不少人害怕癌症，一旦得知患癌立即心理崩溃，陷入绝望恐惧悲观之中，却不知这种负面情绪才是最大的疾病。有人不懂癌症是什么，患癌后无所畏惧，反而活至大寿。由此说来，对疾病一知半解不如完全不知，因为无知，所以心态平和，不需要灵丹妙药，就能找回健康。

事实已经证明，当人处于焦虑、紧张、怨恨、烦躁、悲伤等负面情绪时，癌症会加快扩散和发展。所以说，快乐是大药王，快乐不但能防癌，还能治癌。不管是癌症患者还是健康人群，都要努力让自己快乐起来。为了健康，我们一定要有一颗永远快乐的心。若每个人都能保持快乐，必然家庭和睦、单位和睦、社会和睦。

（三）感恩的力量

感恩是积极向上的心理，感恩是热爱生活的体现，感恩也是对自己的关爱。大量的实践已经证明，感恩是正能量，有助于增强幸福感和生活满意度，对促进睡眠、减少负面情绪、增强心理应对等具有积极的作用。

近些年来大量的临床研究发现，感恩作为一种积极的品质或积极情绪体验，能有效促进个体的创伤后成长；感恩情绪干预能够提高乳腺癌化疗患者的幸福感；感恩情绪干预能够提高肝硬化代偿期患者的希望水平及自我效能；感恩情绪可改善高血压患者的心理状况，有利于血压控制，并提高治疗效果；感恩情绪使扩张性心肌患者能更好地接纳疾病本身和接纳自己，使其在疾病后期也能有较高的幸福感，保障患者的生活质量；感恩情绪干预措施可有效提高 2 型糖尿病患者的自我管理能力，提高血糖自控达标率；感恩情绪干预对癌症患者的康复有积极的促进作用。

除了在心里感恩，还可通过思考一些问题来帮助自己产生感恩心理。比如，回想并写下当天或曾经历的令自己感恩的事及当时的心情；亦可默想给予自己爱、关心和帮助的人及相关的感恩事件，写下自己内心的感激和要给予的回报；记录其他给自己带来美好感受的感恩事件和自己当时的心情；可以列出想感恩的人的清单或记录感恩日记，如体验到的快乐、自豪、满意、感激、爱、乐观等积极情绪及相关的事件等。

一颗感恩的心需要生活来滋养，生活需要一颗感恩的心来创造。感恩让我们快乐，让我们健康，让我们对未来充满希望。心怀感恩也是做人最起码的素养，我们要随时随地心怀感恩。感恩，收获的不仅是心神安定，更是健康与幸福。

（四）宽恕与健康

宽恕与中国传统文化中的慈悲、仁爱等密切相关。

大量的研究表明，宽恕影响着人的身心健康。宽恕能有效地降低遭遇人际伤害和暴力的青少年及成人的抑郁、愤怒等消极情绪，提升积极情绪，改善心理健康，提高主观幸福感。宽恕还能促进身体健康，并且已被应用到心血管疾病、癌症、纤维肌痛症等疾病的治疗中。

癌症患者由于身体的不适，普遍存在抑郁、焦虑等负面情绪，严重影响身心健康。有人在对乳腺癌患者的研究中发现，自我宽恕与生活质量呈正相关，而自责与生活质量呈负相关。

宽恕可改善冠心病患者由于愤怒导致的心肌缺血，宽恕可减少心室工作量和心肌耗氧量。

美国心理治疗家露易丝在她的著作《生命的重建》中有一句颇耐人寻味的话："所有的疾病都是不宽恕导致的。"此话值得我们深思。

宽恕是正能量，宽恕让人健康，宽恕让人快乐。在生活中，我们常会遭遇不公平、误解、伤害、挫折和失败，内心容易出现一些消极的情绪，如不满、愤怒、自责、嫉妒、遗憾、忧郁等，这些心态都属于"不宽恕"。"不宽恕"潜伏在人的潜意识中，使人不舒服、不快乐和不健康。

宽恕让人产生更强的安全感、更积极的自我评价和乐观思想，有助于降低产生恐惧、焦虑、愤怒、敌意、沮丧和无望感等负面情绪的可能性，同时亦可减少患病的风险，从而让我们健康、快乐、幸福。

宽恕可以培养更强的能力感和自我效能感，有助于形成积极乐观的心态，减少疾病的发作或致病因的产生。

宽恕可以提供更高水平的社会和情绪支持，尤其是来自亲密友谊的帮助，使自己有归属感和依赖性的体验，有助于促进身心健康。

心理学家认为，原谅曾伤害过你的人，有助于化解积怨、消除隔阂，特别是会赢得对方（伤害过你的人）的尊重，使你获得心理上的一种平衡。这种心理平衡往往会产生一种快乐感和满足感，这样对身心的健康无疑是大有好处的。

有人说，你给别人的一切都会回到你的身上，不论你伤害谁，你都是在伤害自己；反之，不论你宽恕谁，最终都有益于自己。

从中医角度来分析，宽恕让人心气平和，即让自心安定。心定而静，自然相火不妄泄。相火不妄泄，则精气内守，自然健康。再者，宽恕让人情绪平和，五志不至于过极。五志安和，脏腑平衡，自然经络气血通畅，人亦健康。

为了人生的幸福与自己的健康，一定要学会宽恕。

二、养生

现代医学认为，人之所以患癌，根本原因是基因太脆弱。基因强的人，即使细胞复制出现了错误，亦可自动更正；而基因弱的人，就算千防万防仍会出错。从中医角度来分析，先天因素固然重要，后天养生才是根本。试想，如果一个人天天熬夜、暴饮暴食、烟酒不断、不运动、时时充满怨恨恼怒烦，那他就算先天基因再强也会患癌。

癌症的本质是正虚而邪盛，正气健旺才是预防癌症的关键。预防癌症的最好方法是积极养生，保持正气不虚。

我们应重视养生，不管是已经生病，还是未生病，都应该明白，正确的养生习惯是让我们保持健康的不二选择。我们只有一次生命，因此，要珍惜自己的生命，通过正确的养生习惯，让我们更加健康，更加长寿。我希望每位读者都能宣传中医，把正确的中医正能量宣传出去，宣传给自己的家人、朋友以及身边认识的人，不管是年轻还是年长，也不管是正患病或健康，我们都需要正确的中医养生保健知识，随时学习，并随时纠正自己错误的生活观念。

（一）养生保持正气不虚

西方医学家认为，如果一个人的免疫力一直很正常，很稳定，既不太强，也不太弱，那么，他罹患肿瘤的概率会大大降低。免疫力下降都有哪些标志呢？第一，短期内反复出现一个部位的感染，而且使用抗生素疗效不佳；第二，特别容易疲倦、乏力。医学家建议，要想尽早发现癌症，就要留心免疫力的变化。

所谓的免疫力下降，即中医所讲的正气不足、卫外不固。《黄帝内经》强调："正气存内，邪不可干。邪之所凑，其气必虚。"这句话可以完美地解释上述西方医学家的观点。正虚是致癌的关键因素，而扶正祛邪，即治疗癌症的核心思路。

西医所讲的保持免疫力不下降，即中医的阴阳平衡、脏腑调和、经络通畅、气血调和。也就是说，养正是关键。养生即养一身正气，使正气健旺而邪不能侵，自然不会患癌症。

《黄帝内经》讲："人禀天地之气生，四时之法成。"养正，即顺应天地四时规律。具体的方法很多，在饮食、起居、运动、情绪等方面都要注意。比如饮食方面，早晨阳气温升，喝生姜红糖水即合乎天地规律；运动方面，晚上阳气闭藏，当静以养阴，若半夜去跑步即违反了天地规律。再如，春天对应于青少年，春天阳气升发，青少阳的阳气亦升发，此时当"生而勿杀，予而勿夺，赏而勿罚"。若过度训斥、批评、打击，即违反了天地规律，不利于孩子健康成长，甚至会导致孩子的性格抑郁，怕见生人，久则形成癌症性格。其特性是习惯于怜悯自己，情绪抑郁，甚至悲观失望；好生闷气，但不爱宣泄，性格内向；缺乏自信，对任何事情都不抱希望，自己感觉对所有的事物都无能为力；经受不住任何打击，特别是失去伴侣或亲人时无法摆脱痛苦的折磨。

预防癌症，保持开朗、活泼、积极、向上、豁达的性格非常重要。负面性格往往源于生活中违反天地自然规律的行为习惯。

调养正气，使正气不虚，能让人百病不生，健康长寿。

（二）预防癌症的 20 个好习惯

近年来，癌症发病率越来越高，多种慢性病证也越来越高发。为了健康，我们要积极主动地养生。

如何养生？坚持正确的养生方法，并养成习惯，久久行之，自然身体健康。以下列出保持健康的 20 个好习惯，供读者参考。

（1）戒烟。抽烟容易致癌，必须彻底戒烟，并拒绝二手烟。

（2）不喝酒或尽量少喝酒。抽烟喝酒是两大健康杀手，喝酒不仅伤肝，还容易影响心脑血管等。

（3）减肥。过度肥胖会加重身体负担，导致多种疾病的发生，包括癌症、心脏病、脂肪肝等。肥胖的人一定要"管住嘴，迈开腿"。

（4）勤运动，不久坐。久坐对健康的影响非常大，久坐伤肉，肉伤则脾伤，还会造成肥胖，并增加患直肠癌等癌症的风险。

（5）不熬夜。熬夜会破坏人体的免疫功能，导致人体容易生病，从而更加容易罹患癌症。

（6）节饮食。不挑食，也不过量吃某种食物，尽量避免垃圾食品。

（7）尽量素食。素食有益于身心，且能安和相火，降低欲望，让人心更静更安。

（8）按时吃饭，三餐要适量。养胃，最关键的是要少吃，并且要按时吃饭。胃为后天之本，胃伤则百病丛生。

（9）清淡饮食。不要吃得太咸，咸伤肾，容易导致高血压、水肿、糖尿病等。

（10）少喝饮料。白开水对人体有益，用饮料来代替水是不可取的。

（11）喝温水。不要喝冰水，冰水伤脾阳，脾阳伤则容易肥胖，或手脚冰冷、精神萎靡、腹泻腹痛。也不要喝过烫的水。不要迷信每天喝八杯水的说法，想喝就喝。

（12）经常静坐。静坐时让心神也安静下来，这样能使阳气归根，有益于身心健康。站桩也有同样的效果。

（13）减少房事。房事过多会伤肾，导致早衰。

（14）避免过度劳累。肝主筋，脾主肉，心主脉，肺主皮，肾主骨，过度劳累会伤害五脏，甚至导致猝死。

（15）每天睡前热水泡脚。人的脚上有足三阴经和足三阳经及相关的穴位，热水泡脚并适当按摩，既能让人安眠，又有助于保持健康。

（16）远离怨、恨、恼、怒、烦五毒。五毒内侵，伤损五脏，为患甚烈，甚至会导致各种疾病。

（17）多晒太阳。太阳为生命之源，尤其是冬天晒太阳可以预防抑郁。但要防止过久的太阳直射。

（18）多快乐。心在志为喜，心含君火，君火明亮，则心神和畅，进而五脏六腑皆和畅。

（19）凡事皆遵循自然规律。四时规律是春生夏长秋收冬藏，按四时规律饮食、起居、工作、学习、锻炼，这样才能得到天地的庇护，人才能健康长寿。

（20）不要依赖体检来维持健康。健康源于日常的养生，而不是体检。

（三）冬天养生

冬季天寒地冻，阳气收藏。气血得温而行，得寒而凝滞，易于不通。故凡气血不通及阳虚、痰凝、血瘀、饮积诸病，如寒痹、肿瘤、积聚症瘕等，往往逢冬而加重，在积极正确治疗的基础上，当配合养生。以下几点应遵守为好：保暖避风、饮食忌寒、心情调畅、舒解压力、多晒太阳、早睡晚起、宁心淡志、勿耗真精。

冬天频频洗澡之人，久之必见阳虚而寒湿邪伏诸症，建议平时喝点麻黄附子细辛汤。此方助少阴阳气，并外散内伏的寒湿，于寒湿之体颇为相宜。此方亦可用于所有相同的病机诸证。如肿瘤初期，即寒邪内伏，需急服数剂以散其邪，可霍然治愈肿瘤。预防肿瘤，此方亦颇可用，有不可思议的功效。

三、饮食

我从小在山东威海长大，印象很深的冬天主食是地瓜、土豆、白菜、萝卜、玉米、小麦、大豆之类，天天如此，亦不觉难吃。那时的人劳动颇多，但极少患高血压、中风、肿瘤、心脏病、糖尿病等。反观现在，肉吃得多了，冬天亦能吃到四时蔬菜了，但疾病也跟着来了。

在山东，每多食油腻之后，我常生食大蒜以消之，效果极好。唯口气太臭，需嚼些生花生米改善。在广西，则见当地人喝油茶以清之，亦极有效验。油茶源于瑶族，用于驱寒祛湿保暖，听闻瑶族人极少患风湿病，当是明证。

且油茶清肠排浊，亦有抗癌的功效，久久饮之，可预防肿瘤。阳以化气，阴则成形。体内阳气不足，阴寒内生，聚沫成痰，瘀滞于经络脏腑，发为肿块。肿瘤、肿块或囊肿患者的体质均属阴寒体质。凡此类患者当注意改善阳虚体质，平时多食阳性食物，尽量少食阴性食物。黑木耳性阴，最不适宜肿瘤患者。平心而论，我认为五谷杂粮最养中气，远胜于山珍海味。

如何通过饮食预防肿瘤呢？管住自己的嘴最为关键。牛奶是造成乳腺癌的元凶，当然要避开；打了农药的东西肯定不能入嘴；各种食品添加剂毕竟不是食物，长久堆积于体内，亦必然导致内平衡失调；非新鲜的肉类、鱼类与蛋类都需要防腐处理，能不吃就不要吃。

许多癌症是吃出来的。若能管住自己的嘴，可以降低许多疾病的患病风险。多吃素，少吃肉，这样才会有益于健康。有统计资料显示，目前中国大肠癌的发病率是 20 世纪 80 年代前的 6 倍多，根本原因在于现在的人吃肉太多了。在我小的时候，家乡村子里极少有人患癌症，后来大家肉吃多了，癌症患者多了，中风患者也多了。

至于营养够不够，要不要补维生素、钙、铁、镁、蛋白质等，我想，只要我们每天正常吃饭，正常排泄，营养大可不必担心。只有健康才是第一位的，何必忧虑营养，一定要让机器来告诉我们是不是缺这缺那呢？ 20 世纪 80 年代以前，糖尿病、心脏病等都是"富贵病"，并不常见。但随着人们生活水平的提高，大家吃得越来越好了，病却也越来越多了，尤其是高血糖、高血脂、中风、高血压、肿瘤等大病越来越普遍。我们重视养生，首先要从调节饮食开始，不要总想着把所有的食物都塞进嘴里，有时饿着反而比过饱好，特别是晚上，适当少吃点，可以让身体更健康。

（一）蒜类蔬菜防癌

癌症是由于人体气化不足而导致的阴浊、痰饮积聚，防癌抗癌要通阳化浊。大蒜辛温，最擅通阳化浊。大蒜含有一种含硫的成分，有防癌特别是防胃癌的作用；大蒜含有蒜素、大蒜辣素等，对乳腺癌、卵巢癌等有抑制和预防作用；大蒜含硒，可抑制癌细胞的生长；大蒜含锗，能诱发产生干扰素，阻止癌细胞扩散。

中国医科大学附属第一医院的研究表明，食用葱蒜类蔬菜越多，预防结直肠癌的效果越好。一年至少吃 16 千克蒜类蔬菜（包括大葱、韭菜、韭黄、大蒜等），相当于每天吃 50 克左右，可显著降低患结直肠癌的风险，最高可降低 79%。葱蒜类蔬菜性辛温，能通阳化气，肿瘤是阴浊积滞，阳气宣通，阴浊自散。

（二）绿色蔬菜防癌

中医认为，绿色应于肝。养肝，要多吃绿色蔬菜。有研究表明，吃深绿色叶菜有利于预防肺癌、乳腺癌、骨折、动脉硬化性心血管疾病。《神经学（Neurology）》杂志发文称，每天吃绿叶蔬菜有利于预防认知功能下降。从中医角度来分析，这些都是肝主疏泄功能的具体体现。肝能主疏泄，则清阳能升，浊阴能降。

（三）少吃烟熏油炸食物

预防癌症，一是少吃烟熏食物，如腊肉、腊肠、熏菜等。这些食物在熏烤过程中需添加盐分来中和口味，会产生苯并芘，这是致癌因子之一。二是少吃油炸食物，如炸鸡、油炸甜品等。这些食物在高温油炸过程中也会产生苯并芘、丙烯酰胺类致癌物。从中医角度来分析，重盐伤肾，内损精气；油炸动火，相火外扰，皆损健康。

（四）谷麦食物健运脾胃

吃烤黄的谷麦食物，有健运脾胃的功效。脾胃健运，则脾阴左升，而带动肝血左升；胃阳右降，以促使肺气右降。由此，人体气血左升右降，循环往复，五脏六腑功能通畅。阴浊、痰饮、水湿、瘀血等阻滞不通，聚而成块，是为癌。脾升胃降，气血流通，阳气四布，何癌之有？

（五）牛奶伤阳易致乳腺癌

牛奶伤人阳气，容易让人过敏，更容易让人罹患乳腺癌。有人问，不喝牛奶那能喝什么呢？我建议喝豆浆。黄豆可以把上浮的相火收到肾水里，这适合于当前快节奏社会所导致的虚火上浮。

（六）油腻之物属湿浊痰饮

按中医理论，油腻之物属湿浊痰饮，需得阳气而运化。因此，阳气旺的人吃些油腻食物无碍，但若阳气不足而吃油腻食物，则湿浊痰饮易聚积体内，为患不小。湿浊痰饮郁于皮下则为脂肪瘤，滞于肝则为脂肪肝，积于肠则为肠道增生物，若再与瘀血寒邪交织在一起，则可能发展为各种良性或恶性肿瘤。

动物的内脏有人可吃，有人不可吃，需根据各人的脏腑虚实来判定。比如，动物的肠与人的肠气机相通，若人肠虚而脂弱，吃动物的肠可以增益脂膏，补肠的虚损；反之，若肠实肠满，已成积聚肿瘤，此时肠内湿浊内聚，阴积而成形，当温通阳气、化湿降浊，若再吃动物的肠，反而会增加人体肠的负担，导致病情加重。动物内脏脂浊最盛，最易助长阴气。若机体阳旺，脾胃健运，吃动物内脏可于阴中求阳，而阴阳皆得滋养；若机体阳衰，运化不足，则最好不要吃动物内脏。脂浊入体，阳不气化，则化为痰湿，凝聚于皮下则为肥胖；湿饮内滞于脏腑则为阴滞，阴滞成形则为肿瘤、脂肪肝、增生、囊肿之类的症瘕积聚，为患最烈。

（七）咖啡致癌吗

现代研究发现，在对食物进行油炸、烘焙和烤制等高温加工时，当焙烤、油炸等加热过程超过 120℃，食物中就会产生丙烯酰胺，且温度越高或加热时间越长，产生的量就越大。当人体每日每千克体重摄入 2.6 ～ 16 微克丙烯酰胺时，就会有罹患癌症的风险。

有人因此担心，咖啡中亦含有致癌化学物质丙烯酰胺，则饮用咖啡也会致癌。

按一名体重 55 千克的女士来计算，每日丙烯酰胺耐受量为 143 微克。一杯 160 毫升的黑咖啡，丙烯酰胺含量约为 0.45 微克。她每天至少要喝 318 杯黑咖啡才可能产生致癌的风险。所以说，普通人每天喝几杯咖啡，远不足以达到致癌剂量。

其实，不必听风就是雨。偶尔吃点煎炸、烘焙、烧烤食物，或者喝几杯咖啡，根本不必担心健康问题。

从中医角度来分析，煎炸、烘焙、烧烤类的食物都带有火气，吃多了容易动火，即火气上攻，表现为牙龈肿痛、脸上长痘痘、咽部红肿热痛等不适。什么人容易出现这些不适？一般阴虚火旺之人容易动火，当尽量少吃这类食物。若素体阳虚阴盛之人，吃点动火的食物，反而有助于温阳化阴。

咖啡味苦、气香、性温、色黑，苦则燥湿，香则醒脾，温则通阳，黑则入肾，所以咖啡升阳而不留热，温热而不过燥，化湿而不伐气，特别适合于脾肾阳虚之人。此外，咖啡味苦而气厚，气厚则降，薄则升。《黄帝内经》云："酸苦涌泄为阴。"咖啡兼得阴阳二性，其性温则能升阳，其味苦则能降阴。升阳则能疏解压力，使精神健旺；降阴则能通畅大便，使浊毒排出。

因此，饮食不必受营养学的影响，如果担心这个食物含致癌成分，那个食物含伤肝成分，那就什么都不敢吃了。

成分只是食物能量的一个方面，另一个方面是寒热温凉属性和酸苦甘辛咸五味，兼有归经。比如，按成分来说，凉水有益于健康，但对于阳虚之人，凉水会致腹泻，因为凉水易伤损脾阳。

我主张用中医理论来分析食物。热重的人可以吃寒凉食物，忌辛辣；寒重的人则要吃些温性食物，忌寒凉。肝旺的人多吃点酸味的食物；肾虚的人则当少吃咸味食物。食物的性味不同，而人的体质亦不同，当吃什么或当忌食什么，都有所不同。

（八）喝青汁能抗癌吗

所谓青汁，是指一些绿色的植物打成的汁。现在常见的青汁材料很杂，所有种类的蔬菜，甚至野菜、山菜、树叶等，只要无毒、含丰富叶绿素，几乎都能拿来做青汁。

有商家大力宣传，说青汁能减肥、排毒、养颜、抗氧化、提高免疫力，说大麦青汁是大麦苗的营养精华，含有丰富的叶绿素、维生素A、维生素C、维生素E、B族维生素、钙、镁、磷、铁、硒、膳食纤维等，甚至说喝青汁能治疗糖尿病、高血压、心脏病和癌症……

从中医角度来分析，这类蔬菜性多偏寒凉，寒凉则伤阳气。阳气是生命的根本，人有阳气则精神健旺，体力充沛；若阳气一伤，气化功能下降，人就会精神萎靡，体力下降，甚至生病。

美国化学学会（ACS）的评估显示，有些人群用麦苗榨汁喝可能会出现过敏症状，比如腹痛、湿疹等，这是伤阳的反应。所谓过敏，多属阳虚。扶阳即可改善这些过敏症状。

至于说喝青汁能抗癌，更属无稽之谈。

试想，癌症的根本病因是正虚而邪恋，因此，抗癌应扶正祛邪。青汁寒凉伤阳，导致气化功能下降，怎么可能抗癌呢？至于说青汁含某种抗癌成分，那还不如直接吃蔬菜，更能发挥其作用。

商家宣传的"抗癌"，往往是噱头，意在营利。真正的抗癌在于内求，在于好好养生，包括调节饮食、起居、情绪和运动，而不在于吃何种高级的营养品或保健品。

把预防癌症的希望寄托于吃某种东西上，根本就是沙上建塔，自欺欺人而已。

（九）素食保健康，同时应养阳

保护生态、回归自然、返璞归真、健康时尚，这便是时人追求的素食主义。有研究发现，素食者患高血压、糖尿病、心脏病、肠癌、前列腺癌等各种慢性病的风险较低。但也有人担心素食者容易营养不足。我认为，素食者更当重视养阳温阳，尤其是要注意温饮温食，勿过食寒性食物，如豆腐、寒性水果及蔬菜等。

（十）抗癌不仅在食物，更在情绪

不少人相信，吃某种食物可以抗癌。实际上，没有哪种单一的食物可以抗癌，尽管有强有力的证据证明，蔬菜、水果、全谷物、豆类等可以降低很多癌症的发生风险。癌症的发生更多与不良情绪有关，如怨、恨、恼、怒、烦等负面情绪最容易导致五脏六腑气血失调，进而使气滞、血瘀、痰凝聚而成块，即为肿瘤。抗癌，不但在食物，更在情绪。

四、运动

有德国科学家对坚持运动和不常运动的各 450 名中老年人进行为期 8 年的追踪调查，结果发现，前者仅有 3 人患癌，而后者患癌人数高达 29 人。不仅如此，坚持运动的人，即使患癌症，其病死率也比不常运动的人低得多。运动能通畅阳气，阳气宣通，则阴霾浊毒能自动排出体外。中老年人运动要适度，贵在坚持。

德国体育医学专家埃伦斯特博士发现，在所有运动选手中，唯独马拉松选手没有罹患癌症的病例。研究后发现，跑 30 千米以上的马拉松选手，自体内深处排出大量汗水的同时，亦将体内积累的致癌成分如重金属等排出体外。运动后出汗可以排出身体深层次的毒素，这无异于给机体做了一个深度的清洗。《国际防癌守则》强调"要经常运动，运动可保持适当体重"。人之所以肥胖，其根本原因是机体阳气不宣通而痰湿水饮积聚在体内。因此，减肥的关键在于通畅阳气，最经济且实惠的通阳办法莫过于坚持运动。

（一）运动的好处

现代研究发现，运动能减少患癌的风险。运动的好处很多：有效增强免疫力；提高抗氧化酶活性，有效清除自由基；保持体形，防止肥胖；改善消化及排泄机能；排除不良情绪。这些都对防癌大有裨益。运动能益五脏，脾主四肢、肌肉，肝主筋，肾藏相火，心主神明，肺司呼吸。若五脏阳气通畅，自然不生癌症。

（二）运动可以防癌

欧美一项涉及 144 万人的研究显示，运动可以降低 13 种恶性肿瘤的发病风险，其中降低程度最高的是食道癌，发病风险降低 42%。世界卫生组织

（WHO）建议成年人每天积极锻炼，每周进行至少 150 分钟的中等强度有氧锻炼或至少 75 分钟的剧烈有氧运动。

（三）步行是最好的补药

西方医学鼻祖希波克拉底指出，行走是人类最好的补药。国外报道，一周步行 3 小时以上，罹患心血管疾病的概率可降低 40%；60 岁以上的人若能每周步行 3 次，每次 45 分钟以上，可预防老年痴呆，还能将乳腺癌罹患率降低 20％，并对 2 型糖尿病产生一定的疗效。步行虽然强度不大，但可促使阳气升发，宣通阳气，有益于健康。

（四）晚上不宜运动

有专家称，为了预防癌症，晚上要坚持运动，这样不仅能够促进胃肠蠕动，还能控制体重，有助于提高免疫力。但从中医角度来分析，晚上天地之间阳气闭藏，人气亦应之。晚上应该静养，以顺应天地阴阳变化规律，不应该运动，更不能坚持运动。否则，人的阳气当藏而不藏，虽然能暂时宣畅气血，但违反了天地规律，无益于健康。

五、预防肥胖

美国癌症协会建议，只要不是体重过轻，应尽可能地瘦身；在任何年龄段都要避免超重；对于超重或肥胖的人来说，哪怕是一点点的减肥对健康都有益处。俗话说："十个胖子九个虚。"这个"虚"指的是阳虚。阳气宣通，则阴浊自去；若阳虚而宣通无力，则痰浊水湿易于积聚，此为肥胖的成因。阴浊积聚，若凝滞成块，即成肿瘤。肥胖不仅是多种疾病的诱因，也是某些部位癌变的隐患。据统计，肥胖者患癌的概率是正常人的 2 倍以上。

老中医李可认为，一切肥胖皆是寒湿瘀浊堆积而成。阳虚是肥胖的根本原因，胖的人多属阳虚体质，阳虚不能化气，则阴浊内滞，聚而成形，即为肥胖。而肥胖又影响阳气的宣畅，进而出现高血压、高血脂、冠心病、糖尿病、中风、肿瘤等疾病。

（一）腰围粗易患癌

如今，不少人的腰围正在变得越来越粗。有研究认为，腰围每增加约 11 厘米，患癌症的风险就提高 13%；腰围若超过 100 厘米，则患心脑血管疾病的风险增高，患结直肠癌的概率也会增加 2 倍以上。

从中医角度来分析，腰围变粗，其实是脾阳与肾阳不振，气化不利，导致痰湿水饮积滞于皮下。若阳气越来越虚，痰湿水饮留滞过久，积聚而成块，即成肿瘤。推之，阳气运行于周身，阳气旺盛，气化充足，自然阴浊不会积滞，若身体任何地方出现脂肪异常堆积，都表示此处阳气气化不利。治疗之法是扶阳抑阴，加强气化。

如何防止腰腹脂肪积聚？从中医角度来分析，当健脾补肾温阳，加强气化。脾运增强，肾阳健旺，阳能气化，则痰湿、阴浊、水饮自能通过大小便排出。建议每天吃点大蒜、大葱或洋葱，这些都是辛温通阳的食物，生吃最好。现代研究认为，大蒜含有大蒜素，有"血管的清道夫"之称，还有辅助降压、降糖、抗肿瘤的功效。

（二）肥胖者易患乳腺癌

过多脂肪能够促使体内形成更多的雌激素——若因肥胖而导致雌激素升高，意味着阳刚之气不足。再者，脂肪过多，亦意味着阳气气化不利而脂浊内滞。正确的减肥，应该是加强阳气气化，让阳气把脂浊排除出去。有研究发现，肥胖女性的乳腺癌患病风险较体重正常女性高 50%，说明阳虚是致癌之本。

（三）阳虚致肥胖，肥胖生肿瘤

肥胖是导致心血管疾病、癌症的首要因素。从中医角度来分析，凡是肥胖，多因脾阳虚或肾阳虚。阳虚致使气化不利，饮食水谷代谢出来的脂浊等精微物质不能完全运化，积滞于皮下，导致肥胖。肥胖不仅是多种疾病的诱因，也是某些部位癌变的隐患。据统计，肥胖者患癌概率是正常人的2倍以上。

六、怎样看待体检

每年都体检，为何癌症还是检查不出来？常规体检只包含一些基础检查项目，缺乏癌症的有关检查项目，往往不能在早期发现肿瘤。其实，与其寄希望于通过体检发现肿瘤，不如保持健康的生活习惯，让自己拥有健康的身体，从而预防肿瘤的发生。媒体总是宣传"定期体检，早发现，早治疗"——这只是治标，却非治本。

有人说，现代医学检查是非常有必要的，万一是癌症，不至于误诊。若完全依赖中医，能诊断出癌症吗？会不会耽误了病情？我常想，对于那些对癌症心存恐惧的人，不诊断出癌症可能是好事。即使及时做了手术及放（化）疗，患者就一定比没有确诊前活得更长、活得更开心了吗？更何况，还存在着过度医疗的问题。有人问，体检的弊端这么多，那么到底要不要体检呢？我认为，体检是有必要的，但体检人需具备几个条件：第一，心理足够健康，即使查出癌症也不怕；第二，对指标有正确的认识，不迷信任何机器检查的指标；第三，不恐惧死亡，面对大病能保持不慌；第四，体检要进行抽血、影像学检查等，都会伤损正气，因此体检时要正气充足。

我有一个朋友患糖尿病后接受中医治疗，其不相信此病可愈，一直反复检查血糖，若是血糖正常，则继续检查，当查到血糖升高，心里才觉得舒服。另一个朋友咳嗽数月，担心肺中有肿瘤，自南宁至北京一路检查，反复拍片七次，始终没找到肿瘤，但仍忧心忡忡。这是对检查指标的顽固信赖，对机器的盲目信任，以至于斯。

我一般不太重视西医所检查的肿瘤标记物，我更重视患者的感觉，包括症状及舌脉诊等资料。如果患者精神好转，食欲大开，睡眠良好，精力旺盛，大小便正常，即为病情缓解的表现。至于各项指标是不是一定要出现好转，则不需深究。对于肿瘤患者，我也建议不要太过执着于指标，应多重视自己的感觉。

有人担心，若完全依赖身体的自我感觉，有时癌症至晚期才出现症状，岂不是耽误了治疗？我们既要相信身体的感觉，亦不能排斥选择现代医学检查，同时也要利用中医的诊断。若能把自我感觉、中医诊断与现代医学检查技术相结合，当可确诊疾病。

我曾诊治一名肿瘤患者，病理切片已经确诊。患者家属心中忧虑，详细询问才知道，家属忧虑的不是病情，而是未找到肿瘤原发病灶。我反复跟患者家属强调，中医看病的关键是治好病，让患者健康地生活，而不是找到原发病灶！有的患者花很多钱去检查自己患了什么病，却不知道其实康复才是根本。

西医的病名对于中医临床治疗意义不大，甚至会误导中医。有些伪中医被西医病名牵着鼻子走，见高血压就平肝降火，见肿瘤就攻逐肿块，见腰腿痛就舒筋通络，而完全不管中医的辨证，这样用药必然效果极差。中医的辨证也是一种确诊，一样可以治病。一般情况下，西医的检查报告对于中医辨证处方的意义不太大，但有必要参考一下，一是可明确病情的进展程度，特别是肿瘤等大病；二是可对比中医治疗前后的效果，让患者增强信心；三则可补充中医四诊无法获得的资料，比如血象变化、肿瘤转移的位置、肾功能等。

有人每年做一两次全身 CT 体检，认为这样可在早期发现癌症。分析其弊端：第一，CT 产生辐射，会增加患癌风险，人体本来无癌，因为频繁接受辐射反而容易形成癌。第二，早检查、早治疗也存在两种风险，一是患者因为早期发现了癌症而忧虑、恐惧、绝望，导致正气迅速衰败，病情恶化；二是可能产生过度治疗，以致患者未死于病，先死于过度治疗。

曾有新闻报道，浙江绍兴市 48 岁的潘先生在当地某医院就诊 77 次，最后一次被检出左肺有肿瘤，质疑病情被耽误。然而，癌症的发生，既与饮食、起居、空气污染或环境等相关，亦可能源于负面情绪。诸多因素互相影响，酝酿日久，才会在某一天形成肿块。当机器发现肿瘤时，机体早已是肿瘤体质了。

一胃癌患者化疗 6 次后体质明显下降，精神疲惫，形体消瘦，胃脘胀痛。连续针灸治疗十数次，体重上升 4 千克，且精神、体力、食欲、面色等皆大为好转，胃脘无任何不适。某日复诊时发现某个癌指标升高，顿时忧虑不安，精神变差，脉弦。若检查反让病情加重，那检查又有什么意义呢？

害怕生病的人，最好不要经常体检。体检后若发现指标异常，往往心生恐惧，忧虑不安。心主神明，为五脏六腑之大主，心中若害怕生病，这个意念反复加强，即会感召疾病。有句话说得好："妄心生烦恼，感召恶果。心中有癌，癌病相随，恶念感召，恶果自来。万物姻缘和合而生。"

七、防癌误区

不少人视肿瘤为敌人，千方百计地要切除、杀灭肿瘤，认为肿瘤不见了即为康复了，其实这是自欺欺人。肿瘤是机体的一部分，切除、杀灭肿瘤只是治标之法，若正气不足，肿瘤还会复发。

受西方文化的影响，今时之人更重视对物质的追求。这是神向外求，而不是内省其身。中国传统文化强调内求，重视"内圣外王"之道。以治疗肿瘤为例，外求是因为不相信自己的康复意念的力量，追求高端机器设备的检查结果，把医生和药物作为救命的希望，而忽视自身的精神调养，其结果令人唏嘘。受西医的影响，不少人认为，感冒要一周治好才是科学，肿瘤手术切除再加放（化）疗才是科学，疼痛要用吗啡才是科学，高血压、高血脂、高血糖终生服药才是科学。而不知道感冒可以一天治愈，肿瘤不一定需要手术加放（化）疗，疼痛也可用针灸见效，"三高"可从根本上治愈。

有人说："中医宣称能治癌症的，大多都是骗人的，建议通过手术治疗。"看到这样的观点，我觉得十分可悲。有些人自己对中医完全不了解，却敢大胆地否定中医，要么是无知，要么是小人。殊不知滥用手术让多少肿瘤患者陷入绝境，后悔不已。我认为，手术不是治疗肿瘤的首选方法。肿瘤是大病重病恶病，患者心中多有忧虑，总想快速把肿瘤清除。但在中医看来，对该病切不可心急。正气内虚，邪浊凝聚，滞塞成瘤，因此要扶正祛邪，正气渐复，邪可渐退。特别是肿瘤到了晚期，正气已衰，医者心中要不存一丝一毫有关现代医学的肿瘤概念，只专心扶正，这才是唯一正确的治疗思路。

（一）早期发现癌症的利与弊

今时媒体都在宣传，对于癌症一定要"早发现，早治疗，早康复"。但"早发现"也有不少弊端。检查要做 CT，CT 检查会增加患癌风险。国际癌症研究机构认为，所有电离辐射都有致癌性。2006 年的数据显示，48% 的电离辐射来源于医疗设备（如 CT 机），包括诊断和治疗过程中的暴露。医用电离辐射与多种癌症相关，CT 风险最大。试想，一个人本来身体健康，因为频繁接受辐射，结果却变成癌症，岂不是很冤枉。

再说其有利的一面。一是可以及时调理身心，改变长期以来错误的饮食习惯、起居方式，加强运动，保持和畅的情绪，远离怨、恨、恼、怒、烦。

这样有助于扶助正气，正气存内，则邪不可干，病情自可缓解。二是能及时治疗，如果治疗方法正确，癌症因此而向愈。

要取得良好的效果，必须满足两个关键的条件：一是患者的心态要好，面对猝然检查出来的癌症，能保持镇静，不焦虑、不恐惧、不绝望；二是能找到明医，不做过度治疗，不伤损患者的正气。

预防癌症，早期检查非常有必要，只是希望在面对检查结果时，每个人都能摆正心态。事实证明，越是不怕死，就越不会死；越是怕死，越是恐惧，越会伤肾。肾为先天之本，肾伤则根本动摇，病情最易恶化。若实在无法控制自己的恐惧，那么不检查或许会更好。

再者，不管检查结果如何，每天坚持养生是健康的保证。希望天下所有人都能安养天年，寿终正寝，而不是死于疾病的折磨。为此，我认为，正心比什么都重要。心正则身安，脏腑调和，经络通畅，气血和畅，自然百病不生。

（二）疫苗不能预防肿瘤

如何预防肿瘤？按西医的观点，希望能研发出针对不同肿瘤的疫苗，这样就一劳永逸了。事实上，对于肿瘤的任何预防措施都离不开人体的正气。正气为本，病邪为标，扶正才是预防肿瘤的关键。任何疾病的预防都需要扶正，而不仅仅是改善某些症状。

不少人积极注射 HPV 疫苗预防宫颈癌，但疫苗不是万能的，虽然疫苗可以降低宫颈癌的发生率，但是注射疫苗后还是可能会患宫颈癌。所以，绝不能全靠疫苗防癌，最好的防癌方法还在于扶助正气，以正气为本。养成良好的生活习惯，调节饮食、起居、运动，保持心情舒畅等，能让防癌事半功倍。

（三）关于癌症遗传的问题

有人因为有家族肿瘤基因，所以决定提前切除某个器官以预防肿瘤。其实严格来说，只要是多细胞的生物都会产生肿瘤，这是自然规律，躲避不了，人类都有肿瘤基因。80 岁以上的老人中约 1/4 有肿瘤，但肿瘤未对他们的健康构成伤害，带癌生存的现象一直是客观存在的。若视肿瘤为邪毒而肆意切割，非属高明。

有人说，家族中有癌症患者，担心自己也会患上癌症，因此而饮食不香，睡觉不安，忧心忡忡。

那么，癌症真的会遗传吗？从中医角度来分析，癌症并不是遗传病。理由如下。

第一，癌症是多细胞生物的必然，这不属于遗传。每个人均有可能患癌症。理论上来说每个人的体内均有"癌细胞"的存在。人体每天进行的新陈代谢中，生长出 100 多亿个新细胞的同时，也会长出 1 ~ 20 个"癌细胞"。因为在机体每时每刻的更新过程中，DNA 复制难免会"出错"，导致基因突变，变异的细胞中一部分会变成前癌细胞。由于人体内免疫系统的存在，可以产生强大的抗癌效果，所以尽管人体内有前癌细胞产生，但只有极少数会发展成恶性肿瘤，大部分错误细胞会被修复、纠正，或被消灭掉。

第二，从中医角度来分析，人之所以患癌症，是因为后天的饮食、起居、运动、情绪、心理等失调，或受生活、工作环境的影响，导致正气变弱，正不能胜邪，邪气因而内陷三阴层次，影响脏腑气血平衡，导致痰浊水饮血瘀等的积滞，聚而成癌。

因此，癌症是后天产物，与先天遗传无关。当然，先天的体质有弱有强，可能会影响癌症的发病，但后天的调理才是至关重要的。

总之，不能把癌症当成遗传病。

（四）关于癌症基因检测的话题

普通人是否有必要做癌症基因筛查？我认为完全没有必要。试想，若有癌症性格，即使基因正常亦易患癌；若基因有问题，但能坚持养生，并快乐、感恩，就不容易患癌。

1. 是否患癌不在于基因

肿瘤基因检测技术越来越普及，的确可以做出遗传性肿瘤的基因诊断。但肿瘤是受生活方式影响的疾病，80% 与不良生活方式有关，早发现固然可以早治疗，但生活方式不改变，仍无益于康复。且有患者因发现肿瘤而心生恐惧，反而陷入苦恼、焦虑、绝望之中。如此来说，心理不坚强的人可能因此而更快加重病情。

不少人担心，家里有人患了癌症，我要不要查查基因？癌症是一个多步骤、多阶段的长期发展过程，影响癌症发生的因素还有很多，就算是基因发生突变也不一定会发展成癌症。基因检测只能告诉我们是否具有与癌症相关的基因变异，但有基因变异不代表会患癌症，没有基因变异也不代表不会患癌症。

可以说，是否患癌症，关键在于自己，而不在于基因。一个人的生活习惯不好，如长期大量抽烟、酗酒、熬夜、暴饮暴食、压力大、不运动、郁郁寡欢、心怀怨恨恼怒烦等情绪，那么就很容易患癌症，这与有没有肿瘤基因没有根本的关系。

2. 癌症可以预测吗

我认为，癌症是可以预测的。但这个预测不是由基因决定的，而是源于我们自己。只要观察我们的日常生活、起居、饮食、工作和情绪，基本上可以预测将来会不会患癌症，甚至知道会患何种癌症。

不管是防癌还是治癌，关键在于自己后天的努力，不要完全相信基因检测，也不要完全依赖医疗，自己才是自己最好的医生。保持积极的心态，顽强向上、热爱生活、积极乐观、热情善良、宽容大度、乐于助人，远离负面情绪和心理，配合养生，我相信癌症是可以预防的。

3. 主动养生预防效果大于基因检测

预防癌症，应该从自身做起，个人要重视养生，调畅情绪，保持乐观积极的人生态度，而不是依赖基因检测。况且，若内心不够坚强，检测出有致癌基因，因此而忧虑恐惧，反而更容易患上癌症，这不是自找麻烦吗？

有人说，癌症主要是由环境污染引发的，这个观点值得商榷。癌症的确与所处的环境有关系，比如长期处于放射环境，当然容易患癌。但癌症更多的是自己折腾出来的，怨不得基因，也怨不得别人，更不能把责任推卸给环境（当然，不少易致癌的环境也是我们人类自己造成的）。

（五）阿司匹林预防癌症

美国预防医学工作组建议，50～59岁人群每日服用小剂量阿司匹林，并持续至少10年，可减少结直肠癌发生的风险。《JAMA 肿瘤杂志》报道，每周服用两粒或更大标准剂量（325毫克）的阿司匹林患肝癌风险可降低49%；服用低剂量阿司匹林可以让女性患卵巢癌的风险降低25%。目前，还有研究探索阿司匹林在预防肺癌、黑色素瘤和前列腺癌等方面的作用。然而，从中医角度来看，化学合成药物偏性大，不适宜作为预防药物常服，或许其有预防作用，但对身体其他系统的损伤可能更大。

第一，阿司匹林毕竟是西药，属于化合药物，其偏性甚大，不建议长期服用。其他化合药物均不建议长期服用。有人坚持服降压药、降糖药、降脂药等，虽然有治疗效果，但副作用亦非常大，服之越久，其副作用越大，有时副作用甚至大于治疗效果。

第二，专家推论，阿司匹林有防癌功效可能是因为其降低了血小板的活化能力，这是肿瘤形成的关键部分；同时其还有减轻炎症的作用，特别是与卵巢癌发展相关的炎症，这也可能对防癌起到一定的作用。降低血小板的活化能力，相当于中医的活血化瘀作用，与其服用阿司匹林，不如服用活血化瘀类的中药更安全。减轻炎症，有大量中药可供选择。若把活血化瘀与减轻炎症合并来看，有些中药兼具其效，如大黄、虎杖等。

第三，阿司匹林主要有两个作用，一是抗血小板凝集；二是解热镇痛。若从中医角度来分析，则其属活血化瘀、发汗解表药。阿司匹林只适用于血瘀体质者，兼皮肤腠理致密，其脉当浮紧，如此则能耐受阿司匹林的发表和化瘀之力。若非血瘀体质，兼卫弱营强，脉软或虚，滥用阿司匹林必然伤损正气，甚至出现严重的后果。临床常见冠心病患者长期服用阿司匹林，结果导致消化道出血，甚至脑出血。

第四，预防癌症，中医有更高效且没有毒副作用的方法。《黄帝内经》有言："恬淡虚无，真气从之；精神内守，病安从来。"不用吃药，只需顺应四时规律以养生，保持情绪安和以养心，自能预防癌症。今人喜欢通过吃某种药或打疫苗来预防癌症，我认为这都不可取。预防癌症，一定要自己努力，外物的作用是相对的，自己的努力才是绝对的。古贤讲"行有不得者皆反求诸己"，这才是预防癌症的关键。

（六）防癌的正确方法

当代国学大师楼宇烈说："有两位英国医生写文章，认为现在对癌症的治疗存在两大弊端：过早地诊断，过分地治疗。有的医学理论认为一定要把癌细胞消灭干净，不然癌细胞就可能转移。所以有些患者不是死于癌症，而是死于过分治疗。"这个观点我非常赞成。癌症并非不治之症，但要尽量避免对抗疗法。

一直以来，抗氧化剂被神化，各种养生、保健以及护肤美容产品都能看到它的身影，甚至还传出其具有抗癌的作用。不过近年来瑞典的一个团队研究发现，抗氧化剂维生素 E 不能乱吃，否则容易导致患癌风险升高。

有人听说某保健品能防癌抗癌，就拼命买来吃，却不知这些所谓的防癌或抗癌保健品，其实大多是炒作概念，没有真正的作用。

有人大量吃大蒜、洋葱，认为可以防癌。其实，大蒜、洋葱作为蔬菜，正常吃是没问题的，但不提倡带着抗癌防癌的目的大量吃。

世界癌症研究基金会和美国癌症研究所组织基于研究证据，提出过一些明确有效的防癌措施，主要有7条，可供参考。

（1）在避免体重过轻的前提下尽可能地减轻体重。

（2）限制饮用含糖饮料，限制食用能量密集型食物（尤其是含糖高、纤维素含量低或高脂肪的加工食品）。

（3）多吃各种蔬菜、水果、全谷物和豆类食品。

（4）少吃红肉（如牛肉、猪肉等），少吃加工肉制品。注意是少吃，不是让大家不吃。

（5）戒烟戒酒。

（6）控制盐分（钠）摄入。

（7）不要用补品防癌，它们根本起不到防癌抗癌的作用。

从中医角度来分析，防癌的根本在于扶助正气，正气存内，则邪不可干。以上所谈的7条措施，多与饮食有关。其实，这还远远不够，除调节饮食外，还要慎起居、避风寒、适当运动，并保持积极、快乐、向上的情绪和心理。

从深层次来说，癌症根本就是心病。虽然肿瘤长在身体上，但其本却在心。心失其和，心神不正，导致五脏六腑失衡，气血失畅，痰浊、水饮、瘀血、火毒等积滞，聚而为肿瘤。

所以说，防癌关键在于调心。心在志为喜，心含君火。让心保持快乐的状态，才能使心神和畅，君火以明，则诸邪莫侵，癌症可防。

八、预防肿瘤方

（一）气血瘀滞方

此方可通经活络，逐瘀化块，用于一切内脏气血瘀滞。特别适合于现代人多食油腻肥甘所致血瘀血滞痰浊诸证。

炮山甲 10 克，三七 10 克，鸡内金 20 克。共研成极细末，每次 6 克，每日 2 次，用温水冲服。

（二）通畅气血方

用于左不升、右不降诸病，可补气、活血、化瘀、上下左右通经逐络。久病必有瘀，怪病必有瘀。凡慢性病舌紫苔薄、脉涩滞者，均可用此方。凡有肿瘤、头痛、失眠、心脏病、慢性咽炎、鼻炎、气管炎、哮喘、虚劳、皮肤顽症如牛皮癣、白癜风、湿疹、过敏性疾病、妇科病、男子性功能障碍、精少不育等病证，具有气血瘀滞指征者，均可用此方为基本方。尤其是慢性病患者，服此方简便，可守方常服。此方上下左右疏通周身气血，可以有效地帮助促进气机流通，治疗各种杂病，可作为治疗方及收尾方。另外，无病之人，如果平时锻炼不足，或经常坐办公室，则应长服此方，可运动气血，代替锻炼。我用此方略加味治疗老年心脏病，见心力不足、上楼喘促者，效果极好。甚至八十余岁的心脏病患者，服此方数年而心脏大为好转。此方为血府逐瘀汤的加味方。

当归、川芎、桃仁、红花、枳壳、川牛膝、赤芍、柴胡、桔梗、生甘草、三七各 10 克，生黄芪 30 克，生地 20 克。水煎服，每日 1 剂。

（三）化块方

此方为民国时期名医张锡纯的理冲汤，主治子宫肌瘤，月经不行，室女月闭血枯，男子劳瘵，一切脏腑症瘕、积聚、气郁、脾弱、满闷、痞胀，不能饮食等。有胃癌患者长服此方，配合李可培元固本散，效果明显，体力增加，面色改善。

生黄芪 15 克，党参 6 克，白术 6 克，山药 15 克，天花粉 12 克，知母 12 克，三棱 10 克，莪术 10 克，鸡内金 10 克。加水 600 毫升，煎至将成，加食醋少许，煮沸即可。

（四）五子散

平时过食油腻酒肉，如果没有充分运化掉，积滞在肠胃周身，在中医看来，即为痰浊。特别是逢年过节，一肚子油腻也需要清理一下才好。

白芥子、苏子、莱菔子、柏子仁、杏仁各 100 克。上药混合，略炒香，共研成极细末，每次 10 克，每日 2 次，用温水冲服。

此方有化痰攻块、降浊通下的功效。常服之，不仅有助于健康，且对高血压、高血脂、心血管疾病患者亦极有好处。

按天地自然之理，诸子得金气而皆降，诸根得木气而皆升。白芥子、苏子、柏子仁、莱菔子、杏仁五子皆偏于降，但所降部位有所不同。白芥子行于皮里膜外，苏子与杏仁降肺气，莱菔子与柏子仁降大肠。合用则表里皆至，清痰降浊，排瘀通滞，故有养生的功效。中年以上凡大便不畅者尤可常服。

谚语有云："欲得长生，肠中常清；欲得不死，肠中无滓。"大肠得木气之疏泄及金气之敛降，而后饮食浊毒得以排出体外。若木失疏泄，金失其降，则肠中燥屎不得泄出，郁而成毒，化热化火，灼伤阴津，上闭神窍，内风妄动，则半身不遂矣。故养生之法，要在通便。

（五）食疗方

方一：每天早晨用薏苡仁 60 克做粥常服，可以化块，健脾利湿。

方二：血虚患者，面色往往苍白、精神不振，可以用红糖、花生、赤小豆、大枣，做粥常服。

方三：放（化）疗后血细胞不足，体力极差，要大补血气，用羊奶 1 千克，煮开常服，配合用方二。

方四：肝癌患者往往木火偏旺，可用乌梅固本汤。乌梅 10 克，黑豆、黄豆、绿豆各 30 克，冰糖 30 克，杏仁 10 克。水煎服，每日 1 剂，或多煮汤代水饮。

第二章　预防癌症相关文章

一、《哪种人不容易患癌症？》

当前癌症高发，癌症已经成为当今医学界面临的一大难题。许多癌症目前还没有针对性的治疗措施，且癌症会导致患者痛苦，严重损害患者的生活质量。

面对癌症，我们应该怎么办？现代医学重视患癌之后的治疗，往往在癌症早期采用手术切除，而晚期只能通过多种方式来控制癌细胞的发展，以最大程度延长患者的寿命。

预防癌症远比治疗更有意义。预防癌症是我们每个人的追求。在现实生活中，总有些人可以长寿百岁而不患癌症。我们不妨分析一下，哪种人不容易患癌症呢？以下分析 4 种不容易患癌症的人的特点。

（一）坚持运动的人

现代研究发现，癌症的出现多与细胞的癌变有关，在身体免疫功能下降时癌细胞就会"大举入侵"，引起癌症。而运动可提高机体免疫功能，在一定程度上可预防癌症。

我建议，平时无论多忙，一定要抽出时间进行运动。运动的种类很多，可以选择自己喜欢的运动方式。比如我喜欢跑步，跑步让我感觉很舒服，跑步后神清气爽、精神旺盛、精力充沛、食欲大开。当然，绝不只限于跑步，任何运动方式都可以，只要运动后感觉正气健旺、感觉舒服即可坚持。我鼓励进行任何形式的运动，特别是人到中年，工作、生活压力增大，更离不开运动。

我们可以发现，坚持运动的人往往不容易患癌症。从中医角度来分析，运动可以生发阳气，宣通阳气，阳气健旺，则阴浊自散。而且坚持运动的人往往心情舒畅，面对压力或困难时能保持积极的心态，这有助于预防癌症。

（二）重视调理饮食的人

"病从口入"，指的是饮食不节容易导致疾病。现代不少慢性病多与饮食不节有关，如糖尿病、心脏病、中风、高血压、癌症等。

饮食影响健康，若平时经常进食对健康不利的食物，如油炸、烧烤、腌制食品等，则会增加患癌的风险。

饮食不均衡也是诱发癌症的重要原因之一。若常常大鱼大肉，少吃蔬菜，会导致患肠癌的风险增高。若过度挑食则会导致气血不足，正气虚弱，而正虚是患癌症的根本因素。

预防癌症，需要做到健康饮食。建议选择清淡食物，忌过食肥甘厚味，更要忌食煎炸、烧烤、油腻、黏滑、生冷（多数寒凉水果、冰激凌、刚从冰箱取出的食物饮料等）之物及牛奶、辣椒等，这样才能保持身体健康。

预防癌症，我主张素食。素食能让人身心和谐，若能与运动相结合，将能起到较好的预防癌症的效果。

（三）性格开朗活泼的人

患癌症的人往往存在一些特定的性格，具体表现如下。

（1）性格内向，表面上逆来顺受、毫无怨言，内心却怨气冲天、痛苦挣扎，有精神创伤史。

（2）情绪抑郁，好生闷气，但不爱宣泄；生活中一件极小的事便可使其焦虑不安，心情总处于紧张状态。

（3）表面上处处以牺牲自己来为别人打算，内心却又极不情愿。

（4）遇到困难，开始不尽力去克服，拖到最后又要做困兽之斗。

（5）害怕竞争，逃避现实，企图以姑息的方法来达到虚假的心理平衡等。

现代研究亦发现，良好的心理素质不仅能有效预防癌症，还有利于治疗，而孤寂、愤怒、悲哀、绝望等负面情绪则可损害人的免疫系统，诱发癌症。

所以说，心态很重要，良好的心态对身体健康会形成好的帮助。为了预防癌症，我们一定要形成一种积极向上、乐观开朗的性格，尽量避免形成癌症性格。

（四）心正的人

心为君主之官，为五脏六腑之大主，心正则五脏六腑皆归于平衡。心正的人脏腑和谐，自然少生病或不生病。

心正的人往往愿意在生活、工作中感恩，因为感恩，所以没有烦恼，也没有怨恨、不满、忧虑、抑郁等负面情绪和心理。

心正的人往往善良，善良是一团阳气，让人心气和畅，百脉通调，从而不容易生病。善良是一种美德，其德上配天地，当然能得天地的庇佑。

心正的人往往保持着一团和气，其心正，其行也正，平时不忧虑、不悲恐，遇事不顺，先内求己心。他们热爱生活、热爱生命，所以能保持着健康的状态。

癌症并非绝症，患癌症后也有治愈的可能。但是与其患癌症后积极治疗，不如积极预防癌症的发生。我相信，若能成为以上4种人，癌症一定会远离我们。

二、《癌症的预防》

来自英国权威机构的研究显示，有 42％的癌症都是可以通过改变环境和生活方式来预防的。从中医角度来看，所谓癌症，其病机是本虚标实。只要正气不虚，那么癌症是完全可以预防的。

生活中，有很多细节都可以帮助我们预防癌症的发生。

（一）保持心情舒畅，改善癌症性格

保持心情舒畅，改善癌症性格，这一点对预防癌症非常重要。心属神，为五脏六腑之主，心情舒畅了，五脏六腑就会安和，身体就不容易生病。

现代研究发现：癌症好发于一些受到挫折后，长期处于精神压抑、焦虑、沮丧、苦闷、恐惧、悲哀等情绪的人。预防癌症，人一定要性格开朗，活泼起来。要学会清理调畅自己的情绪。心胸要开阔豁达，对不良精神刺激要善于解脱，这样才能使人尽快从不良情绪的阴影中走出，增强抵御癌魔侵袭的能力。情绪差时多做深呼吸，或到空旷的地方大喊几声，或向亲友甚至心理咨询师倾诉；学会慢生活，不要成为工作狂。

保持积极、乐观、向上、健康的心态和淡泊、宽容、善良的修养永远都是最重要的。预防癌症请从心开始。

（二）坚持运动

运动是生命之源。运动可以生阳，阳气宣通，百脉和畅，诸病不生。坚持运动可以让我们健康起来。

不必给自己定多大的目标，只要每天坚持运动即可。可以选择自己感兴

趣的运动项目，开始时不要强度太大，以运动后身体不疲惫、精神好、睡眠好、食欲好为度。之后随着体力的增加逐渐增强运动强度。

运动不但能让人健康，亦能让人充满朝气和活力。喜欢运动的人往往是心情开朗、热爱生活的人。而且运动能让人快乐，快乐会带来健康，健康又会让人更喜欢运动，这样就能形成良性循环。

我主张多做一些自由的运动，比如散步就是一项不错的运动。不建议做太多的对抗性运动，那样容易受伤，反而起不到效果。

（三）睡眠充足

有研究表明，睡眠长期少于 7 个小时的女性，患乳腺癌的概率会比睡眠充足的女性高 47%。西医认为，身体处于睡眠状态时可以分泌褪黑素，能有效减慢女性雌激素的产生，从而抑制乳腺癌的发生。

人每天应在晚上 11 点前入眠。晚上 11 点至凌晨 1 点是胆经主时，子时一阳始生。若在子时前进入睡眠状态，则有助于一阳温生。长期熬夜会耗损气血，紊乱阴阳，导致脏腑失衡。

癌症患者若想康复，亦需按时入眠。睡觉是最好的补药，是阳气大归根，是复命。任何大病若要康复，都必须保持按时、充足的睡眠。

（四）调节饮食

日常饮食尽量清淡。俗话说，粗茶淡饭最养人。不要经常吃辛辣刺激的食物，虽有益于胃口，但易扰动相火，对健康无益。

根据现代研究，以下几种食物有益于抗癌。

西红柿能降低罹患胃癌、卵巢癌、胰腺癌和前列腺癌的风险；浆果有抗癌作用；草莓、黑莓和蓝莓可以防止细胞受到损害；十字花科蔬菜如花椰菜、甘蓝、卷心菜可以降低患直肠癌、肺癌和胃癌的风险；粗粮能够促进肠道蠕动，预防结肠癌和乳腺癌；新鲜蔬菜特别是深色叶菜及胡萝卜有抗癌的功效。

以下几种食物要少吃。

（1）烧焦的食物及烧烤，含过多添加剂或农药残留的食物，腌、熏、炸类食物。这类食物易使人患口腔癌、喉癌、食道癌、胃癌、胰腺癌等消化道癌症及鼻咽癌。

（2）红肉，包括猪、牛、羊肉等。研究显示每天食用热狗和猪、牛、羊肉及其肉制品的人，患结肠癌和肾癌的概率更高。

（3）酒。过量饮酒会增加患乳腺癌、结肠癌、食道癌、口腔癌和咽喉癌的风险。

（4）脂肪含量高的食品。过食高脂肪食物不仅容易患心脑血管疾病，而且容易患上多种癌症。

另外，不必食用营养补充剂，营养补充剂对预防癌症并无帮助。不要食用过热的食物，否则会烫伤食道和口腔的黏膜，久则易致黏膜坏死，诱发食道癌和口腔癌。

从中医角度来分析，癌症是阴证，温阳可化阴，因此经常吃些温性食物有助于阳气宣通。阳旺则能化气，使阴浊不能成形。

（五）戒烟

美国有专家评估各种因素的致癌程度，吸烟致癌的危险性最高，为9.5分。80％的肺癌是由吸烟引起的，吸烟还与口腔癌、咽癌、喉癌、胰腺癌、食道癌、子宫癌、膀胱癌的发生有密切的关系。我国肺癌的发病率逐年攀升，已超过胃癌成为发病第一位的恶性肿瘤，而吸烟是罪魁祸首。

香烟内含有的物质对身体有百害而无一利。因此，为了预防肺癌，一定要戒烟！

（六）减肥

肥胖是一个特别重要的与生活方式有关的因素。有研究证实，脂肪过多会增加患多种癌症的危险性，腰围每增加一英寸，患癌症的风险就增加 8 倍，包括结肠癌、乳腺癌、肾癌在内的 6 种癌症，都已被证实与肥胖有关。

以上 6 条预防措施，前三条侧重扶正，后三条则不伤正，不伤正亦是扶正。

三、《关于预防癌症的 4 个基本观念》

癌症的预防远比治疗更重要。那么癌症当如何预防呢？我认为，先要把观念搞清楚，然后才能去预防。

（一）癌症是可以预防的

不管是从中医还是西医角度来看，癌症都是可以预防的。

世界卫生组织提出，1/3 的癌症完全可以预防，1/3 的癌症可以通过早期发现得到根治，1/3 的癌症可以运用现有的医疗措施延长生命、减轻痛苦、改善生活质量。有专家提出，可通过三级预防来进行癌症的防控：一级预防是病因预防，减少外界不良因素的损害；二级预防是早期发现，早期诊断，早期治疗；三级预防是改善生活质量，延长生存时间。

国际先进经验表明，采取积极预防（如健康教育、戒烟限酒、早期筛查等）、规范治疗等措施，对降低癌症的发病率和死亡率具有显著的效果。我国实施癌症综合防治策略较早的一些地区，癌症发病率和死亡率均已呈现下降趋势。

改变不健康的生活方式可以预防癌症的发生。吸烟、肥胖、缺少运动、不合理膳食习惯、酗酒、压力大、心理紧张等都是癌症发生的危险因素。戒烟限酒、平衡膳食、适量运动、心情舒畅均可以有效降低癌症的发生。

从中医角度来分析，正气的旺衰是预防癌症的关键。正气旺盛，则邪气不能侵袭，而一旦正气虚惫，正不能胜邪，则邪气容易干扰人体，导致癌症。所以说，预防癌症关键在于养正。按专家论述的三级预防来看，每一级预防都需要养正。不管是戒烟限酒，还是预防肥胖、调节饮食、缓解压力、调畅情绪，都离不开养正。

明白这个道理，我们就知道应该如何预防癌症了。简单来说，凡是伤正的心理、情绪、行为，都容易导致癌症；相反，凡是促使正气健旺的心理、情绪、行为，都有益于预防癌症。把握住"正气为本"这个原则，不但可以预防癌症，亦可以预防所有疾病。

（二）预防癌症应选中医

癌症是大病，也是重病，死亡率很高，严重危害大众的健康。因此预防癌症，要有积极的应对措施。我主张用中医来预防癌症，理由有以下几个方面。

第一，中医懂得生命的全体。生命是一个整体，局部不是生命的全体，局部叠加也不是完整的生命。面对疾病，中医眼中是生病的活着的人。

第二，中医知道天地人合一理念。人禀天地之气而生，人的健康亦与天地相关。养生，就要顺应天地自然规律，这样才能得到天地的帮助，人体才能健康。若不懂天地规律，就可能违反规律，从而使健康受损。

第三，中医重视"治未病"，有一套完整的理论体系。《黄帝内经》的首篇名为《上古天真论》，即谈如何养生的理论与方法，说明《黄帝内经》非常重视疾病的预防，而不仅仅是治疗。

第四，中医重视养正。正气存内，邪不可干，养正是预防癌症的正确方法。

（三）改变不健康的生活方式可以预防癌症

导致癌症的原因很多，其中多数原因源于长期以来错误的生活方式，如熬夜、酗酒、吸烟、心理不平衡、情绪不安、运动太少、压力太大等。若能改变这些不健康的生活方式，可以很大程度上预防癌症的发生。

从中医角度来分析，我们讲"养生"，这个"生"既是生命，也是生机，还可理解成生活。在平平淡淡的生活中养生，是养生的至高境界。若今天不养生，明天不养生，那么今天正气受损，明天正气再受损，积少成多，正气越来越虚，就容易患病。

在生活的方方面面养生，看上去很简单，其实非常不容易。比如工作有压力，要能自我舒缓；饮食上忌暴饮暴食，需管住自己的嘴；晚上出去放松一下，但熬夜必然会伤正……我们一定要深刻地明白一个道理：生活中的点点滴滴都需要养生，若这里放松一点，那里不在乎一点，长年累月就可能导致疾病的发生。

癌症不是一天两天形成的，之所以能成为大病重病，必然是因为正气渐损渐虚，积累日久才会出现邪实留滞，形成肿瘤。平时每个小小的疏忽或不在意，都可能是最终形成癌症的一个因素。

预防癌症，就从今天开始，了解生活中所有伤损正气的生活方式，并严格自律，才可能真正预防癌症。如果自己都不在乎健康，那么别人怎么能帮得上忙呢?

（四）正信正念最能预防癌症

预防癌症，除了改变错误的生活方式，还需要正心。

人之所贵，在于能控制自己的心神，不为诸多诱惑所动，使之趋于向善向道。若心神被形骸所役使而色欲炽盛，或意识被名利所牵缠而神魂颠倒，则人的正气必将日损。心神不正则脏腑必受其累，且正损而邪进。可以这样说，癌症从本质上来说其实是心病。

由此说，正心是预防癌症的关键。正心的方法可以是学习中国传统文化，行善积德，尽量让自己快乐起来，并多感恩、慈悲、爱、宽恕，让生活充满正能量，让日子积极向上，且一定要远离负面情绪和心理。

我在临床上观察到，那些虽然患癌症，但性格开朗、生活积极、充满乐观情绪的人往往容易康复，而恐惧、悲观或有怨、恨、恼、怒、烦等情绪的人则容易病情恶化。可以说，治疗癌症的关键不在于选择何种医疗手段，而在于改善患者的心理和情绪。

正心，一定要向内求。内求己心不但可以治病养生，更能找到幸福和快乐。因为内求可以安心，心安则脏腑皆安。万病皆由心造，治心才是治本。舍心外求，往往越求越失望，越求越痛苦。不管大病小病，先安定自心，保持乐观积极向上的心态，才是治愈疾病的保证。

国医大师邓铁涛说："养生必先养心，养心必先养德。"德者，本也。健康与生命依赖德行来支撑，德高心正，自然脏腑和谐，百病易康复。反之，若道德败坏，心术不正，其脏腑亦失正，气血失和，诸病丛生。

预防癌症，当修德正心。若完全依赖医生，则外本内末，病必难愈。

四、《预防癌症的 5 个方法》

癌症的治疗很困难，关键在于预防。在生活中有哪些可以预防癌症的方法呢？正气存内，邪不可干，只有扶正才是预防癌症的根本方法。以下从 5 个方面来分析。

（一）保持健康体重

将体重维持在正常的范围内，是预防癌症的措施之一。特别是成年之后，要保持体重不要波动过大，体重超标和很多癌症之间存在很大的关系。

从中医角度来分析，体重增加，即为阳虚。《黄帝内经》明言："阳化气，阴成形。"阳旺则化气，阴盛则成形。因此，凡是成形的、增大的、肿胀的都是阴盛；凡是气化的、缩小的、收紧的都是阳旺。

俗话说，十个胖子九个虚。其实人胖从根本上说是阳虚。阳虚则气化不利，痰湿、水饮、瘀血、热毒等容易积滞，聚而成块。事实上，肿瘤患者虽然局部有热郁，但体质往往多属阳虚。因此，我主张用艾灸来通阳化气，以改善肿瘤患者的体质，这是治本之法。

（二）积极运动

生命在于运动。要尽量减少坐着的机会，在日常养成少坐多动的好习惯。建议每周进行3次以上的运动，每次运动时间保持在半小时以上，当然要根据自己的体质选择，不要勉强自己。

从中医角度来分析，运动生阳。阳能气化，运动可加强气化，气化一旺，则体内代谢出来的痰浊、水饮、血瘀等产物即容易排出。相反，若气化减弱，则这些代谢产物容易积滞于体内。

有资料显示，跑马拉松的人很少长肿瘤，这或许是跑马拉松的人通过强有力的气化来完成排浊的表现。但我不建议做剧烈的运动，因为过度运动不但耗阴，亦损阳，容易阴阳两损，导致体质下降。

运动要有度。度的标准：运动后神清气爽、食欲好、脑力好。若运动后精神萎靡、食欲差、脑力差，即为运动过度了。过度运动无益于健康。

（三）调节饮食

在日常生活中要注意多吃一些新鲜的蔬菜和粗粮，减少精加工食物的摄入。现在不少年轻人长期食用外卖、快餐等食物，这对于身体健康而言是非常不利的。想要预防癌症的话，一定要拥有一个好的饮食习惯。

从中医角度来分析，食物都有偏性。人若生病，即为失偏，可通过饮食来调节人体的失偏。所以说，正确的饮食有益于健康。

应该如何饮食呢？可按《黄帝内经》的标准："五谷为养，五果为助，五畜为益，五菜为充。"今时有人推荐生酮饮食法，这是一个高脂、低碳水化合物和适当蛋白质的饮食方法，其与《黄帝内经》的观点不同。《黄帝内经》反映的是天地之道，是亘古不变的真理。不符合《黄帝内经》，即不符合天地之道，因此生酮饮食法是不可取的。

（四）正常作息

现在很多人的生活状态都是白天不醒、晚上不睡，这其实是在透支身体，会导致体内的器官无法得到足够的休息，使免疫力大大下降。短期内可能不会看到什么变化，但是长此以往，会导致患癌症的风险大大增加。

从中医角度来分析，人禀天地之气而生，人的生活就要顺应天地规律。早晨太阳出来了，人就要起床，让阳气生发起来；晚上太阳落山了，人就要睡觉，让阳气闭藏起来。若能这样做，人就能得天地之助，必然健康。

相反，若违反自然规律，该睡觉时不睡觉，该起床时不起床，人气就会与天地之气相反。这样人就不得天地之助，容易生病。若患病也不容易康复。

《黄帝内经》反复强调："顺天地则生，逆之则死。"预防癌症，就一定要顺应天地。预防疾病或大病康复也是如此，都要顺应天地规律，得天地之助，远胜过服药打针。

（五）积极养心

人人都有怒、喜、悲、恐等情绪，但这些情绪太过则会影响健康。若情绪安和，不过激，则健康状况也会好。若情绪差，心中有太多怨、恨、恼、怒、烦等负面情绪，就会影响健康。

从中医角度来分析，心为五脏六腑之大主。心和则五脏六腑安和，心不和则五脏六腑皆不和。为了健康一定要让心安和。

安心的法门有三个：一是感恩，会感恩的人往往心地善良，善养心，其心气自然安和。二是反省，反省即内求，内求能使人安心；相反，若外求则往往心中不安。三是忏悔，忏悔后才能改过，这是向道而行。忏悔不但能预防疾病，更能治疗疾病，因为忏悔能让人心安而和。

五、《如何远离癌症？》

人人都害怕罹患癌症，但当前癌症的发病率越来越高，我国平均每分钟就有7人确诊癌症。为什么癌症的发病率这么高？如何远离癌症？

病由自家生。任何疾病的产生都和自身有着非常密切的关系，是潜移默化的不良的生活习惯在作祟，癌症亦是如此。分析癌症高发的原因，当有以下几点。

第一，饮食不节。很多癌症是吃出来的。比如长期进食腌制和烟熏的食物，容易诱发食道癌和胃癌；长期吃过烫的食物，容易发生食道癌；长期进食油炸食物，容易诱发结直肠癌；过多摄入高脂肪食物，会增加结直肠癌的发病率；长期吃一些垃圾食品，容易导致各种消化道癌症。

目前我国一些消化道癌症高发，与饮食不节有着必然的联系。日积月累，病从口入，为了预防癌症，一定要管住自己的嘴。

媒体上经常鼓吹多吃某些食物可以防癌抗癌，事实上，别指望靠某种特定食物来防癌抗癌，即使能从它们中提取出抗癌的有效成分，也并不代表天天吃它们就能吃到足够的剂量。

我的观点是，多吃素食，尽量清淡饮食，平时常吃葱、姜、蒜，少吃肥甘厚腻之物，这样的饮食才能预防癌症。

第二，酗酒。长期酗酒容易诱发胃癌、肝癌及胰腺癌。可以说酗酒是导致癌症的一个关键因素。中国的白酒销量年年增高，这是一个很大的问题，需引起高度重视。预防癌症，一定要少饮酒，最好能戒酒。

第三，吸烟。与酗酒一样，吸烟也是诱发癌症的主要因素。不管你吸的烟是"低焦油"还是"含草药"，吸入的烟雾对全身器官的恶劣影响一点都不会减少，由吸烟导致患病概率增加的癌症包括喉癌、胃癌、口腔癌、肺癌、肾癌、胰腺癌、宫颈癌、胆囊癌、结直肠癌……不胜枚举。预防癌症，必须马上戒烟，这既是为了自己能健康，也是为了家人不患癌症。

第四，缺乏运动。不爱运动的人不仅容易肥胖，而且随着年龄的增长，患癌症的风险也会更高。有研究发现，肥胖容易导致多种癌症。美国西雅图佛瑞德·哈钦森癌症研究中心的报告证实，适度运动可以降低雌激素的水平，从而降低患乳腺癌的风险。另有研究指出，每周4小时的散步或徒步旅行能将患胰腺癌的风险减半。

还有研究表明，如果一周健步走7小时，分日进行，可以将冠心病、心脏病的发病率降低30%，胰腺癌患癌风险降低50%。如果患癌，经常行走的人癌症恶化程度比不运动的人低57%。

要想离癌症更远，平时一定要坚持运动。可以选择自己喜欢的运动形式，每周三四次，每次半小时至1小时，以运动后全身汗出、精神旺盛、精力充沛、食欲大开为度。

第五，癌症性格。癌症性格虽然不会直接导致癌症，但绝对是导致癌症的关键因素，而且还会增加已有癌症的转移风险。另外，精神压力越大越容易诱发癌症。我们要为自己的健康努力，一定要远离癌症性格，而且一定要缓解平时生活和工作中的压力。虽然说"本性难移"，但绝非意味着性格不能改变。只要增强自信，加强身心修养，就可以逐渐心情舒畅，胸怀宽广起来。

此外，还有空气污染、遗传因素、环境因素等，都会增加患癌的概率。我认为，先做好自己，这非常重要。癌症不是一下子就形成的，之所以出现癌症，更多的是因为后天不健康的生活习惯。因此，为了远离癌症，一定要远离这些不健康的生活习惯。

六、《如何防止肿瘤术后放（化）疗后复发？》

肿瘤的康复，需要哪些条件？是依赖医生，还是患者内求己心？

有人已经采取手术切除肿瘤并做过放（化）疗，仍担心复发，问我如何防止肿瘤术后放（化）疗后复发。

我回答：之所以肿瘤不复发，是因为正气健旺，正能胜邪，则邪不可干。因此，防止肿瘤复发的根本保证是调养正气，而不是反复做手术和放（化）疗。

为什么肿瘤在术后或放（化）疗后容易复发，根本原因是正气伤了。而正气与养生很有关系。

如何养生以防止肿瘤复发呢？

第一，树立正信正念，远离怨、恨、恼、怒、烦、忧、愁、悲、恐等负面情绪，保持心情舒畅，这是关键。

第二，调节饮食，以清淡为好，勿过饮、过食，建议素食，不要担心营养不够。我们讲究营养，是为了健康；而之所以素食，也是为了健康。

第三，顺应四时节气以养生。保持睡觉、吃饭、运动等皆当合乎《黄帝内经·素问》的《四时调神大论》篇所要求的原则："春夏养阳，秋冬养阴。"

若有人再问我，肿瘤能不能治愈？我会回答：若能做到以上三条，一定能治愈！

七、《养正是预防乳腺癌的关键》

为了预防乳腺癌，要经常做乳房 X 射线检查吗？

北美放射学会在 2018 年年会上公布的一项研究报告指出，有乳腺癌家族史的女性应该从 30 岁开始接受乳房 X 射线检查，而不是 50 岁。研究者发现 30 多岁的高风险女性和 40 多岁的普通风险女性患乳腺癌的概率相当。

但另有专家表示，X 射线是"双刃剑"，虽然有助于发现乳腺癌，但也会对人体造成医源性伤害，对造血干细胞、生殖细胞等影响尤大。频繁接触 X 射线，会引起细胞基因变异，增加癌变或不育的风险。据医学界测算，健康妇女接受一次 X 射线检查，每只乳房至少吸收 10 毫希沃特的放射线，这意味着患乳腺癌的概率将提高 1%。

从中医角度来分析，预防乳腺癌的关键不在于频繁检查，而是好好养生，扶助正气。养正才是预防乳腺癌的关键，养正是预防所有疾病的关键。

治疗的目的是康复，康复依赖于人体的正气。因此，不管是检查还是治疗，都要以不伤正为原则。若早检查、早治疗会伤正，那就不要早检查，不要早治疗；若感觉一切安好，那就保持安好的状态，好好享受生活，不必忧心忡忡。

总结为一句话，检查不如养生更重要。预防癌症，我们要重视养生，坚持养生。用养生来代替检查，这才是最高明的癌症预防方法。

八、《防治乳腺癌，疏肝解郁是关键》

乳腺癌是女性最常见的恶性肿瘤之一，患病率占所有癌症的 10.4%，仅次于肺癌，是中年女性死亡的主要原因之一。据统计，全世界平均每年新增 130 万名乳腺癌患者。在我国，乳腺癌是威胁女性健康的主要疾病，且近年来乳腺癌发病率呈上升趋势，在女性恶性肿瘤中所占比例逐年上升，严重影响女性的身心健康。目前，西医对乳腺癌的治疗无非是手术和放（化）疗，在预防上还没有特效方案。

（一）乳腺癌的病因

有西医专家认为，家族史、生育太迟（大于35岁）、月经来潮早闭经晚、不哺乳，均是乳腺癌的明确高危因素，肥胖、饮酒也被认为是乳腺癌发生的直接因素。这完全忽视了心理因素，殊不知抑郁、焦虑等不良情绪才是导致乳腺癌的罪魁祸首。

中医重视情志因素对健康的影响。对于乳腺癌来说，情志因素尤为要紧。"乳房为阳明所经，乳头为厥阴所属"，说明乳房为肝胃经络所属，与肝的疏泄功能密切相关。

《外科正宗》讲："忧郁伤肝，思虑伤脾，积想在心，所愿不得者，致经络痞涩，聚积成核。"肝为刚脏，主疏泄，调畅气机。七情失调，郁怒伤肝，则肝失疏泄，气机郁滞。气能行血，气能行津，气机郁滞会导致血行不畅，气血失和，脏腑失调，进而瘀血形成。气机郁滞还会导致气滞津停为痰。若瘀滞之气超出身体生理调节范围，则病理的气滞、瘀血、痰浊相互搏结，滞塞于乳络，日久蕴毒，变成肿瘤。

所以说，情志不调是乳腺癌发生的内在病因，肝失疏泄则是乳腺癌的主要病机。乳腺癌的发生及其机理离不开一个"郁"字，在病因上为情志抑郁，忧思恼怒；在病变机理上则为肝气郁结，气火内盛。因此，治疗乳腺癌当从肝郁出发，以疏肝解郁为主要治法，兼顾瘀血、痰湿和火毒，多应用当归、半夏、陈皮、香附、栀子等具有疏肝理气功效的中药。

（二）如何预防乳腺癌

西医专家建议，要预防乳腺癌，女性应改变不良的生活方式。首先要管住口，禁烟酒，控制高脂、高糖食物的摄入，避免热量过剩而造成肥胖，从而降低患乳腺癌的风险。其次要避免滥用雌激素与孕激素，更年期雌激素替代治疗要在专科医师的指导下进行。此外，还应适时婚育，鼓励母乳喂养；避免不必要的放射线照射等。

以上这些是预防乳腺癌的必要方法，然而关键还是要调畅情志。肝郁贯穿于乳腺癌病情发展的始终，因此要对肝郁引起高度的重视。

肝郁多表现为情志不舒，或抑郁、或焦虑、或沮丧，这些负面情绪会导致气机郁滞。有研究发现，情绪与乳腺癌的生存率相关，抑郁症状出现得越少，乳腺癌患者的生存率就越高。若能采取必要的干预措施，减轻抑郁、焦虑等不良情绪，则有助于减轻乳腺癌患者的症状，改善其生活质量。

因此，不管是预防还是治疗乳腺癌，都要保持心情舒畅、精神愉快，远离负面情绪和心理，使肝气正常疏泄，气血和畅条达，不但可以有效地阻断或延缓乳腺癌的发生，亦有助于促进乳腺癌患者早日康复。

当然，情志调摄的同时亦要加强运动，注意劳逸结合，合理饮食，有助于防患于未然。平时多学习和实践中国传统文化，培养正信正念，养得一身浩然正气，则诸邪不侵。

乳腺癌不可怕，越是放松心情，越是不在乎它，它就越远离我们。

另外，有研究发现，多次人工流产者易患乳腺癌。孕妇人工流产，妊娠突然中止，体内激素水平突然下降，迫使刚刚发育的乳房停止生长，乳腺复原。这种复原容易造成乳腺肿块和发生疼痛，并可诱发乳腺癌。从中医角度来分析，人工流产伤肾、伤胞宫、伤精、伤气血，容易导致阳明经气血失调，痰浊、水饮、瘀毒等留滞，阻塞于乳房处，最终形成肿瘤。

九、《预防肝癌应该怎么做？》

肝癌是大病，死亡率很高，因此预防非常重要。以下列出 8 种方法，希望我们每个人都能努力做到。

（1）尽量避免食用各种腌制、精制加工的食物。从中医角度来分析，新鲜食物所含的五行之气纯正，最利于人的健康。而腌制的食物偏于肾而耗损肾精；精制加工的食物会损害食物的五行之气，导致食物出现偏性。如我自己平时只吃新鲜且新加工的食物，所有深加工的食物都不吃，而且我只吃素食。我自己的体会是，吃素食能让我的身体更健康、更有活力、更有耐力，可以持续工作而不感觉疲惫。

（2）发霉和腐烂的食物请立即扔掉，绝不可吃。霉变其实是腐烂，腐烂应于肾。腐烂即成毒，若误食此类食物最损肾精。且误食腐烂食物后，人体会努力去排毒，这个过程会导致剧烈的腹泻。

日常生活中，我们往往舍不得丢弃已经腐烂一点点的水果，而是选择把腐烂处切掉，继续食用剩下的部分。事实上，水果是一个整体，一处腐烂意味着整个水果都已处于腐烂的状态，最好丢掉不吃。

（3）拒绝饮酒。如果饮酒，务必适量，喝得越多，危害越大。酒性辛温，有通阳之功，但过饮即耗阳，兼能扰动君火，导致心不主神。过饮的危害甚大，养生者一定要注意。

（4）拒绝熬夜，早睡早起。熬夜最伤肝。肝主藏血，熬夜则肝不能藏血，会导致第二天精神不振，精力与体力下降，这些都是肝血被耗的表现。熬夜伤损五脏六腑，一次熬夜会让健康迅速受损。为了健康，应坚决不熬夜。

（5）少吃油，少吃盐。清淡少盐的饮食更有利于肝脏健康，可以降低脂肪肝的患病概率，从而降低肝癌的发病率。脾主运化，肝主疏泄。食物要变成人体所需的营养，需要肝与脾协调工作。现代人运动太少，并不需要过多的营养。而油腻的食物会加重肝脾的负担，导致运化功能和疏泄功能下降。"粗茶淡饭最养人"，说的是粗茶淡饭少油少盐，虽然滋味差些，但能让肝脾功能正常，有益于健康。盐入肾，吃盐过多，会耗损肾精。肾为先天之本，为肝木之基，肾损则肝木失养，进而百病丛生。

（6）做自己喜欢做的事情，想美好的事物，拒绝生气。从中医角度来分析，快乐是大病的良药。快乐由心所生，快乐能让人心气和畅，心和则五脏六腑皆和。所以说，一切大病的康复，离不开快乐的心态。

（7）尽量不服任何西药，不食用保健品和营养品。我们都知道，药物的代谢会增加肝脏的负担。任何化学合成的药物都有极大的偏性，这个偏性虽然能治病，但亦能伤正。生病了何不首选中医，特别是针灸，没有药物的毒副作用，且疗效快捷。

健康源于正常饮食，而不是吃营养品和保健品。百岁老人不是靠吃营养品和保健品而健康长寿的。从根本来说，生命是一团阳气，气化健旺才能让生命更健康。营养只是物质，着重营养成分而忽视气化，与健康背道而驰。

（8）拒绝超重和肥胖，坚持运动。肥胖的根本原因是阳虚，阳虚则气化不利，会导致痰浊、水饮、湿浊、瘀血等凝滞，变生大病。肥胖会增加罹患许多大病的风险，尤其是癌症。因此，减肥是预防癌症的必要步骤。而运动可以宣畅阳气，阳气宣畅，百脉调和，气血调和，自然无病。

十、《防治癌症，要戒糖吗？》

不吃糖会饿死癌细胞吗？吃糖会导致癌症吗？试从中医角度来分析，糖与癌症是什么关系。

糖是甜的，也许日子很苦，吃点糖，让苦中有甜，谁不乐意呢？但是有人提出了戒糖法，认为不吃糖可以预防癌症。其理由是癌细胞很喜欢吃糖，而且不仅喜欢吃糖又特别会吃糖，吃了糖后癌细胞会迅速生长扩张。如果限制住糖源，那就相当于给癌细胞断了粮草，就可以饿死癌细胞。

（一）癌症患者不能吃糖吗

糖不但包括红糖、白砂糖、冰糖、水果糖等，也包括所有的碳水化合物如米、面、谷、芋头等，它们经消化之后会变成单糖。为了饿死癌细胞，意味着不能吃所有的碳水化合物，以免代谢出糖来，把癌细胞给"养肥"了。

这个方法真的可行吗？

从中医角度来分析，人之所以健康，源于"五谷为养，五果为助，五畜为益，五菜为充"。人只要能正常吃饭，就能从饮食中得到足够的精微物质，从而濡养五脏六腑和四肢百骸。人之所以生病，其实就是阴阳失偏，脏腑失衡，气血失畅，精神失正。人要健康，就要恢复阴阳、脏腑的平衡，保持气血通畅，精神安好。若能好好吃饭、好好睡觉、好好运动、心情舒畅，就一定会健康起来。

患了癌症，即为失偏、失衡、失畅、失正。要想恢复健康，就要好好从饮食、起居、运动、情绪等多个方面养生，使之恢复平衡。五脏六腑都需要恢复平衡，尤其是脾胃，因为脾胃为后天之本，气血生化之源。只有正常饮食，通过脾胃的运化吸收，人体才能获得气血，脏腑才可能得到濡养。

五谷得天地五行之全气，人吃五谷，最有益于恢复人身气血。气血健旺，正气充足，正能胜邪，则邪气自退。由此说，癌症患者要想恢复健康，就要以"五谷为养"。至于说五谷属于碳水化合物，会在体内被分解为单糖，导致癌细胞长大，这纯粹是无稽之谈。

五谷在人体内经过阳气的气化作用，会分解出糖原，糖原属于五谷的精微物质，能濡养五脏六腑和四肢百骸。若正常饮食，正常生活，自然能保持健康。但如果暴饮暴食，吃了太多的五谷，体内会堆积太多的糖原，就会消耗太多气血，甚至阻滞经络，导致疾病的发生。

也就是说，癌症患者完全可以吃五谷，而且一定要吃五谷，即使五谷会代谢出单糖，也不必担心。

若拘泥于不吃糖和所有碳水化合物，那么虽然可能会饿死癌细胞，但人的身体也垮了。因为这样会导致气血不足，出现头晕、乏力、嗜睡、免疫力下降和消瘦等症状。况且人失去了五谷之养，得不到天地五行的全气，就可能正气不足，反而容易让癌细胞快速繁殖。

（二）糖与肥胖，肥胖与癌症

糖是人体内供应能量的重要物质，目前还没有一个比较权威的研究表明吃糖会诱发癌症。

可以明确的是糖不会直接导致癌症，但是糖摄入过多，可能导致肥胖，而肥胖是很多癌症的风险因素。有研究认为，肥胖可导致人体内激素水平出现紊乱，从而引发癌症，如子宫内膜癌与雌激素水平有很大的关系，而肥胖容易导致女性雌激素分泌紊乱。在 18 种癌症中，与激素相关的有绝经后乳腺癌、卵巢癌、胰腺癌、胆囊癌、甲状腺癌等。可以这么表述：糖类摄入过多可能间接增加罹患癌症的风险。此外，一项针对 75 万名癌症患者进行的为期 12 年的前瞻性研究发现，对任何一种癌症而言，肥胖的癌症患者死亡率大于不肥胖的癌症患者。

从中医角度来分析，肥胖的根本原因就是阳虚。阳虚导致气化不利，体内代谢出来的痰浊、水饮不能顺利排出，留滞于皮下，形成脂肪，即为肥胖。所以说，不是肥胖导致了癌症，是阳虚导致了肥胖，同时也导致了癌症。阳虚是因，肥胖与癌症是果。吃糖不会导致阳虚，这才是问题的关键。

预防癌症，不在于吃不吃糖，而在于我们要了解糖会导致肥胖。只要体重正常，并且平时积极运动，每餐只吃七八分饱，那么我们离癌症会更远些。

总之，不吃糖饿死癌细胞的方法是行不通的。为了健康，我们一定要吃五谷，保持人体正气旺盛，则邪不可干。按中医的观点，正气是本，邪气是标，治病当求本。关于癌症的治疗与养生，都当以养正为标准。不符合这个标准即不符合天地之道。人禀天地之气而生，顺天地则生，逆之则死。

十一、《含糖饮料会增加癌症风险》

糖味甘，人人均喜欢，但过食甘味会增加患癌风险。从中医角度来分析，这是因为过甘既伤脾又伤肾。

有大量研究证实，含糖饮料会导致不少疾病。《NEJM》发表研究报告表示："含糖饮料确实会导致肥胖。"《Circulation》报道："每日喝两杯以上含糖饮料或会增加早死风险，尤其是女性。"《Science》提出："一项针对小鼠的研究表明，即使是适量的含糖饮料也会促进结肠癌的生长。"我们还能不能喝含糖饮料呢？

答案是不能！因为含糖饮料或与癌症风险增加有关。《The-BMJ》于2019年发表的一项研究报告显示，对10万人长达9年的随访研究证明，含糖饮料的摄入增加或与癌症风险增加之间存在关联。

法国的一个研究小组评估了含糖饮料、100％果汁、人工加糖饮料与整体癌症以及乳腺癌、前列腺癌、结肠癌、直肠癌风险之间的关系。他们调查了101257名健康的法国成年人（男性占21％、女性占79％），还进行了最长达9年的随访（2009～2018年）。研究发现，糖摄入会增加患癌的风险，且男性平均每天含糖饮料的摄入量高于女性（男性和女性分别为90.3毫升和74.6毫升）。分析结果显示，以每天摄入100毫升含糖饮料为例，总体的癌症风险增加18%，乳腺癌风险增加22%。当这组含糖饮料被分成果汁和其他含糖饮料时，两种饮料类型的摄入都与较高的整体癌症风险相关。研究没有发现含糖饮料与前列腺癌和结直肠癌的关联，可能是因为这几类癌症病例数较少。研究者认为，含糖饮料中含有的糖对内脏脂肪（存储在重要器官周围，如肝脏和胰腺）、血糖水平和炎症标记物的影响与癌症风险增加有关。而其他化合物如碳酸饮料中的添加剂也可能发挥一定的作用。

从中医角度来分析，所谓癌症，即在正气不足基础上的痰气、湿浊、水饮、瘀血、热毒等的积滞。也就是说，正虚是本，痰湿、水饮、瘀血、热毒等是标。凡是伤损正气的，都可能导致癌症。糖会伤正吗？我们来分析一下。

白砂糖是我们平常用得最多的调味品，也是含糖饮料里所用的糖。白砂糖是经过精加工提炼的，在生活中我们用白砂糖，主要作用就是调味。

古时就有白砂糖，称之为石蜜。《本草纲目》认为："凝结作饼块如石者为石蜜，轻白如霜者为糖霜，坚白如冰者为冰糖，皆一物而有精粗之异也。"其能"润心肺燥热，治嗽消痰，酒和中，助脾气，缓肝气"。白砂糖有偏性，当然也可作药用，有不错的治病效果。

但《本草经疏》亦言："石蜜，其味甘，其气寒，其用在脾，故主心腹热胀。甘寒能除热生津液，故止口干渴及咳嗽生痰也。多食亦能害脾，以其味大甘耳。"

白砂糖不可以多吃久吃，否则会影响健康。理由一是其味甘，甘虽能养脾，但过甘亦足以伤脾；二是其性寒，寒虽能除热，但过寒则伤损脾阳；三是土克水，过甘亦能伤肾。

脾为后天之本，气血生化之源，脾主运化升清，脾不可伤。甘味抑脾而导致运化功能下降，痰浊、水饮凝滞，易致肥胖；脾伤则痰湿、水饮、瘀血、热毒等留滞体内，聚而成块，即为肿瘤。肾为先天之本，藏五脏六腑之精，主骨，主封藏，其华在发，其色黑，肾伤则五脏精气不藏，成为大病之根，或骨关节疼痛，或肤色变黑，或头发脱落。

平时我们偶尔喝点含糖饮料，不必担心健康受损，但不建议多喝久喝，否则甘寒困脾，运化失司，即成大病之由。不仅会导致糖尿病、高血压、肾病、肥胖等，还会导致癌症。

推而广之，不但甘味不可多服，所有五味皆不可多吃。《黄帝内经》反复强调五味不可过极，如过酸伤筋、过苦伤气、过甘伤肉、过辛伤皮毛、过咸伤血；酸多伤脾，苦多伤肺，辛多伤肝，咸多伤心，甘多伤肾；"味过于酸，肝气以津，脾气乃绝；味过于咸，大骨气劳，短肌，心气抑；味过于辛，筋脉沮弛，精神乃央"。饮食健康，就是调和五味，让饮食尽量清淡些，胜过五味太过。

十二、《大葱、大蒜能防癌》

（一）大葱、大蒜能防癌的研究

来自《营养与癌症》的一份研究指出，富含洋葱和大蒜的日常饮食可降低乳腺癌风险。研究者 Gauri-Desai 来自美国纽约布法罗大学，是职业健康学与流行病学博士。他通过数据对比发现，位于加勒比海的波多黎各岛上的女性乳腺癌的患病率比美洲大陆其他国家和地区低。而该岛居民有一个明显的特点，他们的洋葱和大蒜人均消费量均高于欧洲和美国。

事实上，之前已经有不少研究证实了洋葱和大蒜对肺癌、前列腺癌、胃癌具有预防作用，这一机理很可能也适用于乳腺癌的预防。

布法罗大学与波多黎各大学合作开展了一项关于洋葱和大蒜与乳腺癌风险关系的研究，该研究在 2008 ～ 2014 年进行，研究对象共包含 314 名乳腺癌患者和 346 名对照受试者，她们均住在同一地区。调整年龄、教育程度、家族史、体重指数、吸烟等诸多因素后，洋葱和大蒜中等消费量的人群患乳腺癌风险是少吃或不吃洋葱和大蒜人群的 59%，而吃得很多的人患癌风险是少吃或不吃的人的 51%。另一项数据分析表明，每天吃一份 sofrito（小火炒制的洋葱、大蒜和番茄混合物，其中有很多洋葱和大蒜成分）的人患乳腺癌风险较不吃的人降低 67%。亦有研究表明，常吃大蒜的人得胃癌的风险会降低 60%。

由此可以看出，洋葱和大蒜在乳腺癌风险降低方面起到重要作用。

据报道，我国胃癌发病率最低的省份是山东。长江以北胃癌死亡率最低的 4 个县中，第一位是山东兰陵县，那里人均每年要吃掉 6 千克大蒜。

（二）大葱和大蒜能抗癌的机理

大葱和大蒜的抗癌功效已广为人知，但其具体机理是什么呢？

流行病学和环境健康学教授 Jo Freudenheim 介绍，洋葱和大蒜富含黄酮醇和有机硫化合物，特别是大蒜含有如硫烯丙基半胱氨酸、二烯丙基硫化物和二烯丙基二硫化物的化合物，而洋葱含有烷（烯）基半胱氨酸亚砜，这些化合物在人类和动物实验研究中均显示出抗癌特性。

从中医角度来分析，大葱和大蒜皆属辛温之物，辛则化阳，温亦通阳，辛温合气，阳气健旺，则能祛除阴浊。阴平阳秘，人体自然健康。

我自己体会，大葱、大蒜生吃最好。大葱可做成凉菜，大蒜可剁成蒜泥拌凉菜吃。大葱和大蒜皆有温中消食、行滞气、暖脾胃、消积、解毒、杀虫的功效。胃中阳气通畅则痰浊瘀邪不能积聚。若不喜其辛辣气味，亦可水煮或做菜吃，但不建议煎炸，以免增其燥性而动人火气，反而不利于健康。

有研究发现，经高温油炸的大葱和大蒜如蒜酥片、油葱酥或洋葱圈等，可能含有致癌物质——丙烯酰胺。食品中的氨基酸与还原性糖经超过 150℃ 的高温烹调，如油炸、烘焙、烧烤等均可生成丙烯酰胺，且随着温度的升高，丙烯酰胺的含量会增多。

十三、《关于营养与癌症》

为了维持人体的生命与健康，除了享受阳光与空气，我们还必须摄取食物。食物的成分主要有糖类、脂类、蛋白质、维生素、无机盐、水和纤维素七大类，通常被称为营养物质。临床上见到，不少癌症患者往往容易营养不良，那是不是就要拼命补充营养呢？

（一）营养属阴，非阳则不能气化

营养是看得见的物质。从中医角度来分析，阳是无形的，偏于功能，而阴为有形的，偏于物质。营养成分皆属有形之物，当属于阴。

人体要健康，需要阴阳平衡。正如《黄帝内经》所言："阴平阳秘，精神乃治。"营养属阴，组成人体的五脏六腑和四肢百骸。但光有营养还不行，还需要阳气去温煦、推动、气化，则阴阳归于平衡。

我们都重视营养，认为没有营养就不健康。那么，补足了营养就一定健康吗？当然不是，否则人就不会死了。生命是一团阳气，营养相当于燃料，营养充足可在一定程度上让阳气健旺。但是生命不是这么简单的，光有营养还不行，营养要进入五脏六腑和四肢百骸，需要阳气去气化，营养成分才能进入人体，变成人体的组成成分。这个过程，不是营养成分可以独立完成的，非有阳气参与不可。

（二）食物的消化速度

饮食摄入后多久才能发挥作用，是几秒钟还是数小时？

我们都有这样的体会，天冷时喝一口热水，瞬间全身都舒服了；夏天跑步后喝点啤酒，酒刚入胃，全身毛孔即大开，汗液透出，周身舒畅；蒸好的馒头刚出锅，只是闻着馒头的香味，就觉胃中温暖，精神一振。几年前我曾因肾结石而腰部剧烈疼痛，自饮蜂蜜水一杯，水刚入胃，其痛即如潮水一样霍然退去，止痛速度之快，让我此生难忘。这样说来，饮食发挥作用应该是瞬间完成的。

可《黄帝内经》又言："饮入于胃，游益精气，上输于脾，脾气散精，上归于肺，通调水道，下输膀胱，水精四布，五经并行。""食气入胃，散精于肝，淫气于筋。食气入胃，浊气归心，淫精于脉。脉气流经，经气归于肺，肺朝百脉，输精于皮毛。毛脉合精，行气于腑，腑精神明，留于四脏。气归于权衡。"这样说来，饮食的运化及进入五脏六腑是个复杂的过程，需通过多个脏腑，至少需要数十分钟才能完成。

那么，饮食发挥作用的速度到底如何呢？

营养学家把食物的成分当成食物的全体，而不懂食物还有四气（寒、热、温、凉）和五味（酸、苦、甘、辛、咸）。从中医角度来分析，营养成分只是食物"形"的部分，四气五味当属食物"神"的部分。

饮食入胃，饮食中"神"的部分会迅速发挥作用，这是由肺所主导的。因为肺主气，主皮毛，又主宗气，交通内外。人一呼则毛窍皆合，一吸则毛窍皆开，这是肺所主的宗气散于脉外的皮毛而行呼吸。气行最速，一呼一吸，营阴与卫气即归于平衡。

而食物中"形"的部分发挥作用需要时间。就水而言，要经历胃、脾、肺、膀胱等脏腑；就食物而言，要经历胃、肝、心、肺等脏腑。

《黄帝内经》亦发现了这个问题："谷始入于胃，其精微者，先出于胃之两焦，以溉五脏，别出两行，营卫之道。其大气之搏而不行者，积于胸中，命曰气海，出于肺，循咽喉，故呼则出，吸则入。"明确说明食物中有形的"精微"物质通过胃到"两焦"，然后到五脏；食物中无形的气与味则"积于胸中"，"呼则出，吸则入"，在呼吸之间完成周转。

（三）癌症与营养

癌症，从病机来说是正虚而邪恋。正虚包括阴阳两损，当阴阳两补。

营养学家重视营养，认为癌症患者一定要保证营养，这是从补阴的层面来补虚。补充营养，可以吃大鱼大肉，吃各种保健品、营养品，然而这样，癌症患者就营养充足了吗？

事实上根本不是。营养要进入人体，变成身体的组成部分，需要阳气来气化。也就是说，补阴的效果当由阳气旺衰来决定。阳旺则气化功能强劲，可多补充营养；阳衰则气化功能减弱，当小补少补。若补得多、补得猛了，气化不掉，即成毒浊、痰浊，瘀滞于体内，反而会加重病情，或导致体质下降，或造成新的疾病。

阳虚之人若过多饮水，水滞于体内，即成水毒；同样的道理，阳虚而多补蛋白质，多吃大鱼大肉，多吃营养品和保健品，不但不能补益身体，反而会滞留成痰浊。

那么癌症患者应该如何补充营养呢？我的观点是，通过诊脉来决定。若脉象鼓动，阳气健旺，则可适当大补，可以迅速恢复营养；若脉象虚弱，阳气不足，则当小补、温补，不可过食肥甘厚腻。俗话说的"虚不受补"就是这个意思。

现在的人好补而恶泻，以补为好，以泻为坏。却不知是补是泻都要从体质和阳气出发，当补则补，当泻则泻，补可能害人，泻可能益人。越是体虚，越不能滥补，越要小心谨慎。一口吃不成胖子，得慢慢来，边补边恢复阳气，边恢复阳气边补，使阳气渐能气化，慢慢地也就补进去了。

十四、《预防癌症，靠体检还是靠养生？》

近些年来，癌症的发病人群逐渐有了年轻化的趋势。我们害怕患癌症，都希望能防患于未然。那么，应该如何预防癌症呢？

（一）常规体检并不能筛查出癌症

有患者抱怨，明明每年都坚持体检，而且一切都正常，为何还是患癌症了？

大多数人每年所进行的常规体检主要是衡量一个人的整体健康水平，其中包括血常规、肝肾功能、体重及身高等，可以从体检中知道是否患有高血脂、高血压、糖尿病等慢性病。

事实上，普通体检是很难发现癌症的蛛丝马迹的。我们分析一下癌症发生发展的过程：一开始癌细胞潜伏在身体内，慢慢发展壮大，在特定的诱因下完全爆发，形成肿块。而普通的健康体检是不能发现早期癌细胞的。

（二）专业的防癌套餐可以筛查出癌症吗

有人对普通体检的结果不满意，就会进一步选择某些医院推出的所谓专业防癌体检套餐，其中一些检查号称可以测量肿瘤标记物，从而筛查一些早期癌症。甚至有一些更"豪华"的套餐包含一些医学影像检查，表示可以更详细精确地定位肿瘤。

那么，防癌套餐靠谱吗？

从检查手段上分析，先不说肿瘤标记物检查是否准确，一些影像学检查如CT、增强CT、X射线等，虽然看起来高端，但存在辐射伤害。若大量使用，甚至可能刺激人体细胞，使之癌变。

癌症筛查仅对部分癌症有效果。目前只有宫颈癌、乳腺癌、结肠癌等有限的几种癌症可通过一些方法早期筛查出来，而且这些癌症筛查也只适合有高危因素的人群。

可以说，体检基本上无法提前发现癌症。那么我们应该如何预防癌症呢？我认为——养生，及时养生，用中医理念来养生，是预防癌症的根本办法。

（三）养生才是预防癌症的关键

我认为，与其通过体检来预防癌症，不如积极养生。即使体检可以在早期发现癌症，但体检绝不能预防癌症，用体检来预防癌症，只是自欺欺人而已。

正确的方法是养生。养生即养正，使正气健旺，正胜则邪气自退。

养生，建议用中医理念。中医内涵天地之道，用中医理论来指导养生，可让身心和谐，五脏六腑平衡，经络气血和畅，自然不会生病。养生不但可以预防疾病，还可以让人精神更健旺，精力更充沛，体力更充足，生命更有活力。

有人"敷最贵的面膜，熬最晚的夜"；有人半夜去健身房挥汗如雨；有人每天吃几种保健品；有人花钱去做各种养生保健项目……这些都不是养生，甚至根本无益于健康。

如何才能真正获得健康？我的观点是调节饮食、起居、运动和情绪。简单来说，就是饮食清淡些，早睡早起，积极运动，保持快乐，这些方法既不需要花多少钱，也不需要豪华高档的食品和设备，人人都可以做到，而且只要坚持做到一两个月，即能收获健康。

（四）癌症源于心境失和

有专家认为，人是多细胞生物，细胞只要有分裂，就可能发展成癌症，也就是说，不论男女老少都没办法保证自己可以远离癌症。这个观点我不赞成。

一方面，癌症之所以发生，根本原因在于正虚。正虚是病机的根本。在正虚的基础上，细胞才可能在分裂中出现序列错误，变成癌细胞。癌症之所以常发于老年人，是因为老年人正气变虚，生命活力下降。年轻人不容易罹患癌症，根本原因是年轻人正气健旺。正如《黄帝内经》所言："正气存内，邪不可干；邪之所凑，其气必虚。"

另一方面，多数癌症是患者自己折腾出来的，尤其是年轻的患者。事实上，命由心造，福自我求。所有的祸患或疾病皆由自心所感招来。若我们能正心、修心、养心，让心和畅，则五脏六腑自然归于和畅，身体自然会健康。往圣先贤教诲我们："行有不得者皆反求诸己。"不幸罹患了癌症，根本原因在于自己，当内求己心，反省、忏悔、改过，而不是怨天尤人，这才是治疗癌症的根本方法。

真正的健康源于养生，更源于内心的和畅。因此，向内求才是最正确的。正心、修心、养心即为内求，越是内求人就越快乐，也就越健康；反之，依赖医疗即为外求，外求往往越求越痛苦，越求越不健康。

（五）负面情绪造成肿瘤

心理学上把焦虑、紧张、愤怒、沮丧、悲伤、痛苦等情绪统称为负面情绪，这类情绪体验是不积极的，身体会有不适感，甚至影响工作和生活的顺利进行，进而有可能造成身心上的伤害。负面情绪对人体健康的伤害非常大，不但会影响五脏六腑的平衡，更可能会引发肿瘤。

印度尼西亚的迪帕克杜德曼博士曾做过一项研究，他通过分析大量的病例得出这样一个结论：不同的情绪会导致不同的癌症。如经常忧愁和急躁的人容易罹患食管癌；长时间处于恐惧状态的人容易罹患脑肿瘤；经常感到不安全的人容易患胰腺癌；经常生气的人容易患乳腺癌等。

叔本华在《人生的智慧》一书中说道："我们的幸福取决于我们的愉悦情绪，而愉悦情绪又取决于我们身体的健康状况。"

多少人为了生活，为了工作，不断积压着委屈、压力和无奈，无处宣泄，最终只能伤害自己的身体。

为了健康，为了幸福，何不慢下来，细细反思一下自己的内心，检视自己是否有焦虑、紧张、愤怒、沮丧、悲伤、痛苦等负面情绪。如果有，就找出原因，然后痛下决心把产生负面情绪的根源彻底断绝掉。

只有真正远离负面情绪，我们才可能找回生活的快乐与幸福。同时，也才能远离各种疾病，包括癌症。

为了身体健康，为了人生幸福，要积极调节自己的情绪，多些理性、宽容、大度、宠辱不惊、洒脱、豁达、乐观、快乐等正面情绪，若能时时保持这样的情绪，那么一定是世界上最幸福的人，也是最健康的人！

十五、《预防癌症要内求》

（一）现代医学如何预防癌症

有学者指出，中国每天有超过 1 万人罹患癌症，平均每 8 秒就有 1 个人被确诊为癌症，中国人一生患癌症的风险高达 30%。我们应该如何做才能降低患癌症的风险呢？

世界卫生组织指出，有 1/3 的癌症可以预防，1/3 的癌症可以早期发现，1/3 的癌症可以通过现有手段治疗从而延长生命。癌症并非突然发生，而是会经历一个较长的发展阶段。只要做到预防为主，避免那些可防可控的致癌危险因素，阻断发病过程，就有可能抑制或延缓癌症的发生。

现代医学认为，可以通过三级预防的方式来控制肿瘤。一级预防是指从病因方面预防，减少一些理化生物因素，进而减少其对肿瘤的诱发影响；二级预防是指通过早期发现、早期诊断、早期治疗来预防；三级预防是指通过综合治疗手段控制肿瘤，延长寿命，降低病死率。

（二）中医如何预防癌症

中国传统文化是讲内求的，行有不得者皆反求诸己。预防任何疾病，都应内求。找自己的毛病，改变自己，这才是正确的态度。外求往往所求不得，甚至会越求越痛苦，越求越失望。

1. 健康的生活方式

大多数癌症的病因与生活方式有关，77% 的癌症根源在于生活方式，而以遗传和环境作为病因的癌症分别只占 14% 和 9%。

从中医角度来分析，人之所以罹患癌症，关键是因为其生活方式出现了问题。预防癌症，一定要从改变生活方式入手，这是最有效的降低自身患癌症风险的方法。

错误的生活方式有熬夜，不吃早餐，暴饮暴食，吸烟，酗酒，久坐不动，冬泳，居住环境潮湿，嗜食肉类、煎炸、烧烤、油腻、黏滑（指糯米做的食物及月饼等）、生冷（多数寒凉水果、刚从冰箱取出的食物饮料等）等食物，或喜欢重口味（爱吃咸、甜等），爱吃腌制物，压力过大，经常焦虑等。

预防癌症，就要改变以上错误的生活方式。

多素少肉，有益于脾胃，使气血不虚；有规律地运动，使汗透出来，最能宣畅阳气，则阴霾不滞；忌食生冷，则脾阳不虚；决不熬夜，使五脏平衡；早起，使人体阳气跟上天地的步伐；忌烟，以免火扰肺阴；少饮酒或不饮酒，则湿热不滞；不能久坐不动，否则阳气不畅，阴浊内生；冬泳并不是好习惯，会内扰肾阳，使阳不闭藏；少吃煎炸、烧烤类的食物，这些食物易动火伤阴，无益于健康；粗茶淡饭最好，养中气，使人欲望少；油腻要少吃，否则既伤脾，又增湿；多数水果性偏寒凉，若已经是阳虚体质，建议少吃；居住环境要避免潮湿，湿为湿邪，易伤人阳气；积极减肥，控制体重，减肥则阳气气化功能增强，可助祛邪；清淡饮食，少吃厚味，则脾胃得养；腌制食物往往多含致癌物质，当引起重视……

2. 缓解压力，每天多开心、少焦虑、少烦恼

压力过大或情绪抑郁也会导致癌症。临床观察到很多癌症从根本上来说其实不是身病，而是心病。安心才是预防癌症的关键，治心才是治本。

保持心情舒畅，是非常重要的预防癌症的措施。医学研究发现，心情抑郁容易诱发癌症，许多罹患癌症的人回顾发病前两三年，常是身心承受巨大压力的状态。现代医学认为，精神压力会削减人体的免疫功能，抑郁症使身体修补 DNA 的能力下降，罹患癌症的概率明显提高。

有的人生活非常有规律，也经常运动，但突然罹患了癌症。分析其病因，往往与不良情绪有关。有研究发现，在引发癌症的因素中，不良情绪占15% ～ 20%。抑郁、多疑、好生闷气、多虑等不良情绪是癌细胞产生和发展的媒介。

快乐是预防癌症的良药。如何快乐起来？我的建议是学习中国传统文化，因为中国传统文化是崇尚快乐的文化。学习古贤的智慧，能带给我们内在的喜悦与充实。这种感觉是我们自身体验的内在真实，且人人都可以获得，没有半点玄虚和空泛。学习中国传统文化如此，学习中医亦是如此。

中医认为，乐与喜一样，都应于心。心主神，快乐则心气和畅，能更好地主神，能更好地为五脏六腑之大主。心和则五脏六腑皆和，气血和畅，自然可以预防癌症的发生。

而且，快乐则和谐。人能和谐，则能得天地之资助，从而顺应天地之道。得道自然健康，若违反天地之道，则必然患病。

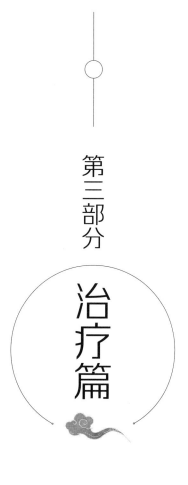

第三部分

治疗篇

第一章　如何治疗肿瘤

对于治疗肿瘤，我的观点：以正为本，以病为标，强调扶正；以人为本，以肿瘤为标，强调治患病的人；以中医为本，因为中医内涵天地之道，中医完全可以治疗肿瘤；重视针灸；重视治未病，这是中医最高明之处；重视正心。心为本，身为标，肿瘤病在身，其本在心。心若充满怨、恨、恼、怒、烦五毒，五脏六腑皆受其害。

当前对癌症的治疗存在着三大弊端：一是过早诊断，导致患者恐惧绝望，从而病情加重；二是过度治疗，在完全消灭癌细胞的同时亦伤损正气，导致正虚而生命活力减弱，癌症也容易复发；三是以体检代替养生，专家都在宣传要定期体检，但养生才是预防癌症的关键。

对于癌症，确诊病情或许有助于早期治疗，但有的人怕死，确诊后即陷入恐惧、悲观、绝望等心理之中，甚至未死于病，先死于恐惧。毕竟不可能人人都意志刚强，面对确诊的肿瘤，极少有人会持无所谓的心态。因此，与其因恐惧、悲观、绝望或过度医疗而死，倒不如快乐地活着。

我反复强调，要想治愈癌症，不能完全依赖医学，患者的积极配合至关重要。我们知道，癌症不是一两天就产生的，而是在长期的生活、工作中慢慢地形成的。其病因既与环境、生活方式等有关，又与不养生、长期受负面情绪的刺激等有密切联系。若只依赖医学而不重视养生，肿瘤怎么可能完全治愈呢？

生命有阳气，若阳气宣通，则阴霾自散，周身不病。偶尔阳气不足或不通时，机体会暂时把阴浊、瘀毒、水饮、痰湿等代谢产物打包存放于某处，表现出来的可能是脂肪瘤、结石、增生、囊肿、脂肪肝、肿瘤等。若体检偶然发现有肿瘤，我们应该淡定。受天文、气候、饮食、精神、情绪、起居及服药等各种因素的影响，有时机体会暂时把某些代谢出来的痰浊、瘀血、水饮、热毒等收集起来，聚成包块，这都是暂时的生理变化，一旦阳气充足了，气化功能加强了，这些产物就会自然消失。有人体检发现肿瘤，过了一段时间再检查时却发现肿瘤已不存在。是体检的机器检查不准确吗？我认为不是。机器都是一样的，只会如实地记录机体的生理与病情指标。这种情况就是在某个特定时期机体内某处可能会积蓄一些代谢产物，但过一段时间后机体又会自动把它清除掉的表现。

癌症晚期，癌细胞已经扩散，一定是将死之症吗？从我的临床经验来看，是不一定的。癌症晚期属于中医的虚损证，正气渐损而邪气炽盛。此时需先扶正，兼顾祛邪。扶正之法可服汤药，亦可兼用针灸。且患者心中一定要有坚强的康复信念，这个信念也是正气的一部分。再配合积极的养生，诸法合施，定可延长生命。

一、西医治癌思路

西医治疗癌症无外乎手术、放（化）疗和使用价格极其昂贵的西药。

近年来，现代新药的研发越来越不容易，成本越来越高，导致新药的价格也越来越高。有一名患者说，为了治其肿瘤，他借了十万元买格列卫（甲磺酸伊马替尼片）。我开玩笑说，有十万元可以治愈好几个肿瘤了。

治疗肿瘤，是不是把肿瘤一刀切掉，再进行放（化）疗，检查不再发现肿瘤细胞就是治好了呢？我认为，具体病情当具体分析，若肿瘤太大形成压迫，或者破裂，保守治疗肯定不行，这时手术应放在第一位。但若是肿瘤处于早期，并无明显的不适，手术加放（化）疗一定是最高明的手段吗？

一名女性患者来诊糖尿病及下肢静脉曲张，讲述了其先生的故事：数年前其先生腹股沟有一长条样硬结，检查发现是良性肿瘤，但医生要求手术切除，患者与家属犹豫良久最终同意。结果术后一年半复发，再检查已经变成恶性肿瘤，不久其先生就去世了。我曾诊治一名患者，其因臀部肌肉注射后引起局部肿块，手术切除后不久即恶化。某男性患者，发现左侧颞枕脑膜瘤，去上海采取手术切除。结果一年半后又发现左侧小脑幕上见扁梭形中度强化灶，西医认为是肿瘤复发，又建议采取伽马刀手术。患者担心肿瘤还会复发，因此选择了中医治疗。我认为，如果患者的长瘤体质不能从根本上改善，一味地切除肿瘤并不能彻底将其治愈，甚至会让肿瘤更快扩散。

临床上我遇到过不少肿瘤患者及其家属问我能否采取手术切除，或能否放（化）疗。我的观点是，如果肿瘤太大，产生压迫，或者破裂，影响正常生理功能，则手术是完全有必要的。否则最好把手术作为万不得已的最后选择。因为手术并没有从根本上消除肿瘤，只是暂时切除了，但产生肿瘤的体质并没有改变。

二、中医治癌思路

中医能治癌症吗？我的答案是肯定的。但中医能治愈癌症吗？我认为癌症的治愈与否不完全是由医学所决定的。癌症的康复有两方面的要求，一是患者要能改变长期以来不健康的饮食、生活、行为习惯，远离怨、恨、恼、怒、烦五毒，并能积极重视养生保健；二是得遇良医，药方对证，辅以针灸，我相信，即使是癌症晚期亦可趋于康复。

中医治疗肿瘤有三种思路：一是攻癌为主，多用毒药、攻逐猛烈之品，虽能攻瘤逐块，但亦伤正；二是扶正为主，多用平和温补之剂，不专注于攻癌，以调养正气为法，正足而邪祛；三是调理整体，改善患癌体质，观舌按脉，辨识阴阳，既不治癌，也不扶正，而是专注于调理。以上三法皆有可取之处，需要根据病情灵活掌握。

（一）中医如何治疗癌症

治疗肿瘤，我主张见证治证，医者心中要抛弃肿瘤这一概念，不必拘泥于肿瘤而滥用攻瘤逐块一类的虎狼汤药。攻逐之剂虽能取效，但亦伤正气，有时得不偿失。十多年前我曾诊治一位朋友的父亲的肺癌，诊脉观舌后，根据其咳嗽有痰等症状用化痰止咳处方，数剂后诸症自解。患者至今仍不知道其患肺癌，且一直健康无忧。治病有两个思路，一是治标，即缓解病情；二是治本，即改善体质。病急当先治标，通过各种医疗手段缓解不适。之后要治本，多以扶正为法，正不复则邪不能祛。比如肿瘤疼痛剧烈时，可先用针灸止痛，疗效极佳。疼痛缓解之后，则须改善患者的阳虚体质，重在自我养生，配合服药。

中医治病，一定要用纯中医思维，坚决不能被西医病名所拘绊，而且越是纯中医思维，临床疗效越好。若拘泥于西医病名，往往失去活泼的辨证，用方就会杂乱无章，影响疗效。试举一中医治疗直肠癌术后转移疼痛案例：一男性患者直肠癌术后，检查出肺、肝转移，肝区刺痛半个多月，酒后加重；患者脾气大，烦躁易怒，腰痛，阴茎痛痒，口干，偶有口苦，纳可，二便可；血糖高，服降糖西药；苔黄厚，边尖红，脉左弦略滑，右浮弦滑。诊为虚火上浮，肝经湿热。处方：当归6克，赤芍6克，生地6克，黄连6克，黄芩6克，黄柏6克，栀子6克，连翘6克，薄荷6克，川木通6克，防风6克，车前子 6 克，炙甘草 6 克，龙胆草 6 克，泽泻 10 克。水煎服，每日 1 剂。五剂后患者自述诸痛痒皆消失，精神大好，感觉舒畅。分析：此方由四物汤、黄连解毒汤、龙胆泻肝汤等化裁而来。肝区刺痛，明显是血瘀；脾气大，烦躁易怒，意味着肝胆火旺；阴茎痛痒，多与肝经湿热相关；口干口苦，是相火上浮之象。诸症合观，故处以杂合之方，方证相应，收效迅捷。

有人问哪些中药能治癌症，我的观点是所有的常用中药都能治癌症。中医治病，首在辨证。癌症体质多属阳虚，其病象与痰浊、水饮、瘀血、湿邪、浊毒等相关。中药品种极多，或补虚，或泻实，或化痰，或理饮，或攻块，或利湿，功效不一，品类各异。尽管药效不同，但若能灵活应用，均能治癌。

延年半夏汤出自《古今录验方》，原主治胃脘寒痛证。今贤发挥此方，一是用于胃痛剧烈，波及左胸、肩胛者；二是治两胁肋疼痛经久不治者，兼治胃反流、咳喘胸痹等症，取其能和肝镇肝之效。近代老中医岳美中用其治疗心胃气痛之胃痉挛有效，并治支气管痉挛喘息有殊效。我用此方治食道癌，亦有良效。试举一例：一女性患者突然无明显诱因出现声哑，诊断为食道癌，兼见嘴唇溃疡 20 多天，乏力，易累，眼眶累，喉咙有痰，大便 1～2 天 1 次，脉滑略弦，舌大齿印。用延年半夏汤加味，处方：生半夏 20 克，制鳖甲 10 克，前胡 10 克，桔梗 10 克，党参 10 克，枳实 10 克，吴茱萸 10 克，槟榔 10 克，生姜 20 克（切片），诃子 10 克，玄参 30 克。数剂后诸症皆消，嘴唇溃疡亦消失。

一肿瘤患者曾在某医处面诊，服其方即胃痛、胃胀、呕吐。观其方，皆是寒凉攻逐之品。我跟患者说，治病要先扶正气，正气充足了才能攻邪，否则滥用攻伐，最容易伤损胃气，而一旦胃气受损，则病邪立见炽盛。因此，高明的中医绝不会只治病而不顾命，只有保住正气，才是治本。

我治疗肿瘤，察色按脉，首先判断患者的胃气盛衰。胃属土，为后天之本，气血生化之源。胃气尚存则后天有养，即使病情再凶险，亦可不惧；若胃气溃败，则水谷难入，根本已失，生机绝灭。治疗肿瘤如此，治疗其他小病轻病亦如此。不管是何症状，采用针灸还是汤药治疗，治法首在养胃和中。此是取效的第一要义。

肿瘤为大病，留得胃气则生，若胃气败则预后不良。我曾诊治一男性肺癌患者，其反复放疗，苦劝不听，结果疗程未结束即呃逆不止，采用西药治疗乏效。患者面色明显变暗，精神憔悴，打嗝不断，每分钟近十次。急针内关、中脘、足三里、太白、鼻翼诸穴，打嗝渐止。

养生康复诸法，以安胃气为根本。前贤有言："有胃气则生，无胃气则死。"因此，若能保持胃气充足，则百病可治。以恶性肿瘤为例，攻邪化块诸汤药方剂多腥臭、苦寒，最败胃气，只可短期应用，并要配合扶正药方使用，千万不可滥用久用。须知胃气是生死之关，胃气一败，则百无生机。我临床重视中焦，理即在此。

有毒的药物要不要用？近年来我常会用到一些有毒的药物治疗恶性肿瘤，包括生附子、生南星、生半夏、两头尖、蜈蚣、全蝎、雄黄、马钱子之类，逐渐积累了一些经验。但越是临床我越是体会到扶正的重要性，也越倾向于减少有毒药物的使用。有毒药物固然可以攻逐肿块，但其性甚烈，亦会伤正。治病需用猛药，但调正还是当归于和缓。在中医看来，有毒之品，亦属良药。善为医者，必是"用毒"高手。肿瘤三阴寒滞，则需火热大毒之品攻之，非其药不能治其病。若是害怕毒药而不敢试用，病有其证，而弃其药，则属医中庸手，亦病家之祸。前贤有用砒霜治疗癌症的经验，事实证明有良效，可惜今人畏其毒而不敢用。

人之所以会长肿瘤，我认为是机体阳气内虚而气化不利为本，邪浊、水湿、痰饮、血瘀凝聚成块为标。患者有时会表现为热象，但切忌过用寒凉药。须知，素体阳虚之人，虽暂时有所热象，不过是标证。有时稍用清热之品，转瞬即成脾阳虚衰，而病势立见沉重。故若不得不用大寒大凉之品，须密切观察，见效即止，切勿伤阳。肿瘤属阳虚阴滞，阳虚既表现在整体上的三阴体质，也表现在局部的阳气不宣通。因此，善治肿瘤者必是善扶阳、善通阳者。若不深明肿瘤的病机，反用凉药治标，虽有近效，但伤损阳气，反致远祸。治病当改善体质以治本，温通阳气以治标，标本结合，肿瘤亦可治愈。

临床见不少久病重症如肿瘤、肝硬化、痿症、痹证等患者，虽见标实，但本已大虚。此时肾气大伤，真阴枯竭，若用轻药缓剂往往收效甚微，难见其功。善医者需考虑滋阴重剂，峻补其下。且经旨："五脏所伤，穷必及肾。"此法远宗张景岳，近贤颇有发挥。我临床用之，极有效验。

肿瘤能用灸法吗？回答是肯定的。肿瘤源自阳虚体质，也就是三阴体质。治疗肿瘤，一方面要缓解症状，另一方面要改善阳虚体质，两者都需重视，而关键是扶阳。阳气即生命，治疗肿瘤，首在保命，次在治病，不可本末倒置。运用肚脐隔附子灸法能借附子与艾火之力以温通阳气，更兼细盐引入肾中，能固摄肾气。此法我常用于治疗各种阳虚诸损病证，如水肿、癌症晚期阳气虚惫、阳痿、早泄、精子活力不够或数量不足、阳虚不孕等。凡久病入肾，或肾气已虚之证，都可用之，病重者可重灸至数十百壮。阳虚者亦可于夏至前后施灸，能改善体质。中医治病之法甚多，可服药，可针灸，还可刮痧、推拿、外敷、拔罐等。选用何种方法，可根据病情、体质、个人喜好等决定。

慢性病证若只服汤药不足以迅速改善病情，可配合针灸增其效；癌症晚期疼痛剧烈，选用针灸止痛效果更好，因为针灸有通阳化气、疏通经络、调和气血、平衡阴阳的功效。若能配合患者强烈的康复信念、积极养生的生活方式与及时正确的治疗，当有显著的效果。

肿瘤可以针灸吗？当然可以，而且效果极好。肿瘤属正虚邪实、经络不通、气血不畅、脏腑失衡，而针灸有疏通经络、扶正祛邪、平衡阴阳、调和五脏之神的功效，这不正好可以治疗肿瘤吗？我重视针灸，针灸能治小病轻病，亦能治大病重症。即使是癌症晚期，针灸仍有用武之地。针灸可以改善癌症晚期患者的生存质量，缓解疼痛的折磨，让患者过好活着的每一天。虽然因病势沉重，针灸难以挽回造化，但能有这样的效果亦足以自豪。况且早期肿瘤亦能凭针灸而缓解病情。

针灸是缓解癌痛的有效手段，对各种原因所导致的癌痛都有良效，止痛效果甚至胜过吗啡。中医认为，所谓疼痛，其病机在于经络气血瘀滞不通，导致局部失荣，故说"不通则痛，不荣亦痛"。痰浊、毒滞、血瘀既是肿瘤的病因，亦是癌痛的病因。针灸疏经通络，调和气血，故有止痛之功。肿瘤疼痛，往往缠绵难愈，让患者辗转反侧，不能入眠。我临床治疗过多例此类患者，多以针灸为主，配合汤药，均收到不错的效果。针灸多根据疼痛部位所在经络，循经取远端郄穴、原穴或腧穴，配合安神诸穴，如百会、神庭、印堂、神门、内关等穴，消肿瘤则以上三黄配合足三里为主，次第用针，渐可收效。

肿瘤其本在阳虚，标在阴寒、痰浊、瘀血、凝滞。针灸有通阳化气、调和气血、通畅经脉的功效，正对肿瘤的病机，因此针灸能治疗肿瘤。依临床经验来看，针灸治疗肿瘤效果极好，与汤药配合，可以有效改善肿瘤患者的体质，缓解病情的发展，止其疼痛，甚至能让肿瘤变小。我主张临床治疗肿瘤一定要多用针灸，其好处极多。一是通过刺激经络穴位，可免去反复吃药伤胃之弊；二是针灸能平衡阴阳、调和气血、疏通经络，从而达到治本的功效；三是癌症晚期出现剧烈疼痛时，针灸最有殊功，可有效止痛或减少止痛药剂量；四是针灸时医者与患者多有接触，有助于治神，治神为治病之本。

一肿瘤患者在针灸与中药治疗过程中，略感风寒而突然发烧。之前肿块触之硬，发烧时触之竟然变大而软。患者担心：发烧由风寒引起，还是与病灶有关？我回答说与病灶有关。外感风寒是诱因，但本质还是病灶处的阳气发动了。借祛除风寒的机会，阳气宣发，与阴邪相争，发为高烧。经云"阳化气，阴成形"，若素体阳气不足，则阴浊渐而凝滞，邪聚成块，即为肿瘤。

阳气越不宣通，肿块越结聚。一旦阳气发动，阴浊气化，则肿块会由硬变软，由小实变大散，这时不是病情加重，反而是趋向减轻，患者当有正确的认识。一定要抓住这个机会，强力扶阳祛邪，则热退邪亦退，大病渐可向愈。举个中医治疗肿瘤发烧的病例：一肿瘤患者频繁发烧数月，每天都会在不同时段出现低烧，伴咳嗽，脉左弦滑略数，邪气瘀滞于三阳层次，不能宣透。处方：柴胡30克，黄芩20克，姜半夏30克，党参30克，生姜5片，大枣30克（切开），生甘草10克，桂枝30克，白芍30克，生石膏45克，知母15克，山药30克。水煎服，1剂而退烧，3剂后不再发烧，且精神体力皆见好转。

我曾诊治一女性患者，数年前膀胱出现肿瘤，手术后出现继发肿瘤，再手术再继发，前后在膀胱、尿道等处陆续长出5个肿瘤。所幸的是患者未做过放（化）疗，因此虽然反复继发肿瘤，但精神极好，面色亦见红润。此为中气未伤，病属可治。若面色渐暗，精神渐萎，则属正伤，切不可妄事攻伐，须知正愈虚则邪愈炽。

我曾诊治一男性患者，肺癌转移到小脑，已经手术。医生说只能存活3个月，建议患者放弃治疗。但患者不想放弃，愿意尝试中医。辨证后给予处方。患者服汤药一段时间，其癫痫不再发作，脑肿瘤亦渐见减小。同时，患者的精神、体力、食欲、睡眠等皆恢复到健康状态。由此说，肿瘤即使已经转移也并非绝对的不治之症，若能对证用药，配合患者积极地自我养生，肿瘤转移亦能渐愈。

若脑内出现良性肿瘤，表现为头晕头痛，首选治法是什么？主流医学的建议往往是手术，但五年生存率却不是百分之百，术后还可能出现瘫痪、精神障碍或面肌痉挛等不适。我的经验是先用针灸，配合汤药，往往诸多不适症状可以迅速缓解，然后稍用攻逐化块之剂，结合扶正，久之自能收效。治疗脑内肿瘤，有人拘泥于血脑屏障之说，认为中药不能进入脑部而起效。如此观点是以西医理论来解释中医，不可能行得通。正如用现代药理学理论来指导临床开方，必然走入死胡同。中医理论来源于古贤观察天地的经验与理解，人居天地之间，亦必然与天地相应，中医由此而建立了一套完整的医学理论体系。

（二）中医治疗肿瘤的道理

1. 中医有明确的理解与治疗理论

对于肿瘤，中医有其明确的理解与治疗理论。肿瘤是病邪，而且是寒邪。患肿瘤的人一定是三阴体质，否则寒邪不能客入并形成肿块。因此其治疗之法不在于祛除肿瘤，而在于扶助阳气，改变患者的三阴体质，这才是治本之道。治疗肿瘤时，中医眼中看到的不仅仅是病邪，还会观察人体的阳气强弱，从而扶正以祛邪。对于疾病，西医多重视疾病，强调抗菌、消炎、杀毒，病毒不去不罢休。不管是什么症状，西医的所有检查手段都在于寻找病毒，并彻底地将其杀灭掉。而中医重视的是人体阳气的状态，强调扶助阳气以祛除病邪。因此，好的中医看病，绝不会大量应用寒凉中药以清热解毒，相反更重视正气与邪气在六经的哪个层次上斗争，从而根据相应层次来用方用药。

病邪客入人体，会导致疾病的发生。这该如何治疗呢？西医的方法是找到病邪，吃药或者打针，以身体为战场，直接杀死病邪。中医的方法是根据正气的强弱，吃药或者针灸，调整身体的阴阳平衡，让阳气把病邪清除出去。一个是祛邪的方法，一个是扶正的手段。两者颇有不同，其结果也不一样。如果人体正气尚强，西医的治疗方法不失为高明，邪去而病退。如果患者属三阴体质，阳气素虚，再加入西药的强力攻邪，就会导致阳气更虚，体虚而邪气更加深入，结果疾病持久不愈，以致形成痼疾，至死方休。对于肿瘤的治疗也是这样，单纯依赖西医的方法，少见有完全治愈的患者，而按照中医的思路能治好不少的肿瘤患者。

当然，并不是每一个学中医的人都会治疗肿瘤，但能治大病、重病、危病、疑难病的中医，一定会治肿瘤。好的中医眼中看到的不是疾病本身，而是机体的阳气虚不虚、邪气客入哪个层次等。我也鼓励我的学生，既然是中医人，那就老老实实地做纯中医，心中当时时以中医为本，紧紧抓住纯中医，深入学习下去，只要能坚定地走在纯中医的路上，那么付出越多，收获就越大，而且也不会被其他医学所干扰。

从中医理论来看，肿瘤就是阴邪凝聚而成形的。我们知道"阳化气，阴成形"。肿瘤是形，其根在气。气化旺则其形可散，气化滞则其形必凝。单纯开刀切除是一种笨方法，只见形，不知气化之理；若加以放（化）疗，则正气大损，面色苍白，气血皆虚，其时当急急扶正，千万别只知杀死肿瘤，却不知保护正气，正气一旦被灭，生命也就结束了。

2. 中医完全能够治疗肿瘤

中医治疗肿瘤有很大的优势，主要体现在三个方面：一是中医重视生命的整体，而不仅仅局限于肿瘤局部；二是中医重视扶正以祛邪，肿瘤的根本病机是正虚，正为本，邪为标；三是中医适合肿瘤治疗的整个过程，无论早期晚期都可用中医。

很多癌症患者在手术、放（化）疗之后或之间愿意选择中医。我坚持认为，中医应该是治疗癌症的首选医疗手段，而不应该是不得已的选择。癌症的根本病机在于阴阳失调，脏腑失和，痰浊、水饮、瘀血留滞，积聚成块而成肿瘤。中医（包括汤药与针灸）能平衡阴阳，调和脏腑，疏通经络气血，从而达到化痰、降浊、利水、化瘀的效果。因此，中医能治癌症。

（三）中医治疗肿瘤的几种方法

肿瘤不可怕，它不过是一类重病，并非不治之症。中医治疗肿瘤有着两千年的历史沉积，有很好的经验和方法可供借鉴。以下介绍中医治疗肿瘤的几种方法。

（1）托透法。肿瘤患者已至三阴伏寒的严重程度，只能抽丝剥茧，层层融化，且越在里层密度越大，形如坚冰，癌症难治也就在于此。邪气侵犯人体时从表入里，从皮毛、肌腠顺经络到脏腑。邪之入路亦是邪之出路，固当开门逐盗，中医称之为托透法，最常用莫如麻黄附子细辛汤。所有肿瘤都已形成"垃圾阴精"，三阴伏寒，只可先扶助元气以立命，然后托透。简言之，若中气尚足，肾气被寒邪冰伏，尺脉极沉，而关脉在浮中取时略有，或指下四分之一，指下滑等，合用四逆汤以化阴寒。若尺脉顶关，合白通汤以通畅阳气。中气乃元气敛降藏至坎中化生而来，若中气虚弱，则下焦元阳之气必不足，需"三阴统于太阴"，合用附子理中汤或是附桂理中汤。若阴阳气血俱衰（形同疮家、亡血家、汗家），如放（化）疗之后，合用阳和汤，以麻黄通行十二经。

（2）温阳法。既治体质的阴寒，又可有效预防重症的中焦阻隔。此法与乌附剂同时使用，且附子用大剂量（30～100克），要用同一批附子，逐日叠加，直至找到患者的瞑眩量，即自身排毒反应。用乌头同时加防风、黑小豆、蜂蜜各30克。

（3）攻癌法。第一，十八反之甘草、海藻、红参、五灵脂，相磨、相荡、相激。第二，止痉散，全虫、蜈蚣各3～6克，使用的前提是胃气足，若胃气很差则不可使用。第三，夏枯草、木鳖子，正气渐强时加用。第四，川贝、浙贝，浙贝每次可用30～60克，曾见当代老中医李可治肺癌，用浙贝至120克，川贝则不入煎剂，只打粉，每次3克，每日2次，用药液或温水冲服。第五，尽量少用或不用寒凉解毒的中药，以防伤正。

（4）中焦阻隔法。此为大虚致大实，万不可只用通法。常见于中焦部位肿瘤，如胰头癌、胃癌、肠癌、肝癌、子宫癌。中焦包括脾胃、大小肠、膀胱、三焦，是气化场所，若大便不通用大黄附子细辛汤，若小便不通用小量升陷汤去知母加五苓散（紫油桂8克，泽泻21克，其余13克），此时只能四两拨千斤，原因是根本已大虚，气化无力，重剂不受。生黄芪30克，柴胡、升麻各6克，红参15～30克，煎好后送服五苓散，每次5克，直至二便通畅即停药，立即回到治本上。

（5）基本药物。化痰用海藻、浙贝、夏枯草。解毒用白花蛇舌草、半边莲、半枝莲。平补用太子参、生黄芪、白术、北沙参、生地、麦冬、石斛、天花粉、淫羊藿。有人提出对各种肿瘤首选半枝莲，包括做饭在内的日常所有用水，都要用以此药煎的水。以上所说的抗癌中药，其实是兼有扶正作用的，根本作用是扶正以祛邪。

如果患者服用中药3年后肿瘤一直没有复发，以后也就很少会复发了，这时就算是治愈了。

有一位癌症患者来诊，我诊脉后处方，患者看着药方说，怎么没有抗癌药？我问，什么是抗癌药？患者言，半枝莲、半边莲、白花蛇舌草、壁虎、蜈蚣之类都是。我说，中医治病，讲究对证治疗，有什么证，就用什么方。中医治癌，若不辨证而乱用一堆抗癌药，疗效反而不显。所有中药都需合乎其证，若无热毒而滥用寒凉，反会伤正。

另外，肿瘤体质多属阳虚阴盛之体，因此平日当时时以四逆汤自保。四逆汤内在机理是补土扶火，而在治疗肿瘤时这是一大法。

综上所述，肿瘤局部是实证，但全身是虚证。故欲治肿瘤，先扶正气。正气虚则瘤反扩散，攻之反危。正气实则瘤必退缩，拨之可动。虚人宜守不宜攻，相安即可。实者，津液凝聚成痰毒之实，实者能守能攻，除恶务尽。要以虚实之辨为先，攻补结合，攻局部之实，补全身之虚。攻者，化痰解毒、活血化瘀；补者，益气养阴、补益脾肾、调整阴阳。要综合治疗，时时顾护正气，切莫汲汲于攻取之道，否则正气内败，其命不保。

再强调一遍，肿瘤是完全可以治愈的。医者有信心，患者也一定要树立信心。否则信心一败，则必成死症。

（四）温通阳气治疗肿瘤

所有的增生、囊肿、肌瘤、肿块等皆属阴浊凝滞，其根本原因在于阳气不能宣通。因此，治病的关键是扶阳通阳，让阳气健旺，则浊毒、痰饮、水湿等阴性代谢产物自能排出体外，而不至于凝聚滞塞为患。阳气一通，则诸症皆可霍然。

寒与温不两立。寒为邪，温为阳，寒邪袭人，最伤阳气。故因寒而虚，因虚而滞，因滞而聚，因聚而结，因结而成瘤。所以说，肿瘤形成的罪魁祸首乃是寒邪。寒毒入体，积滞不化，与痰饮、瘀血互相胶结，积年累月，癖而内蓄，渐至肿瘤发生。

预防肿瘤，需扶阳通阳以攻逐寒邪，而绝不能把寒邪压入体内。凡肿块之成，皆积微于未有形之时，故及时预防远胜于病成而治疗。畅和情志以养心，调节饮食以安中，外则借筋骨之动以通其阳，内则远避怨、恨、恼、怒、烦五毒以和其气。偶患微邪，则治以汤药；或有不适，而辅以针灸，使正气充盈，邪自然不能留滞于身。五脏六腑经络气血皆平衡，邪浊不能积聚，何患肿块之生。

治疗肿瘤，亦以温阳通阳为关键。非温阳通阳则阴浊肿块不能气化，非温阳通阳则三阴体质不能改善。温阳通阳之法，既在于汤药针灸，亦需患者自己养生。

温阳通阳的根本目的在于改善阳虚体质，对于肿瘤的治疗极有裨益。有人担心，肿瘤患者不能进行温补，否则会把肿瘤给补大，这其实是杞人忧天。肿瘤属本虚标实之证，阳虚为本，阴聚为标，阳不能气化而阴浊凝聚，故治肿瘤需温补阳气，此亦为治本之道。特别是放（化）疗及手术之后，正气大损，最需温补。治疗肿瘤需考虑标本兼顾，攻补兼施，正足则重在祛邪，正弱则以扶正为主。

试举一例：一位女性患者于 2008 年来诊时已患乳腺癌两年，其时复发，正在放疗，患者精神疲惫，面色青白，头发几乎掉光，当地某针灸医生因其病重而拒绝治疗。此病即阳虚而气化不利，治疗当以温阳通阳为主。为其针灸环脐诸穴以扶正气，下三皇补脾肾，灵骨与大白扶阳，渐治渐见好转。后曾用上三黄、肾关、足三里、太冲诸穴调治。六年来精神振奋，精力充沛，如无病之人。

周身凡有瘀滞肿块皆属阳虚，凡身体有一处阳气不到，即在此处出现阴浊凝聚。《黄帝内经》所说的"阳化气，阴成形"即为此理。阴聚则伤阳，导致阳气更虚。所谓阴浊，包括瘀血、痰饮、水湿等，大病如各种肿瘤、风湿性关节炎、高血压、糖尿病等皆缘由于此。因此，良医治大病，即在温阳通阳上下功夫，一旦阳气温通，则阴凝自散。通阳之法众多，有汤药扶阳、开表散邪、刺络放血、艾灸宣阳、穴位贴敷辛温膏药等。

（五）重视补土

四象之内，各含土气，土郁则传于四藏，而作诸味。调和五藏之原，职在中宫也。脾属土，肝属木，木克土。若土气壅滞，需木气来疏土，则土气不滞。

现代人普遍肝气肝火较旺，肝旺了脾就不舒服，因此现代人普遍脾虚脾弱。要让脾健康，就要养肝柔肝，顺畅肝的气机，让肝气可以正常疏泄，这样肝木与脾土才能处于和谐关系，从而做到肝不郁、脾不虚。控制心情，永远不要发怒，尽量减少发火，这是调理肝气非常重要的一个条件。没事时想想天地万事万物各有规律、各有其道，感谢天地，让我们可以生活在其间，感谢万物，让我们可以享受快乐，经常想想别人的好，多存感恩的心、向善的心、快乐的心，这样心境自然就开阔了。肝气顺畅，木气正常疏泄，脾土得以安康，这是保脾健脾的重要环节。

薏苡仁粥可以健脾化湿，有抗癌作用，因此适用于所有的癌症患者，任何癌症患者均可以坚持服用此方，久服必见疗效，特别是放（化）疗后的患者，更要以此法扶助脾气。薏苡仁性偏凉，若已经是阳虚体质，则建议做粥时加数片生姜，以缓解其凉性。

（六）治疗肿瘤的临床常用基础方

我认为，温阳散寒、祛湿清毒是治疗肿瘤的基本思路。四逆汤、附桂理中汤、真武汤、麻黄细辛附子汤均为治疗肿瘤的基础方，临床经常采用。

肺部肿瘤可用四逆汤合小青龙汤、四逆汤合阳合汤、四逆汤合千金苇茎汤。

消化系统肿瘤可以附桂理中汤加砂仁、半夏为主方。

肾、膀胱、脑部肿瘤以四逆汤、麻黄附子细辛汤、真武汤、八味地黄汤为主，间用理中汤。

子宫卵巢肿瘤可用四逆汤、当归四逆汤、温经汤，紫石英、吴茱萸常用。

高烧不退或长期低烧多为本寒标热，治疗应以四逆汤、理中汤、当归四逆汤、麻黄附子细辛汤为主。

对于有形症积，削之，磨之，鼓之，荡之，持之以恒。主方可加海藻甘草汤。

少阴阳衰，危在旦夕，救阳为急，大破格；重症痼疾，多为元阳衰微。

寒伏极深，麻黄、附子、细辛托里透解于外，使邪有出路。

对于寒湿热毒内滞，攻下之法不可偏废。阳明之降是人体最大的降机，阳明胃肠道也是排出毒物的最主要通道，但不可滥用大黄等攻下之品，应以温下法为宜。

治疗癌症，有一个最重要的原则是"有胃气则生，无胃气则死"。固护胃气为第一要着。不管用什么方法治疗癌症，如果伤了胃气，出现吃饭减少或不能吃饭、恶心呕吐、四肢肌肉变瘦等胃气伤损的表现，便是百死一生了。只要胃气不伤，就总有机会康复。

（七）求医之后还要求己

在看病这件事上，不少人认为，决定性因素在医生身上，因此患者都是跟着好医生跑。这个观点也对，也不对。

良医更擅长治病，若能找到良医，患者心里会特别安定。但良医亦有无奈的时候。试想，肿瘤之所以发生，必与长期错误的生活方式、饮食、起居、运动及负面情绪等因素有关，这些都不是良医能改变的，真正能改变这些的，只有患者自己。

我反复强调：自己才是自己最好的医生。医生能帮助患者的其实很少，关键在于患者自己的努力。在临床上也观察到，那些患了癌症后存活五年以上的患者，靠的都是自己的努力。自己要坚持养生，保持情绪和畅，树立起战胜肿瘤的信心和勇气。

所以说，肿瘤要康复，医生仅仅是助力，关键在于患者自己，求医之后还要求己。

（八）与瘤共存

美国 Allison 教授因发现负性免疫调节治疗癌症的疗法而获得 2018 年诺贝尔生理学或医学奖。他说："在一些癌症领域，比如黑色素瘤临床治疗上，我们会取得突破性进展，但是世界上永远不会没有癌症。虽然我们无法完全消灭肿瘤，但如果能带瘤生存，并有较好的生活质量，治疗癌症也算是有效。"他的观点我认可。带瘤生存完全是有可能的。

肿瘤可以与人共存，这已经被大量临床实践所证实。若检查发现肿瘤，第一时间应该关注的不是如何消灭肿瘤，而是自己的正气是否充足。生命是一团正气，正气健旺，即使患了肿瘤，也不会影响生命。肿瘤之所以会恶化，根本原因是正气变弱了，正不胜邪，导致邪气炽盛。因此，不能只盯着肿瘤，更需要关注正气。

一提到癌症，不少人就想如果能把癌细胞消灭就好了。殊不知癌细胞不过是机体细胞的异常增殖，严格来讲，癌细胞也是"自己人"。因此，不一定非要消灭癌细胞，和平共处或许是更好的解决途径。患了癌症，说明机体的脏腑、经络、气血、津液处于失和状态，根本的治疗方法是扶助正气，使脏腑、经络、气血、津液恢复平衡即可。

治病有两个思路，或战，或和。战则要决出胜负，以消灭一方为目标，以战息战；和是双方罢兵讲和，实现共赢，以和息战。邪气旺盛时非战不可，则当攻当逐，在所不辞；正邪交争，战则两败，和则两利时，不妨先和，留得青山在，不怕没柴烧。和不是姑息，而是积极的进取。与瘤共存，就是这个思路的体现。

最高明的治疗癌症的方式是一边扶正，一边祛邪。对于癌肿，不拘泥于完全消灭，可以保留肿瘤，也就是与瘤共存。这样做的好处是生命得以保全。虽然暂时未能消灭肿瘤，但肿瘤没有再恶化，这样也就达到了对癌症的控制。

虽然癌症令人害怕，但患癌症并不意味着死亡。关键是要改善癌症患者的体质，包括去除癌症性格，坚持顺应四时规律以养生，同时接受积极有效的治疗。患者对癌症越恐惧，其预后就越不良。且现代研究发现，甲状腺癌是一种温和的癌症，查出时间的早晚基本不影响预后，很多甲状腺癌患者可以带瘤生存，和谐共处。

癌症如何才算治愈，是肿瘤完全消失吗？不一定，我们完全可以带瘤生存。从中医角度来看，只要正气健旺，正气就有能力把邪气驱逐出体外。若正气暂时不足，但仍祛邪有力，就会把邪气包裹起来，放置在某处（所放置的某处往往是机体正气最弱之处），等以后正气旺盛了再排出去。

（九）服中药须知

癌症是大病，所用之药亦属有毒，因此服药后可能会出现一些良性反应或不适，且常会出现排邪反应。患者在服药期间，需树立强大的康复信念，把排邪反应当成治疗的康复插曲，痛并快乐着。

服中药后，最常见的反应是大便变稀，或者排出黑色臭秽之物，甚至有时一天内排数次大便，这是典型的从胃肠道排出毒素的表现。出现这种情况不需紧张，往往患者越是排便，精神越好，且渐渐感觉轻松。

另外，有些患者会出现疼痛减轻或关节疼痛、头痛加重的情况，这是正气在与邪气抗争，或正胜而邪退，或正邪交争不下。这些都不需要担心，疼痛加重可能意味着明天霍然通畅。因此坚持服药即可。

还有的患者出现口麻、手足麻木、四肢乏力之类的反应，这是附子类中药宣通阳气的自然反应。如果不甚难受，可不理会。若感觉太过不适，可及时与医生交流。

甚至有的患者出现发烧症状，这是更为典型的阳气与邪气交争的祛邪反应。越是高烧，越不需要担心，此时往往是疾病向愈的转机。如果阳气战胜了邪气，病邪被赶出去了，则病情减轻。如果滥用抗生素，把正气打压下去，则好不容易建立起来的祛邪能力又被瓦解，病情又会加重。

当然还可能会出现其他各种各样的反应，总之患者应当自己细细判断，千万不可一时冲动而选择西医处理，这样往往会影响中药治疗的效果。除非是误服过量有毒中药引起了中毒，否则一般情况下，患者正常服药，是不会出现需要去医院看急诊的反应的。患者应当冷静，淡然自安，勿过于紧张，以免耽误病情及影响康复。

（十）针灸治癌

癌症的病机是阴阳失衡，脏腑失调，经络失畅，气血失和，正虚而邪实。而针灸能平衡阴阳，调和脏腑，疏通经络，畅和气血，扶正祛邪，安定神志，因此可以治疗癌症。

我治疗过一位从维也纳来的女性患者，她罹患乳腺癌，服过西药，导致身体极端虚惫，脉左沉弱几不可取，右沉软。察其面色青白无华，面部及小腿略肿，自述精神极差，感觉极累。此为气血两虚，脾肾阳衰。针百会（穴居人身最高点，属督脉，最能通畅阳气，鼓舞精神）、内关（心包经络穴，可兴起左寸脉）、四关（一阴一阳，一左一右，一上一下，一脏一腑，一升一降，一气一血，皆能平衡之）、足三里（胃之合穴，又为土经土穴，为后天之本，气血生化之源，调养气血，非此穴莫为）、阴陵泉（脾虚湿盛，阳气不宣，此穴为土经水穴，大能培土制水）、太溪（肾经原穴，肾经原气搏动之处，通畅肾经原气）等穴；兼用腹针中的引气归元和腹四关，以整体调理脏腑气血；并灸足三里（温运中焦阳气）和涌泉（温阳补肾，兼助气化以利水湿）两穴。诸穴合用，渐见良效。连续五诊后面色红润，面肿减轻，精神大好，疲惫已去，且脉亦渐起而有力。虽然患者未完全康复，但至少针灸扶正了正气，让患者症状缓解，且生存质量大有提高。

一位患者因淋巴癌而低烧不退两周，西医治疗乏效。其脉弦滑数，苔黄厚腻，伴有便秘。此为少阳阳明病，兼有湿热内滞，用柴胡温胆汤合三仁汤，并重用连翘40克，配合针灸风池、风府、大椎、灵骨、大白、足三里、太白诸穴。针灸后即一改疲惫面容，精神大振，三诊后烧全退，之后月余未再发烧，且诸症缓解。

我重视针灸，在临床上应用针灸配合汤药治疗各种肿瘤。我深刻地体会到，针灸治疗癌症疗效甚好，既可即时取效以治标，又能平衡阴阳脏腑以治本，可谓标本兼顾的疗法。

三、癌症高发——选择中医迫在眉睫

未来 10 年，癌症的发病率与死亡率均将继续攀升，癌症将逐渐成为人类健康的第一杀手。中医在癌症的治疗方面具有相当大的优势，研究中医中药及针灸防治肿瘤的方法，将有巨大的社会意义。近年来，我一直在此领域努力开拓。

（一）癌症早期的治疗应选择中医

闻癌色变，使很多人不能理性思考。若刚发现癌症，估计多数患者会选择西医的各种疗法。被西医判了死刑，说只有几个月的存活期后，有些人才想起中医也能治癌。因此，中医治癌，晚期为多，或手术后，或放（化）疗后，极少有早期即选择中医治疗的。可惜的是若能早期及时选择中医治疗，辨证用药，多可取得显效。

（二）中医治疗肿瘤有效率极高

有朋友问我，中医治疗肿瘤的有效率大概是多少？我回答说：近乎百分之百。肿瘤毕竟属大病重病，治愈不容易，但中医取效却不难。癌症晚期的剧烈疼痛均可用汤药或针灸治疗，往往速效；放（化）疗引起的巨大的毒副作用，经中医辨证用药，亦有良效；肿瘤的治疗不但在药物，更需要正信正念，中医在这方面更有优势。

（三）扶正以祛邪才是癌症康复的法宝

以中医为主治疗肿瘤可行吗？有人说，若没有靶向、化疗、手术等，延长生存期都不可能，中医最多只能辅助；亦有人认为，治疗肿瘤当以中医为主，西医为辅。我的观点：治疗肿瘤，不仅要关注肿瘤局部，更要关注生命的整体。人体内之所以会形成肿瘤，与整体的脏腑、经络、气血都有关系。若只治局部，目光太短浅，只属治标。

患了癌症，建议首选中医，因为中医重视扶正，重视整体调治，不会专注攻邪而伤损正气。对癌症患者来说，留得一分正气，即存得一分生机。正气不败，生命不息。

若忽视机体正气的作用，只琢磨如何消除肿瘤，或手术或放（化）疗，这是不懂人体生命的短视行为，甚至是乱作为。当然，不是说不能手术，若肿瘤压迫明显，导致生命活力减弱，或肿瘤影响了正常生活，亦可考虑手术，但手术绝非治疗癌症的首选，应该是最后的选择。

在正气祛邪的过程中，不需要人为的干扰，更不能滥用手术或放（化）疗。我坚持认为，扶正以祛邪才是癌症患者康复的法宝。

（四）癌症治疗需要医患共同努力

对于癌症患者，我们常说要努力治疗。但是究竟是谁需要努力？又是为谁而努力？我认为，不但医生要努力，患者自己也要努力。医生努力用精湛的医术帮助患者，患者需要有积极乐观的人生态度，积极养生，遵守医嘱。虽然表面上看是医生在努力帮助患者，但从深层次上看是医生帮助患者成就自己。

四、中医抗癌以扶正为本

中医认为，癌症患者的正气是身体康复的良药，决定了其生存期和生活质量。正气越旺，患者的生存期越长，生活质量越高。越是到了癌症晚期，越要重视扶正。至于肿瘤，可先不必理会。人之所以死亡，缘于正气衰败。只要正气不衰，疾病再怎么重也不怕。

（一）癌症患者康复的关键是正气充足

有人问，能否自己用李可老中医的攻癌夺命汤治疗肿瘤？我的观点是慎用。此方攻伐有力，但扶正不足，只适合于正气尚足的患者，且服药一段时间之后要停服，兼以扶正才好。若正气已虚，千万不可滥用攻逐，虽能祛邪，但亦伤正，得不偿失。治病的首要目的是保命，命即正气，留得一分正气，方能有一分生机。

肿瘤等大病需用攻逐，邪浊去尽，正气方能复生。我的体会是攻逐要根据体质，不可过度，若患者感觉疲惫，就当先扶正气，以后再图攻逐。孙思邈治胞宫冷血阻滞引起的不孕，重视攻下，他认为，若攻逐后大闷不堪，可食酸饭冷浆，入口泻下即止，但恐恶物未能去尽，若能忍着继续攻逐，邪浊务必攻尽方好。

西医代表着现代科学水平，西医的临床检验及医学影像技术对肿瘤的诊断非常高明，但为什么西医仍治不好癌症？我认为，是因为拘泥于肿瘤的本身而忽视了人体正气，这种盲人摸象式的研究是钻了牛角尖，绝不可能攻克癌症。治疗癌症是一个系统工程，局部治疗远远不够，一定要时时顾及正气。

对于肿瘤，临床上有两种观点：一种认为肿瘤是病，要攻伐，要把肿瘤消灭掉；另一种重视治疗肿瘤发病的病机，也就是对证治疗。中医一定要走第二条路，切不可跟着西医，以攻逐肿瘤为能事。须知正气一旦破败，肿瘤便易扩散。只要扶住正气，即使肿瘤仍在，但生命之火不熄灭，症状得以缓解，即为正治。

（二）正气一虚，其病必甚

不少人认为癌细胞没有了癌症就治愈了，因此愿意接受放疗、化疗、手术等疗法。的确，这些手段可以消灭癌细胞，但是在杀灭癌细胞的同时，正气也会受到伤害。患者接受治疗后出现头发脱落、面色憔悴、疲惫乏力、纳差等症状，这些都是正气受损的表现。中国古贤早已明言："正气存内，邪不可干。"正气一虚，其病必甚。

有人说："如果能够无限地给患者使用化疗药物的话，我们早就把癌症攻克了，但很多时候还没用到足够多的剂量，患者就受不了了。"这恰恰证明了扶正才是治癌的关键。化疗可以杀死癌细胞，但同时也会伤正，正气一伤，生命维持不下去了，所有的攻邪都将失去意义。治癌，保住正气才是保命。

有患者发现肿瘤并已切除，但不知要不要放（化）疗，咨询了数家大医院的肿瘤科，有的认为可不必做，有的则认为要做，患者心中因此纠结不安。我认为，肿瘤之所以会转移，根本原因在于正气太虚，无力抗邪，导致邪气炽盛。若能扶得正气，远比攻邪更有意义（因为攻邪容易伤正）。二者选一，我选择扶正，而不是攻邪。

（三）如何补正气

有人问："患了肿瘤再养生还有用吗？"有用，非常有用！未患病时要养生，患了病更要养生，而且越是病情沉重越需要养生。养生即扶正，扶正是最正确的治疗。任何疾病要想康复，都必须先把正气扶起来。扶助正气依赖的是养生，而不是手术、药物等医疗手段。

治疗肿瘤，关键在于扶助正气。从中医角度来分析，人禀天地之气生，四时之法成，因此，人的生活方式、饮食、起居、运动、精神等都要合乎天地四时，这样才能得天地四时的庇佑，才能正气更旺，身体更健康。具体应做到以下几点：节饮食可和中焦，悦情绪能安心神，勿过劳以养气力，慎起居则顺四时。比如饮食方面，建议吃素，素食不易妄扰相火；起居方面，建议早睡早起，跟上天地自然的阴阳变化规律；运动方面，建议坚持运动，并且不能在晚上运动，要运动至微汗出，使周身阳气通畅；精神方面，要远离怨、恨、恼、怒、烦五毒，尽量保持快乐、乐观、积极的心态，千万不可有悲观、恐惧、忧虑等负面情绪，尽量让情绪放松；环境方面，要尽量避免居住地的空气、环境、饮水等被污染。

（四）治肿瘤当以人为本

我临床用中医治疗各种肿瘤，始终贯彻一条主线，即以扶正祛邪为原则，重视应用针灸来改善肿瘤患者的各种不适症状。有人认为中医治疗肿瘤只能是西医的替代和补充，我却认为治疗肿瘤应以中医为主，必要时辅以西医疗法，因为中医治疗肿瘤能标本兼顾。

为什么有的患者已经切除了肿瘤却仍可能扩散？从中医角度来分析，切除肿瘤只是治标而不能治本。治疗肿瘤的关键是恢复正气，只要正气健旺，即使有肿瘤也不会扩散；相反，若正气不足，即使肿瘤被切除，仍可能死灰复燃，其根本原因是产生肿瘤的机制没有消除。所以说，治肿瘤当以人为本，而不是以瘤为本。

（五）治癌当以扶正为本

一般来说，如果肿瘤已经全身扩散，疾病就应该很重了。但我遇到过一位患者，机器检查出患有甲状腺癌，已经扩散至全身，包括头部，但患者感觉良好，没有任何不适，能吃能睡，精力充沛，可以正常工作。从中医角度来分析，这是正气健旺的表现。正气存内，邪不可干。建议癌症患者保持情绪安和，正常生活，不建议滥用放（化）疗等伤害性疗法。

治癌，当以扶正为本。《黄帝内经》明确提出："邪之所凑，其气必虚。"《医宗必读》亦言："积之成也，正气不足，而后邪气踞之。"历代医家普遍认为，癌症是正气亏虚、邪气留聚而成。这提示我们防治癌症当重视养正，正为本，邪为标。邪之所以积聚，源于正虚。治疗癌症时，任何伤正的疗法都是不合适的。

现代医学已经很发达了，为什么不少癌症却越治病越严重，甚至完全治不好？从中医角度来分析，癌症之所以难治，是因为患者正气太弱，正不胜邪。病之所以能治愈，医疗的作用是第二位的，患者的正气恢复才是第一位的。若不顾正气，妄肆攻逐，虽然邪气可祛，但正气若损，则病必难治愈，毕竟生命源于正气，正气不可损伤。

（六）肿瘤患者康复的几个关键

对于肿瘤患者而言，要想早日康复，需要做到以下几个方面：一是心情愉悦，不恐惧、不焦虑、不紧张；二是积极运动，保持良好的体力和精力；三是维持正常体重；四是对放（化）疗等伤害性的治疗措施有一定的忍受能力；五是尽量不要受寒，不要感冒；六是养正，以正气为本，正气旺盛则阴邪自退。

五、中药治疗肿瘤疼痛

人们普遍认为，西医是治疗急症的医学，对于疼痛急症，用西医西药往往会有不错的效果。但事实并非如此。

肿瘤疼痛是临床上的一大难题。疼痛发作时患者往往十分痛苦，因为其疼痛是剧烈的。患者本来就因患肿瘤而心理压力极大，又伴有剧烈的疼痛，身心皆极痛苦。对此，西医苦于无法可施，不得已只好求助于吗啡、杜冷丁等强力镇痛药。虽然吗啡、杜冷丁之类的药物能产生不错的镇痛效果，但亦带来极大的毒副作用，特别是其成瘾性，临床根本无法解决。以致患者疼痛难忍时，医生只能用少量镇痛药，以防止其成瘾。但药效一过，疼痛又会复发，且一次比一次严重。此类药物的成瘾性及短效性让医生颇伤脑筋。有朋友告诉我，她的家人因胃癌疼痛不止，西医治疗时曾一天打了三次止痛针，一直打到患者休克。

其实，中医在肿瘤疼痛方面极有作为。临床所见，用中药或针灸都可以达到极好的止痛效果，而且绝对没有成瘾性。可以说，中医治疗肿瘤疼痛是当前最有效亦最安全的手段。

我相信，所有肿瘤患者都不想反复应用吗啡，都希望能找到一种自然疗法，不损害健康而取得止痛效果。中医就可以达到这样的效果。传统中医对于治疗身体的各种疼痛有着丰富的经验和神奇的疗效，不但治疗一般性的头痛、胃痛、关节痛、腰痛等疗效不错，而且对肿瘤疼痛亦显出极强的疗效，比西医西药具有更强的优势。

（一）大黄附子汤

"医圣"张仲景的《伤寒杂病论》被认为是中医临床的经验宝库，其中记载的大黄附子汤即有不错的镇痛效果。大黄附子汤以大黄、附子、细辛组成，是温下之剂，原方主治寒实内结的肋下偏痛，温经散寒，通便止痛。虽然张仲景用此方治疗的病证仅此一条，但如果能透过条文认真分析，可以发现此方亦有其他功效。此方中大黄苦寒，能攻实荡热，但与辛温大热的附子相配合后即改寒下的作用为温下的作用，因此能攻内结的实寒，再加细辛的温经散寒，更增强了去除寒邪的作用。因此，此方为驱冷除实寒的温下之剂。

我们知道，肿瘤是寒凝痰结瘀滞而形成的，但肿瘤的形成不是随意的，其形成的前提是患者的三阴体质，也就是需要一个导致肿瘤的环境，这个环境要偏于虚寒，要气血瘀滞、阴寒内盛，还要有因情志因素引起的肝气郁结。如此环境下，久之才可能形成肿瘤。其中，七情不畅是一个极为重要的原因。因此，肿瘤患者一般都会气血运行不畅，"不通则痛"。按六经理论来看，肿瘤其本是三阴证，其标为阳明证，需攻下方可止痛。而大黄附子汤能温下寒结，攻逐肿瘤，活血通络止痛。

按张仲景所说，此方治疗"肋下偏痛，发热脉弦紧，此寒也"。但除此之外，本方在临床上的运用极为广泛，不仅可以治疗右肋下疼痛，如现代医学所说的胆囊炎及胆道的一部分功能性疾病，还可以治疗一切因为阴寒内盛所导致的疼痛疾病。因为大黄附子汤寒热并用，既有驱逐寒邪的作用，又有清热荡实的作用。肿瘤虽然多发于三阴体质，但表现为颇多的热象，是属于寒热实结之邪为患，此方正好治之。

据《皇汉医学》记载："此方实能治偏痛，然不特偏痛已也。亦能治寒疝，胸腹绞痛延及心胸腰脚，阴囊㿗肿、腹中时时有水声、而恶寒甚者。若拘挛剧者，合芍药甘草汤。如上所云，不仅治偏痛，亦能治两侧肋下及腰腹痛。故不可拘泥于偏痛二字也。"我用此方治疗身体的各种疼痛，特别是剧烈疼痛如牙痛、胃肠绞痛、肾痛等，都收到药到痛除之效。诚如古人所言，其效之来，如风来吹云，明乎若见苍天。

处方：制附子 30 克，细辛 30 克，生大黄 30 克。水煎服，每日 1 剂。需久煎两小时，则既可消除制附子的毒性，又可减缓生大黄的泻下之力，使药性偏于和缓平正，更适合肿瘤患者。

以我治肿瘤疼痛的经验，不论是年轻还是年老，不论是新病还是久病，也不论其疼痛性质是刺痛、钝痛、钻痛还是隐痛，都以此方治之，绝大部分患者都可以马上获效。如果患者热象较为明显，可以加生石膏 30～60 克，以减制附子的热性，使其寒热平调而收良效。

服此方后，如果大便略稀，可不必在意，继续服此方数剂，至疼痛消失即可停药。若疼痛再发作即再服，勿虑。若大便泻下每日三四次，可加山药30～60克，以健运脾气。若泻下明显，且出现疲惫、面色苍白等症状，需立即停服。

如果患者因体虚而不耐其泻，可略为变方：生石膏30克，细辛30克。水煎服。或者上药研成极细末，每次3克，用温水冲服，每日2次。此方亦走少阴阳明经，药简而力不减，用于肿瘤疼痛，确有不错的效果。

（二）芍药甘草附子汤

张仲景还有一个芍药甘草附子汤，这个方子可以扶阳，并能缓肝之急。我的常用剂量：白芍45～60克，炙甘草30克，制附子30克。水煎服，久煎两小时。

我常用此方治疗后背畏寒疼痛，效果极好。此方中有芍药、甘草，两味药组合成芍药甘草汤，可以缓解各种肌肉拘挛性不适，又能酸甘化阴，可养阴生津，更兼酸以泻肝。对于肝病，"酸泻之，辛补之"，服酸以调整肝的疏泄功能，泻肝之实。附子扶阳，补体内不足的阳气，但其亦有升阳之功。服附子后阳气充满全身，此时配合芍药酸以收敛之，可以把附子之阳收敛于肾水之中，则阳归其根，而能生化无穷。此方可以治疗肿瘤疼痛。此种疼痛多见患者面色苍白、精神不振、语声低微，或反复呻吟、肌肉紧张，或因疼痛而局部肌肉抽紧，其脉略沉软无力。

此方与大黄附子细辛汤各有所长，对于肿瘤疼痛都能取效。只是大黄附子细辛汤所治的疼痛患者多面色显红润，因疼痛而精神亢奋、喊叫声高。其脉多偏紧，大便多不通畅或者基本正常。而芍药甘草汤所治的疼痛患者多伴有消耗性体质。两方如果能配合症状进行加减应用，当可对多种肿瘤疼痛有明显的效果。

对于正气虚弱兼有疼痛的肿瘤患者，上面的处方亦可变通一下，改为桂枝新加汤。常用剂量：桂枝 30 克，白芍 60 克，炙甘草 30 克，生姜 45 克（切片），大枣 30 克（切开），党参 30 克。水煎服，每日 1 剂。此方在桂枝汤的基础上加扶正的党参，可益不足之气血，更加重生姜与白芍，可散未尽的邪滞，并能温补其营卫。肿瘤多属虚劳之证，虽发作疼痛，但其脉仍沉迟无力，此方颇为对证。

（三）其他治癌痛方

近贤张大昌妙悟岐黄，提出了一个治疗肿瘤疼痛的方子，临床试用，治癌痛的效果尤速。但一般仅适用于肿瘤疼痛初期、疼痛不太剧烈的情况：制川乌 15 克，生黄芪 45 克，木瓜 30 克，炙甘草 15 克。水煎服，每日 1 剂。此方亦治各种病因所导致的四肢疼痛。伴有抽筋或拘挛者可加白芍 30 克，成芍药甘草汤，效果更好。

我用中医的方法治疗了不少晚期肿瘤患者，大都取得了相当不错的疗效。患者的疼痛很快得到控制，而且诸症渐渐好转。虽然有些患者最终归于不治，但在存活期间没有剧烈的疼痛。

癌症晚期往往被认为预后不好，但并非没有希望，若能积极治疗，不少患者可以极大地延长生命。多年前我曾治疗一位乳腺癌转移至骨和肺的女性患者，其周身剧烈疼痛，生活质量严重下降。因未能面诊，考虑到病情沉重，需用止痛与攻块合用，当时处方：海藻 30 克，甘草 30 克，浙贝 10 克，红参 10 克，五灵脂 10 克，蒲黄 10 克，全蝎 10 克，蜈蚣 4 条，冰片 1 克。水煎服，每日 1 剂。服药后患者疼痛大大缓减。患者自己坚持每周服药两三剂，8 年过去，患者仍健在，虽偶有疼痛，但检查发现肺转移的 3 个病灶已经消失。

2015 年初夏，我诊治了一位间质瘤患者，其腹腔内多发转移瘤，检查发现腹膜及网膜广泛转移。该患者先后做过三次手术，切除了六七十块如鸡蛋大小的肿块，最后一次手术切除了一块重达 1 千克的肿块。来诊时胃部、左腹股沟处及下腹部胀痛，其痛剧烈，发作时难以忍受。经调治月余，汤药与针灸合施，其痛渐消。再检查发现最大的肿块直径已由9厘米降至5厘米。其时用方：川楝子15克，元胡15克，黄连10克，瓜蒌壳15克，瓜蒌仁30克（炒，打碎），竹茹15克，枳实15克，陈皮30克，茯苓30克，生半夏30克，吴茱萸10克，生姜30克（切片），炙甘草10克，苍术30克，厚朴30克。因有两侧胸腔积液，伴右肺下叶膨胀不全，咳嗽严重，配合用下方：麻黄25克，桂枝30克，白芍30克，炙甘草10克，干姜10克，细辛10克，姜半夏30克，五味子10克，陈皮30克，茯苓30克，枳实30克。两方交替服用，其咳亦去，效果甚佳。

希望癌症患者鼓起生存的信心，不要被西医的诊断吓倒，肿瘤是完全可以治得好的。只有患者自己有信心，医生才可能找到治疗的思路和方法。对于肿瘤疼痛，我强烈建议患者积极找针灸医生求治，不要仅仅依赖于止痛针。虽然止痛针可以帮助缓解疼痛，但对于五脏六腑的损伤也非常大，久之则正气内败，极易陷入不治。

以下提供几个常用且有效的肿瘤止痛方，供临床参考。

（1）肺癌疼痛、兼有咳嗽气喘者，可以暂时先止痛止咳。因为患者正在忍受着巨大的痛苦，所谓急则治标，就是这个道理。

止咳喘，可以急用此方：生地12克，杜仲12克，麻黄12克，杏仁12克（打碎），炙甘草12克，生石膏12克，党参12克，乌药12克，沉香12克（后下），枳实12克，当归12克，木香12克，香附12克，神曲12克。水煎服，每日1剂。此方止肿瘤之咳喘颇有神效，值得临床重视。

止肺癌疼痛用此方：仙鹤草90克，生蒲黄9克，五灵脂9克。水煎服，每日1剂，早晚各服1次。

上方若止不住疼痛，亦可试用下方，这是治疗肿瘤剧烈疼痛的方子：鼠妇9克，六神丸20小粒。上药为一天的量，共研极细末，温水冲服，早晚各服 1 次。

（2）各种肿瘤疼痛偏于身侧的，都可在辨证的基础上试用此方：乳香、没药、丹参各 10 克，海浮石 20 克，香附 10 克，旋覆花 10 克（包煎），苏子 10 克，白芥子 10，杏仁 10 克（打碎），生半夏 10 克（开水冲洗七次再入煎），桃仁 10 克（打碎），红花 10 克，当归 10 克，赤芍 10 克，柴胡 10 克，茯苓 18 克，薏苡仁 30 克，元胡 12 克。水煎服，每日 1 剂。

（3）癌症疼痛往往在初期疼痛不甚明显，渐至后期，疼痛越重。肿瘤轻度疼痛，亦可考虑用下方调治。此方止痛力度较轻，用于轻度疼痛颇为实用，且不伤正气。处方：元胡 20 克，赤芍 30 克，白芍 30 克，生甘草 10 克。上药共研极细末，每次 6 克，温水冲服，早晚各服 1 次。

（4）身体极虚，兼有疼痛。肿瘤多属中医的虚劳证，张仲景创立小建中汤，原为治腹中急痛、心中悸而烦和虚劳、男子黄疸、妇女腹中痛等证而设，若能灵活化裁，则此方治疗肿瘤疼痛亦有良效。此方所治皆因中虚所致阴阳两虚，故其治疗当以建立中气、调和阴阳为关键。本方酸甘化阴而缓急止痛，辛甘化阳而温补中虚，诸药相合，共奏温中补虚，和里缓急之功。处方：白芍 45 克，桂枝 25 克，大枣 30 克（切开），生姜 30 克（切片），麦芽糖 120 毫升，炙甘草 15 克。水煎服，每口 1 剂。

（5）我常用制马钱子研极细末，装 0 号胶囊，每次 1 粒，嘱患者于睡前温酒吞服。每服 5 天后停 2 天，再继续服。此药能消肿散结，用于治外伤瘀肿疼痛及痈疽肿痛。张锡纯盛赞制马钱子的功效，说"其开通经络，透达关节之力，实远胜于它药也"。我将其用于治疗多种癌性肿块，有不错的疗效，兼能止痛。若疼痛剧烈，我常嘱患者每次服 2 粒马钱子胶囊，有止痛效果，且无其他不适。《本草纲目》认为马钱子味苦性寒，但我观察此药性实为大热，而绝非寒性。此药日服 0.3 ～ 0.6 克为安全剂，大剂量可达 0.9 克，切忌不可过量服用。

（6）治疗肿瘤及疼痛，我常嘱患者在服汤药的基础上配合冲服蜈蚣全蝎散，此散组方：蜈蚣50克，全蝎50克。稍烘干，共研极细末。每次1.5克，每日2次，用药液或温水冲服。观察多例，疗效可靠。

（7）治疗肿瘤，还有止痉散。其方：姜半夏50克，天麻50克，蜈蚣15条，全蝎25克。共研细末，每次3克，每日2次，用温水冲服。此散能治痉挛、抖动，兼可治疗肿瘤疼痛。若肿瘤疼痛伴有痉挛，此散效果最好。

一般治疗肿瘤急性疼痛，我每次只为患者开2付药。药后有效，可以再服数剂，如果无效，可方便及时改方，以求能迅速取得疗效。

肿瘤疼痛，往往伴有气滞、血瘀、痰凝，有时小方不能兼顾诸多因素，必要时亦可考虑大方重剂，以尽最大的可能取得止痛效果。

（四）肿瘤小偏方

治疗肿瘤是个系统工程，患者与医生都要有信心和希望。患者尤其需要坚持每天服中药。民间的各种偏方可以作为参考，但还是需要辨证治疗。可以根据医生的处方，适当配合下面的方法，有助于病情康复。

（1）早餐用60克薏苡仁做成稀粥，不加任何东西，把粥吃光即可。薏苡仁健脾化湿，有抗癌的作用。特别是放（化）疗之后的患者，更要以此法扶助脾气。任何肿瘤患者均可坚持服用此方，自见疗效。

（2）食道癌、胃癌患者可取做豆腐时用盐卤点豆腐挤压下来的浆汁，适量当茶饮，每日可取用浆汁1000毫升，不拘时频饮即可，以有效为度。

（3）重灸关元、中脘、足三里等穴数百壮。因为癌症属于积聚，是由气血不通造成的，灸法可扶助正气，疏通阳气。重灸两三次，每次需间隔3个月，可收显效。

（4）食欲不振的患者可自用生山楂50克、枳实25克煎水常服，可以消食化积，提高食欲。

（5）白血病及咽喉癌患者可服六神丸，每次服 10 粒，每日 2 次。在口中含化后再用温水送服。

（6）治疗肿瘤疼痛：取一只 500 克左右的活鳖，洗净后放入沸水中煮 10 分钟，然后取出胆囊，挤出胆汁，加入到 50 毫升红葡萄酒中，稍混匀，一次性温服。肿瘤疼痛时患者往往十分痛苦，此偏方止痛效果明显。

六、针灸治疗肿瘤疼痛

说完中药，再谈谈针灸。从中医角度来看，肿瘤的病机虽然复杂多端，但亦不外乎阳虚于内而气化不足，由此导致痰浊、血瘀、水饮、湿毒等凝聚，化为肿块。针灸有通阳化气、疏通经络、调和气血、平衡阴阳的功效，因此针灸可治此症。若能配合患者强烈的康复信念、积极的养生行为与及时正确的治疗，当有显效。

（一）针灸止痛

针灸对于疼痛有着极为明显的止痛效果，这一点已经被国内外大量的临床病例所证实，世界卫生组织（WHO）也就针灸可以治疗的各种疾病专门列出了一份名单。

临床所见，针灸止痛效果显著：肿瘤压迫引起剧烈疼痛，针灸后疼痛即刻消失；肝硬化腹水，患者胀满难忍，针灸后即可感觉舒畅；关节扭伤后肿痛，不能活动，针灸后立即痛消，且活动自如……诸如此类，不胜枚举。针灸可迅速改善患者的不适症状，但局部的压迫、水肿、瘀血等病理因素继续存在，现代科学解释不了为什么针灸会取效。

不少癌症晚期患者伴有剧烈疼痛、腹部胀满等不适，我常用汤药以扶正祛邪，用针灸以疏通气血，针药结合，多有显效。特别是在患者症状明显时，用针灸能迅速缓解不适。

针灸通过经络穴位来调节脏腑虚实，运行气血，调和阴阳，其治病疗效极为明显，经常可以达到针下而痛止的疗效。我临床喜用针灸治疗各种疼痛以及各种极为明显的症状，因为针在我手中，可以边行针边询问患者疼痛是否止住，症状是否消除。而且如果能辨证精确，择穴而刺，大多数病例都可马上见效。相信每个针灸大夫都有这样的经验，凭手中的针，即时消除患者的不适症状。

心主神，诸痛都属于心。因此，取心经与心包经穴位以及耳穴神门等均有效。伴有血瘀者，当刺诸明显粗黑血络，可即时止痛。根据疼痛部位，亦可循经取本经的腧穴。《黄帝内经》认为"俞主体重节痛"，或取郄穴，或取原穴，或取诸井穴配合该经末端穴，即首尾取穴以止中间之痛。

虽然针灸止痛有一些专门的穴位，止痛效果不错，但如果能先进行临床辨证，止痛效果会更好。下面我介绍一些临床的病例，分析针灸是如何帮助肿瘤疼痛患者的。

数年前，我治疗过一对女双胞胎，两人皆患下腹部肿瘤，均已手术。但其中一人连续3次手术后刀口不能愈合，局部疼痛剧烈，要用吗啡止痛。视之溃烂一片，取循经远端腧穴针之，竟然可减少吗啡用量。

奥地利一对网球姐妹选手，双双患腹腔肿瘤。其中一人手术后切除了大部分腹部组织器官，皮肤不能完全收口，局部肌肉外翻。针其足三阴诸郄穴和原穴，针入而安睡。之后又行针灸2次，患者大大地减少了吗啡使用的剂量，其西医主治医生对此结果十分满意。但后来我的签证到期回国，3个月后从报纸报道中得知患者去世，殊为遗憾。

我曾在奥地利治疗一例舌癌患者，男，69岁，患舌癌1年，且已扩散到甲状腺，已经手术并化疗。患者听说我治疗了不少肿瘤患者，效果很好，因此很想来针灸，一直在等我诊治。患者右侧颈部手术刀口未完全收口，伸舌不能，且反复发作剧烈疼痛，要用吗啡及皮肤止痛贴。诊其脉，左沉软无力。诊其脐，见脐周多个小砂粒样物，环脐皮肤低陷无华，脐上部深陷。此脐之三个症象，即肿瘤之征。且患者自述体重减轻迅速，三脘区凹陷明显。我先为患者深刺灵骨、大白、太冲，并取八脉交会穴——照海和列缺，当时即痛止。3天后再诊时，患者说止痛剂已经可以减少一半的剂量了。三诊后患者已经不需要使用止痛剂，惊喜异常。

我的一位亲戚，男，50多岁，肝癌已到晚期。西医说只有半年的寿命了，家人因此而痛苦异常。趁我暑假回国时患者前来治疗。当时患者已经出现右侧肝区疼痛，影响睡眠，食欲大减，面色萎黄偏暗。按中医理论来看，这是正虚而邪盛，当攻邪与扶正同施，针灸与中药并用。我先取肝经与胆经诸穴，针灸止痛，以治标。结果针入而痛止，两三次针灸后，竟然再也没有疼痛过。继而以中药攻邪为主，兼以扶助脾肾阳气，患者渐觉诸症减轻。一个月后因我要出国工作，患者只好回老家静养，并继续服中药，竟又活了近两年，一直到生命的最后时刻也没有再出现任何痛苦。

有一名患者因肿瘤扩散导致腹部剧烈胀痛，深呼吸则腹中刺痛，患者夜不能寐，辗转反侧，上午来急诊。治急症当先治标，不必顾及其本，急用针灸以缓解胀痛，让其呼吸顺畅起来。察其胀痛在胃脘偏左侧，即针右阴陵泉，长针直刺，针入症略减。再针阳陵泉、足三里、太冲，诸症大减，患者面色平缓。更点刺膈俞刺血拔罐以活血。

一名前列腺癌患者下腹部剧烈疼痛，发作时需服止痛药。来诊时正疼痛发作，痛至全身大汗淋漓。急针三阴交、水泉、涌泉、中极、大赫、灵骨、大白诸穴，其痛不减。再取耳穴下腹、神门、皮质下、枕诸穴，配合肝经郄穴中都，针入数分钟其痛渐减，之后患者沉沉睡去。

针灸治疗癌症晚期疼痛确有不错的效果。以我所治疗的数例肝癌晚期疼痛案例来看，都可以在一两次针灸后迅速止痛，且配合服中药后，可以让患者存活时间远远超过西医的预测。虽然最终我无力挽回所有肿瘤患者的生命，但能在一定程度上让患者不再忍受疼痛的折磨，并可适当调和患者的阴阳、气血、脏腑、经络平衡，对病情恢复亦极有裨益。

就我自己的临床经验来看，耳穴最治急症。我曾通过耳穴治疗多例肿瘤疼痛患者，皆收卓效。一晚期肺癌患者因腰及下腹疼痛剧烈而来诊，痛至哭泣。先针灵骨、大白、太冲、百会诸穴，皆贴骨进针，但效果不显。再针耳穴，取神门、腰骶、皮质下、肺、枕诸穴，针入后嘱患者缓慢用鼻深呼吸，其痛霍然。

我曾诊治一名肿瘤患者，其下腹胀痛，住院数天症状渐重，针耳穴中腹腔、胃、肝、脾、神门诸穴，配合迎香、足三里、太冲，针入数秒钟，患者呻吟声即止。

一名患者因肺癌转移引起腰股疼痛，来找我进行针灸治疗，对疗效满意。某日突然疼痛发作，患者痛不可忍，竟然在诊室里大哭。我急忙让助手把患者抬到治疗床上，诊查其痛处，自述在腰及腹股沟处痛如刀割，实在无法忍受。当此急痛之时，耳穴最能救急，急针神门、腰骶、腹股沟、心、皮质下诸穴，嘱患者用鼻缓缓深呼吸，针入后患者痛即渐减，数分钟后疼痛霍然，出针后已可自己行走。

某食道癌患者术后 2 年癌细胞扩散，伴呕吐，不能食，依赖颈部注射营养液维生。来诊时腹部剧烈疼痛，自述每天都要用止痛针。察其体瘦，精神萎靡，急针耳穴中神门、膈、胃、肝、脾诸穴，伴迎香、内关，针入数秒其痛大减。再诊时自述针后 3 天竟然未再腹痛，亦未再用止痛针。

我曾经治疗过一名癌痛患者，一个大男人痛得受不了，在地上边打滚边哇哇大哭，可见癌痛之剧烈。我马上安排助手一起把患者抬到治疗床上，先用言语安慰，告诉患者，不要紧张，尽量深呼吸，用鼻吸鼻呼，因为深呼吸可以缓解疼痛。安慰的同时，马上进行针灸治疗。对于剧烈的癌症疼痛，我多取耳穴。针耳穴的神门、皮质下、交感、枕诸穴。先用圆头镊子轻轻按压穴位，寻找敏感点。敏感点处会有极尖锐的疼痛，若轻轻按压，患者会有皱眉的动作。找准后，即用半寸针灸针轻轻刺入，以针能立住不倒为度。患者针入即痛止，从抬上治疗床到疼痛消失，前后也不过两三分钟的工夫。患者告诉我，终于不痛了，感觉非常舒服，一会儿即沉沉睡去。可见针灸止痛的效果之神奇。

就我数年来的临床经验来看，肿瘤疼痛万万不可一味依赖西药，一定要及时用中医辨证论治，用针灸、中药或中医其他疗法都可收到显效。对于肿瘤患者来说，当重视中医的巨大治疗效果，不要一味迷信放（化）疗及手术疗法，当努力选择一种更快捷、更安全的康复方法。我相信，中医才是肿瘤患者的最佳选择。

（二）针灸缓解癌症晚期疼痛

癌症晚期患者剧烈疼痛，怎么办？我的方法是用针灸。多年来我临床尝试用针灸治疗癌症晚期疼痛，止痛的效果几乎达百分之百，而且针入即见效。针灸无副作用，可减少或完全代替止痛药的用量，极大提高患者的生存质量，配合汤药可延长患者寿命，针灸后患者精气神皆有所提高。

一男性患者肝癌晚期，出现后背酸痛症状，遍及整个上背部，兼有腹胀、腹痛。脉滑软弦，右滑弦，右尺紧，舌下小瘀，苔黄。患者不能平躺，正后背疼痛剧烈，要求先止痛。嘱患者右侧卧，查其后背疼痛部位，属膀胱经。先针左膀胱经原穴京骨，配表里经肾经络穴大钟，针入痛减。再针膀胱经腧穴束骨，因为腧穴主体重节痛；膀胱经穴昆仑、络穴飞扬，皆属循经远取。针入其痛又减，几近消失。患者见疼痛消失，要求再治腹胀腹痛，即针右侧太白、公孙、然谷。此三穴我称为地火，能调补脾肾，温通腹阳，用于治疗腹部诸病，往往疗效迅速。针入，其腹部诸不适亦大减。最后取左侧耳穴，针神门、交感、心、胃诸穴。针入诸不适全部消失。

癌症晚期若疼痛剧烈，有时体针效果不明显时，我常配合取耳穴。我临床观察到，耳穴针灸止痛疗效非常高，甚至能针入痛除，我常把耳针作为缓解癌症晚期疼痛的终极手段。

有人认为，肿瘤不能用针灸，说针灸会导致肿瘤扩散。这种说法根本没有道理。以我的临床经验来看，针灸最能治疗肿瘤，不管是初期还是晚期，都可选择针灸。其好处多多，最明显的是针灸能标本兼治，既可缓解肿瘤出现的任何症状，又可以扶正祛邪，帮助患者早日康复。

我临床用针灸治疗肿瘤多年，每天都有不少肿瘤患者接受针灸治疗，不管是近期疗效，还是远期疗效，都令人满意。

我是中医人，也是针灸人，在临床上我力推针灸，实在是因为针灸能治病。我也致力培养中医人才，特别是培养针灸人才，我愿意通过我的努力，去帮助更多的患者。

（三）治疗肿瘤引起的腹胀常用穴组

治疗肝癌、肝硬化、胰腺癌等引起的腹胀，我常用针灸，多可马上缓解。我常用的穴组：一是左侧尺泽、曲泽，为全息对应；二是内庭、悬钟（在足阳明胃经上，动脉搏动处，非绝骨）；三是足三里、阴陵泉、曲泉，这组也是全息对应取穴；四是局部中脘、下脘、梁门、期门、章门。我临床发现第一组效果最好。

（四）针灸能改善肿瘤所致的各种不适

我主张用针灸解决肿瘤所导致的各种不适症状，不管是急性的还是慢性的，多可随手见功，应针取效。例如，一位患者因胰腺癌导致剧烈腹胀腹痛，自述胀痛在胃脘偏左侧，即先针右阴陵泉，长针贴骨刺，其胀痛立减；更针足三里、阳陵泉、太冲、太白、内关，胀痛大去；再针中脘、下脘、梁门、天枢诸穴，其胀痛即完全消失。

一位男性患者因肿瘤扩散到头部而诱发了癫痫，6天前做了颅脑手术，术后出现烦躁、易怒，兼左侧头痛，精神极差，脉左寸沉软。针太冲、内关、三阴交、足三里、中脘、印堂诸穴，和其气血，安其心神。出针后患者周身轻松，精神大好，头痛消失，感觉舒畅，直夸针灸神奇。其妻喜极而泣。

癌症晚期，患者出现疼痛、胀满等各种不适，生活质量严重下降，怎么办？我的建议是首选中医治疗，特别是针灸治疗，多可迅速缓解患者的不适。以肝癌为例，若患者肝区胀痛难忍，我常取左尺泽（按上肢全息，尺泽对应于中焦）、中脘（腑之会）、右期门（肝之募）、右腹哀（局部泻邪）、右章门（脏之会）、太冲（肝之原）。

临床上我观察到，针灸对于癌症晚期患者有良效，经过针灸后其不适症状（如肿瘤转移引起的剧烈疼痛、肺癌导致的咳嗽等）可以完全缓解。虽然针灸不能延长此类患者的寿命（患者已经处于恶病质状态，化源已败，肾精枯竭，先后天皆失其本），但至少能让患者的生活质量提高，让患者在绝望中得到部分心理安慰。

对于癌症，不管采用何种治疗手段，其目的不外乎延长患者的生存期，提高和改善患者的生活质量，针灸即有这样的效果。针灸能缓解癌症引起的疼痛，改善癌症的各种临床不适症状，减轻放（化）疗的毒副反应，改善骨髓造血功能，并可抑制肿瘤的生长或转移，其效之大，他法所不能及。我大力推广针灸，希望能帮助更多患者。

（五）针灸治疗癌症为标本兼治

肿瘤的成因，首在正虚，次在邪客。针灸之所以能防治肿瘤，是因为针灸可以扶正祛邪。从我的临床经验来看，针灸应该贯穿于肿瘤治疗的全过程。针灸不但可缓解肿瘤后期的各种不适，从而提高生活质量；还可以应用于肿瘤放（化）疗的前后，能预先激发机体潜力，并缓解放（化）疗的副作用。

有人担心，针灸能调节气血运行，会不会促进癌细胞扩散？这种担心完全是多余的。癌细胞之所以扩散，是因为机体正气不足，使得邪气泛滥。针灸能扶正，所谓扶正，即调整阴阳、谐和脏腑、疏通经络、平衡气血、舒畅神志等功能。针灸后正气得足，其邪自退，不但可使症状缓解，而且能改善患者体质，延长其生命。

有人担心，虚证不能针灸，会耗气破气。这是没有道理的。针灸有补有泻，补能扶正气，泻可祛邪气。针灸的功效极大，从临床经验来看，几乎无病不可针，无病不能取效。有人说针灸不能治癌，这是完全不了解针灸作用的表现。针灸能调和气血、平衡阴阳、改善脏腑、疏通经络、安定神志，当然可治癌症。

针灸治疗癌痛有两种类型：病机治疗与症状治疗。针灸不但能即时止痛，且能改善体质，有标本兼治之功。针灸的最大作用在于平衡阴阳、调和气血、疏通经络，这也是止痛与治癌的关键环节。所谓疼痛，源于气血不通。针灸能鼓舞气血运行，使滞涩得以通畅，从而改善致癌的病理条件，起到既止痛又治癌的效果。

七、艾灸治癌

我用艾灸治疗癌症，疗效令患者满意。癌症的本质是正虚而邪实。正虚是本，主要是阳虚，气化不利，才会导致痰湿、水饮、毒浊、瘀血等凝滞。因此，扶阳抑阴是改善阳虚体质、治疗癌症的根本大法。扶阳，艾灸最好。灸后患者普遍反映精神更好，疼痛、水肿、沉重、发热等症状缓解。唯不能过灸，以免耗阴动火。

有西医医生告诫患者，艾灸会促进肿瘤的血液循环，导致肿瘤扩大。从中医角度来分析，并不会出现这种情况。前贤明确说，艾灸能"壮固根蒂，保护形躯，熏蒸本原，去除百病，蠲五脏之痛患，保一身之康宁"。艾灸能扶正，正气存内，则邪不可干。正如吃饭能补益气血，但气血健旺了，也会给肿瘤提供营养，那患者难道就不吃饭了吗？

有人问，增生的局部能否艾灸？机体阳不化气，则阴浊凝聚而成形，因此，凡是有形的病理产物多源自阳不气化。而艾灸有温阳通阳之力，自然可以促进阳的气化功能，所以凡有阴浊凝滞而成形的都可以施灸。比如各种肿块、增生、结节、囊肿、脂肪瘤、肌瘤等，都可用艾条温灸局部以促进阳气宣通。

八、关于手术和放（化）疗

有数据显示：在美国，小于 2 厘米的早期乳腺癌切除率只有 30%，而在中国的切除率却高达 70%。有人问：患了癌症难道不应该手术吗？问题是，手术只是把肿瘤暂时切去了，但产生肿瘤的体质并没有改变。正确的治疗应该是从根本上改善生瘤体质，辅以攻逐，使肿块渐渐变小。这个过程既要求有明医诊治，更要求患者积极配合。

我强调，手术绝非治病的首选，应该是最后不得已的选择。中医认为，若能把长瘤体质改变，则大瘤可变小，小瘤可自动消失。肿瘤之所以发生，与机体的生命活力下降，也就是气化功能下降有关。切除肿瘤并不代表根治，因为导致气化功能下降的因素并没有消除。治病求本，寻求病因，辨证施治，这才是正治。

（一）手术严重伤损正气

有人不理解中医，甚至建议：肿瘤若能手术根治，就千万别找中医。殊不知肿瘤患者本身就正气不足，正虚而邪积，凝滞而成肿瘤。若滥用手术，更损正气，兼易导致血瘀。况且，肿瘤切掉了病就好了吗？正气不复，邪浊仍会凝滞。切割绝不可能根治肿瘤，扶正祛邪才是标本兼治之道。

关于肿瘤是否要切除的问题，主流医学多主张切除。且多数人持有这样的观点：当发现肿瘤时，不管早期或晚期，如能安全切除，一定要抓紧时间手术。然而事实是，手术对人体的伤害很大，若正气虚弱而妄行手术，不但不利于患者康复，反而会加速正气的溃败。人能活着，是因为有正气。正气一败，则生机泯灭，手术又有什么意义呢？

若盲目追求消灭所有癌细胞，表面上看似乎是很高明的治疗，但消灭癌细胞的过程也是伤损正气的过程。即使暂时把肿瘤消灭了，但正气受损，正不胜邪，肿瘤邪气亦容易复发。

上海交通大学医学院附属瑞金医院前院长朱正纲说：晚期癌症患者慎开刀，很可能开一个死一个。一位外科专家能有如此见识，殊为了不起，毕竟手术不是万能的。从中医角度来看，正气是生命的根本，留得一分正气，方有一分生机。癌症晚期的患者已经正气极虚，此时手术愈加伤损正气。忽视正气而一味切瘤，无异于害命。

（二）放（化）疗后肤色变黑是肾色外露

黑色是肾的本色，肾精内藏，我们的皮肤就色泽红润，而不会透出黑色。我临床观察到，不少肿瘤患者在做过放（化）疗后，周身皮肤颜色会变黑；一些肾病患者长期使用激素后，其皮肤也会变黑。分析其机理，这是伤损了肾精，导致肾色外露的反应。按温阳益肾的思路治疗后，不少患者的皮肤颜色可完全恢复至正常。

（三）放（化）疗当配合中医治疗

有癌症患者在做放（化）疗期间，自述医生告诫，千万不要吃中药，否则会加重病情。我却认为，放（化）疗的毒副作用非常大，一定要同时配合服中药或进行针灸，才有助于扶助正气，并可缓解放（化）疗的毒副作用。我临床治疗过不少此类患者，他们坚持放（化）疗，但也同时配合中医治疗，这些患者能顺利完成放（化）疗而正气不虚。

放（化）疗期间及之后可以采用中医治疗吗？我认为，对于治疗肿瘤而言，中医是可以全程参与的。放（化）疗期间及之后，人体气血不足，脏腑失衡，用中医（服中药或做针灸）可以补益气血，平衡脏腑，从而减轻放（化）疗的毒副反应，增强正气，避免身体过分虚弱，并可促进尽快恢复。即使肿瘤已经扩散，亦可用中医阻滞病情恶化。

（四）放（化）疗不应滥用

癌症一定要放（化）疗吗？我的观点是，无论是放疗还是化疗，都是攻邪的手段。攻邪则必然伤正，而正气是康复的根本。有时邪气炽盛，邪不去则正难以自复，怎么办？可以适当攻邪，但只应该用于真正对放疗或化疗敏感的癌症，绝不可以滥用。应用放疗或化疗时，还需要观察患者的正气状态，以能耐受攻伐为原则。

（五）癌症必须放（化）疗吗

当前，放（化）疗是一种治疗癌症的方法，不少患者也寄希望于放（化）疗，期望能通过放（化）疗把癌细胞杀死。按现代医学的观点，对于某些癌症来说，放（化）疗可能是主要的治疗方式，比如淋巴瘤、白血病等，这类癌症是全身性的，放（化）疗有其治疗意义。对于某些癌症来说，放（化）疗可能是辅助方式，比如大肠癌手术切除后辅助化疗或肺癌的辅助治疗。

放（化）疗之所以能够治疗癌症，是因为放（化）疗能够杀死肿瘤细胞。从中医角度来分析，放（化）疗本身也是一把双刃剑，它不仅能杀死癌细胞，也能杀死健康的细胞。也就是说，放（化）疗会伤损正气。而正气是健康的根本，为了治癌而伤正，并不一定值得。

现代医学也发现，并非每一位癌症患者都适合放（化）疗。比如肝功能不好的癌症患者，就不能选择放（化）疗，否则对肝脏的伤害很大；全身转移的癌症患者，已经出现消瘦、虚弱症状，选择放（化）疗的意义也不大，还会增加痛苦，甚至加速死亡；有些癌症患者免疫力特别差或合并感染，也不应该选择放（化）疗，因为放（化）疗会破坏人体的免疫力，会让身体一下子垮下去。

放（化）疗很痛苦，要坚持做放（化）疗，需要有顽强的意志力。患者进行放（化）疗一段时间后，头发就会脱落。从中医角度来分析，发为肾之余气所生，头发脱落，说明伤肾了。放（化）疗后精神萎靡、周身疲惫，这是伤气了，表现出来的是气虚的症状。而且，放（化）疗对健康的影响会不断累积，有的患者刚做放（化）疗时还无所不适，感觉良好，但越做感觉越差，说明放（化）疗对人体的伤害是逐渐加深的。

因此，患者在决定是否放（化）疗的时候，一定要特别慎重。若一定要选择放（化）疗，建议配合中医（或用汤药，或施针灸），因为中医擅长扶正，可以极大地缓解化疗的副作用。我临床观察到，若不得不做放（化）疗，同时配合内服汤药或针灸，可以改善患者在放（化）疗过程中所出现的各种不适症状，而且有助于患者坚持做完放（化）疗疗程。

（六）放（化）疗后中医调理方

肿瘤即使到了晚期，或者已经扩散，患者也不应失去治疗的信心。要知道，治疗肿瘤绝不是简单地切除或者放（化）疗，这是以牺牲健康为代价，且极易导致肿瘤复发。对于肿瘤，患者及其家属往往会担忧不已，但大家普遍都在担心肿瘤本身，却少有患者担心肿瘤背后的三阴体质。试想，是三阴体质导致了痰浊、瘀血、阴寒凝聚，聚而成块。不去反思自己长期错误的饮食、生活、行为习惯，却担心暂时的肿瘤，这不是舍本逐末吗？治疗肿瘤的关键亦在于此。正确的方法是以自我康复为主，辅以中医治疗。

一般来说，患肿瘤之后，医生都会建议患者做手术切除，之后做放疗或化疗以完全消除肿瘤细胞。但放（化）疗都伤损正气，我不愿意看到患者选择这样的治疗方法。须知治病首先要保住生命，然后再徐徐治病。生命是什么？就是元气。若元气健旺，则正能胜邪；若元气不足，则邪反胜正。如果某种治疗手段伤损元气，那么这种治疗手段一定是对生命有害的。

治疗肿瘤不能光想着杀灭癌细胞，即使暂时把肿瘤切除了，或者放（化）疗后肿瘤细胞消失了，也并不表示肿瘤真的消失了。第一，患者产生肿瘤的三阴体质仍在，还会生出新的肿瘤。第二，手术及放（化）疗伤损了患者的正气，正气尚健，病邪往往不易迅速扩散，而一旦正气溃败，则百邪皆作。临床上经常见到有些患者术后病情迅速复发，即正弱邪强之故。第三，肿瘤的治疗是个系统工程，需要患者的意志、精神、饮食、生活行为等各个方面的协调努力，单纯手术或放（化）疗是不可能从根本上治愈肿瘤的，所谓的治愈，只不过是表面的现象而已。

我临床诊治过不少肿瘤患者，因为各种原因，有的正在做放（化）疗，有的刚刚做过放（化）疗，这些患者普遍出现了精神萎靡、气短乏力、面色无华、食欲不振、恶心、呕吐、腹胀、腹泻、脱发、易感染等病象。我问患者，有这么多的副作用，为什么还要选择这种治疗？多数患者说，只要能治好肿瘤，副作用多也能忍受。甚至有些患者对于这些副作用很不以为意，认为放（化）疗的副作用是战胜病魔所必须要付出的代价。

在做放（化）疗之前，医生往往会说，西医对付这些副作用的办法很多，放（化）疗的副作用也会随着放（化）疗的结束而逐渐缓解。还说，这个病必须做放（化）疗，否则癌细胞不能被消灭，病就难愈。意思是说，只要做了放（化）疗，看不到癌细胞了，肿瘤就算是治愈了。于是，患者就心无挂碍地接受放（化）疗了。在他们看来，放（化）疗的副作用完全可以挺一挺就过去了，放（化）疗结束后自己就等于战胜癌症了！事实果真如此吗？

做过放（化）疗之后，患者往往带着一身副作用出院回家休养。但做过放（化）疗之后，肿瘤真的被治愈了吗？据权威部门的数据统计分析，80%的癌症患者死于康复期。所谓康复期，指的就是癌症患者在顺利完成手术、放疗、化疗等治疗后的一段时期，患者在这段时期内体力还没有完全恢复正常就撒手人寰，这就是正气被伤损的严重后果！

治疗恶性癌症晚期，或是手术及放（化）疗之后，我的原则是先留人，后治病。留人第一，治病第二。留人以扶正固本为主，方药多以收敛浮阳、补火敛火为法。治病以祛邪为主，或攻块、或祛痰、或化瘀、或攻毒、或通经逐络，兼以扶阳燥湿。诸法随证而施，亦根据体质而用，一人一方。这样慢慢调治，患者渐可恢复生机。

患者找我看病时，我问：为什么之前要选择手术和放（化）疗？患者往往说，以前不懂中医，只知道西医是科学。后来经历过西医的种种"摧残"之后，才开始认真思考，发现还是要选择中医。肿瘤患者为什么一定要先受伤，再学会思考呢？看着患者千疮百孔的健康状态，实在令人哀叹惋惜。不少肿瘤患者，在选择了手术及放（化）疗之后，正气极度衰败了，才想起中医来，要求扶正保命。

一位肺癌患者手术切开胸腔，发现已经扩散，只得缝合回去，又做了7次放疗，身体极差。我诊后嘱其服些汤药，并配合针灸治疗。患者家属问："患者这么虚，可以针灸吗？"我说："为什么不能针灸，你了解针灸吗？"答曰："不了解。"我再问其是否了解放疗，仍答不了解。我说："你不了解放疗，居然敢做7次。你不了解针灸，为什么反而不敢做了呢？"

多数情况下，肿瘤放（化）疗之后患者所出现的副作用都属于气血两虚证或气阴两虚证，应根据病状的表现辨证用方，多需气血双补或气阴双补。

另外，放（化）疗之后白细胞降低，患者往往会出现反复感染、易于感冒等症状，这需要大补元气才行。并且还需要改善产生肿瘤的三阴体质，扶阳抑阴，让机体慢慢地充满阳气，则阴邪自散，大病方能康复。

　　鉴于以上分析，试提供几个实用的肿瘤放（化）疗后的康复处方，以便患者随时服用。当然，我建议患者不要自己滥用中药，最好请明医面诊一下，辨证用方，这样效果更好，且安全可靠。若实在不得已，不妨根据自己的病情表现，选择一个合适的处方试用一下。

　　一般来说，只要肾气不败，胃气尤存，则多有希望康复。中医治疗肿瘤，需先辨证，若偏于阳虚则用四逆汤加味，偏于阴虚则用炙甘草汤加味，偏于全身阴阳气血诸虚损则用薯蓣丸之类，如果患者能配合自我养生保健，或可挽回造化，复其生机。

　　（1）放（化）疗后患者红细胞、白细胞、血小板全部降低，此时患者身体瘦弱、疲乏无力、有出血倾向或出血。其脉多细数无力。此时需要补肾益气，养阴敛血。处方：女贞子 40 克，旱莲草 40 克，白芍 15 克，炙甘草15 克，枸杞子 15 克，山药 30 克，阿胶 10 克（烊化），生地 30 ～ 90 克，麦冬 30 克，生黄芪 120 克，当归 25 克。水煎服，每日 1 剂。

　　张仲景在《伤寒杂病论》中用生地来补血敛血，临床用的效果极佳。可根据患者的大便情况来调整生地的用量。若大便偏稀，则生地用 30 克即可；若大便干涩或如羊屎，则可重用至 90 克。

　　（2）患者出现放（化）疗后精神不振、体瘦、气虚语低、神疲乏力、贫血、手足冰冷等症状，此为消耗性体质。需用补虚强壮之方，以补其虚，健其本。此时可配合服用仲景薯蓣丸。此方古人用来治疗"虚劳诸不足，风气百疾"，即各种虚劳证及风邪侵入诸病都可考虑选用。此方亦被孙思邈载于《千金方》的风眩门，用于治头目眩冒、心中烦郁、惊悸狂癫。《外台秘要》引《古今录验》之大薯蓣丸，疗男子五劳七伤，晨夜气喘急，内冷身重，骨节烦疼，腰背强痛，引腹内，赢瘦不得饮食，妇人绝孕，疝瘕诸病。服此药，令人肥白，补虚益气。其方比张仲景的薯蓣丸多大黄、五味子、泽泻、干漆几味药。现有人以此方治疗艾滋病，效果明显。

人的元气在肺，元阳在肾，若过度消耗则难于骤然恢复。康复之道全赖后天水谷之滋，以补益其生机。脾胃为后天之本，脾胃太弱则气血不能通宣，而气血畅通又依赖于饮食精微。因此，仲景此方治疗"虚劳诸不足及风气百疾"，即从后天脾胃立法。

当代著名经方家黄煌教授（我读研究生时的老师）主张选用仲景薯蓣丸治疗恶性肿瘤手术放（化）疗后出现的贫血及其他一些慢性虚损性疾病，如血小板减少症、白血病、慢性胃肠病、结核病、肺癌、硅肺、肺气肿、肌肉萎缩、高龄老人营养不良、阿尔茨海默病等。我临床以此方主治疗放（化）疗后出现的诸多副作用，有不错的效果。并且此方用于治疗各种虚劳证亦颇为相宜。处方：山药30克，当归10克，桂枝10克，神曲10克，熟地10克，炙甘草6克，红参10克，川芎10克，白芍10克，白术10克，麦冬15克，杏仁10克（打碎），柴胡10克，桔梗10克，茯苓10克，阿胶10克（烊化），干姜10克，白蔹10克，防风10克，大枣30克（切开）。以水1500毫升煎成400毫升，再加水800毫升，煎成200毫升。两次所煎药液混合，于两天内分4次温服。

近年来我在临床上治疗了大量肿瘤患者，在国内以中药为主，在国外则以针灸为主，效果都令人满意。虽未能尽愈其病，但渐复生机，增其精神，消除疼痛不适，改善生存质量，亦颇为有得。

（七）针灸治疗放（化）疗后遗症

以上所谈主要是汤药。其实放（化）疗之后完全可以选用针灸来促进恢复，效果亦极好。针灸不仅能扶正祛邪，还可以消除患者的不适症状，是不错的医疗手段，需引起医生及患者的足够重视。

我曾治疗一位女性患者，63岁，乳腺癌手术数年，并做过放疗，自述放疗后膈肌与肚脐之间一横带出现疼痛，数年未愈，并且放疗后出现头晕、青光眼等症状，而来求治。这是放疗损伤中焦阳气，阳虚而寒滞所致，当以四逆法扶脾阳方可。我先取三焦经、胆经以开通身体上下气机，并配合背后的夹脊穴点刺，疼痛即去。

我在国外曾诊治一位男性鼻咽癌患者，患者术后未能控制发作，肿瘤已经扩散，腹痛，右眼失明。那时患者正接受第八次化疗。其右关弦滑，肝气郁结，滞于中焦。患者要求缓解其不适，遂取肚脐上下左右各寸半穴及下三皇、怪三针等穴。两诊后患者自觉痛减，精神大好，且足冷消失，此为阳气渐通之象。奈何患者病入膏肓，回天乏力，但针灸可以让患者不适症状消除，亦颇有帮助。

2009年我诊治的一位女性肺癌患者，其肿瘤已经扩散至脑部，影响视力，看东西不清楚。但患者相信针灸，坚持针灸治疗，结果病情渐趋稳定，视物渐觉清楚。一段时间我回国后再诊，见其面部浮肿。问她是怎么回事，她说刚做过脑部手术，并已化疗。其时头发皆脱，头部剧痛，且周身疼痛，视物大不如前。我马上为其针鼻尖、印堂两穴，并刺络少冲、少泽，其痛即略减。再针四关、百会，针入后头痛及全身疼痛皆缓解。最后加针脐上下左右各寸半四穴，并灸之以固本培元。

针灸治疗放（化）疗后遗症及肿瘤后期疼痛效果令人满意，我临床实践中的大量病例完全可以证明。

（八）乳腺癌患者如何缓解内分泌治疗的副作用

乳腺癌患者求医，医生会根据国内国际的治疗指南以及患者的具体情况制订治疗计划，并称之为规范治疗，这其中就包括手术。早期手术后需要接受3～4个月的化疗、1个月的放疗，或者1～2年的靶向治疗，甚至是5年、

10 年乃至 15 年的内分泌治疗。规范治疗并非是一件享受的事，比如化疗患者会比较痛苦，内分泌治疗患者会很疲惫，靶向治疗费用昂贵等，这些都折磨着患者的身心。

1. 减少内分泌治疗痛苦的方法

患者总是希望少一些治疗的痛苦，然而医生的目的是治愈疾病，有时产生治疗副作用是无法避免的事情。那么，应该如何减轻内分泌治疗的副作用呢？

来曲唑、阿那曲唑、依西美坦等芳香化酶抑制剂是用于乳腺癌内分泌治疗的重要药物。它们的疗程比较长，有些甚至需要服用 5 ～ 8 年，这期间每个患者出现的副作用以及相应的解决方法都有区别。

现代医学认为，总的来说，需要注意 3 个方面的问题，第一是骨密度，第二是探究不良反应的来源，第三点是停药漏药。我们常说，吃降压药、降糖药强调每日服药，不要遗漏，但是内分泌治疗的新理念是可以暂停用药的。如果治疗中不良反应特别明显，那么停药半个月至一个月可以缓解症状，对病情预后也没有影响。同样，如果有的患者不小心漏服药一两次也没有关系，只要不是一直不吃即可。因此，我们在临床上，如果发现患者出现了不良反应，可以暂停用药，看是不是这种药造成的不舒服，接着再调整缓解症状的策略。

中医的观点是，之所以会出现骨密度降低，是因为肾主骨，肾虚则主骨功能下降，也就是说，内分泌治疗中若出现骨密度降低现象，其根本原因是伤了肾。此时要补肾，调节肾主骨的功能，有助于提高骨密度。

我用汤药与针灸合施，特别是针灸，治疗骨密度下降疗效非常好。可考虑施针大杼（骨之会）、绝骨（髓之会）、太溪（肾之原）、足三里（戊癸合化）、肾俞（肾之背俞）诸穴。若能配合服补肾壮骨的汤药，疗效更好。

2. 如何缓解内分泌治疗后的副作用

接受内分泌治疗的过程中容易出现下肢不灵活、僵硬等症状，这是怎么回事？

　　现代医学认为，内分泌治疗可抑制卵巢功能，导致体内激素水平下降，出现各个关节活动僵硬的情况及类似更年期绝经的表现。面对这种情况，我们平时可以多做一些关节的按摩。患者早上醒来后不要着急下床，在床上多做一些肢体活动，感觉舒服了以后再下床。

　　从中医角度来分析，脾主四肢，亦主肌肉，肝主筋，肾主骨。下肢不灵活、僵硬与肝脾肾三脏功能失调有关。除了做肢体活动，亦建议配合中医治疗。第一，可以考虑用曲直汤、桂枝汤、当归补血汤、四物汤等，补气活血通络，有助于缓解下肢不灵活、僵硬，辨证后加减变化。第二，可用针灸方法，取下肢诸穴，能通畅气血，缓解症状。第三，可用灸法，灸太白。太白为脾经原穴，灸太白能健脾，有助于恢复肢体肌肉的不适。

九、给肿瘤患者的建议

　　要想最大限度地发挥中医治疗肿瘤的作用，需要做到以下几点：一是提前预防。中医擅长"治未病"，人人都可能罹患肿瘤，都要预防肿瘤，也就意味着人人都需要中医。二是若早期发现肿瘤，应该及时用中医介入。三是肿瘤治疗的全程都离不开中医，中医标本兼治，不但能改善症状，亦可促进康复。

　　我经常跟病友们说，不要完全依赖于医生，治病还需要自己多学些中医养生知识，特别是对于大病重病的康复，养生具有积极的意义。例如，肿瘤患者如果完全依赖吃药或手术等治疗，是难以从根本上治愈的。患者自身一定要有强烈的康复信心，不悲不忧，并配合积极的生活、饮食、工作等习惯和行为，这才是治愈肿瘤的唯一正道。

　　患了癌症，需要有坚定不移的战胜癌症的信心和勇气。越是不怕死，就越不会死。相反，若因此而陷入恐惧、忧伤、绝望之中，那就是速死之道，因为伴随着负面情绪，人体正气会迅速崩溃。

（一）心态

有网友说："我观察身边熟悉的人，患大病的大多数是精神压力引起的。放下、舍弃、放宽心境，病就好了一半。"我曾与一位癌症患者聊天，他说以前心情特别抑郁，有话都不能对别人说，结果患了肿瘤。现在想通了，心情开朗了，对生活充满希望了，身体也渐渐康复了。并且临床上我也发现，这样的患者往往治疗效果特别好。肿瘤患者一定要心情开朗，千万不可郁郁寡欢，忧愁恐惧，这样反而会导致病情恶化。

1. 强烈的康复信心

我常遇到此类问题：卵巢巧克力囊肿能彻底治愈吗？服药多久能治好癌症？你能保证治愈我的鼻炎吗？诸如此类问题，颇让我难以回答。病之可治不可治，不仅在医者的医术高低，更与患者的年龄、体质、病情、康复信心、生活方式、饮食禁忌等有关。试想，一个只依赖手术而坚决不肯养生保健的癌症患者怎么可能完全康复呢？我曾收到网友的此类问题：治不孕您有把握不？癌症患者找您治能保证不死吗？您能用中医代替手术治好子宫肌瘤吗？说实在话，我在心里真想直接说"没有""不能"，这样我可以不必承担医疗失败的责任。但静下心来，我又考虑到患者已经承受着病痛的折磨，求医无路，彷徨无措，提出这样的问题也可以理解。

治疗肿瘤，关键在于调畅情志。肝气疏泄，则肿块可散；肝气郁结，则反增积聚。因此，凡我所诊治过的肿瘤患者，我都跟他们说，首先要有最强的康复信心，不放弃、不抛弃；其次要积极配合正确的养生、饮食、运动等；最后才是正确的医疗。不要本末倒置，把希望放在医生身上。七分养，三分治，即为此理。

我在面对肿瘤患者时，永远不会说患者还有多久的寿命，而是永远微笑，永远鼓励，告诉患者自我康复信心最为紧要。我决不用悲观的语气跟患者说话，也决不告诉患者没有希望了。即使很难救治，我仍然鼓励患者战胜病魔，让患者永不放弃生存的希望。我知道，一旦失去信心，患者的生命会迅速枯萎，回天乏力。

我曾遇到这样的患者，其因患癌症而来诊，问我："这病能治好吗？"我尚未回答，患者又补充说："我觉得癌症怎么可能治得好。我看了西医，都说无药可治。"我反复劝说患者应鼓起生活的勇气，并举我治疗过的一些成功病例鼓励患者，再让患者配合针灸治疗。针毕，患者自觉症状有所缓解，慢慢地有了些信心。

肿瘤能不能治好？若患者有强烈的康复意识与信心，能改变长期以来错误的生活、饮食、行为习惯，能把心中郁积的怨、恨、恼、怒、烦等负面心理、性格及情绪彻底宣泄掉，能积极配合自我养生康复，能找到明医，据证开方用药，则肿瘤可治愈。但肿瘤康复的关键还在于患者自己。我一直主张患者要有康复的信心和勇气，这是大病康复的根本。否则光是依赖医生，是不可能从根本上治得好肿瘤的。这也说明了患者的主动性可以有效地促进疾病自愈。从我多年来治疗肿瘤的经验来看，治疗肿瘤，信心第一，自我保健第二，服药第三。依赖医生远远不够，更要依赖自己，主动自我康复。

我知道，并不是每位肿瘤患者都能被治愈，当然，也并不是每位肿瘤患者患的都是绝症。能否治愈，医生需下功夫，但最重要的还在于患者。若患者有积极向上的、开朗的心态，面对肿瘤不慌、不惧、不恐、不忧，则病易治；反之，若患者心中忧虑不安、恐惧异常，则生机极易断灭。因此，我临床上反复对所有肿瘤患者强调：相信自己！

2. 良好的心态和积极的中医治疗

我曾诊治一位肺癌转移到小脑的患者，辨证用方后，再检查发现癌胚抗原下降，脑内肿瘤亦见缩小，目前已经恢复工作。患者自述之前就诊时医生说他只有3个月的寿命，他当时非常担忧，但现在已经活了半年，感觉越来越好，精神、体力、饮食、睡眠都极好，如同没患肿瘤一样。可见，良好的心态与积极的中医治疗非常重要。

我对患者说，治疗肿瘤，医生的作用只占三成，而患者则占七成。医生只能帮助患者暂时缓解一些不适，肿瘤康复的关键在于患者自己要重视养生。大量病案已经证明，舒畅的情绪对于肿瘤的治疗意义巨大。西方某研究发现，人体在极度放松、愉悦的情况下，心脏中会产生一种清除一切病毒的激素，可以消灭一切癌细胞。

3. 康复信心的影响

现代医学非常重视医学的"科学性"。事实上，人的生命非常复杂，既有科学的机体，还有不科学的精神、意识、意志。临床上常有癌症晚期患者告诉我，某医生断定他只有多少天寿命了。虽然这样的结论符合科学，却伤害了患者的康复信心。其实，患者若能鼓起生存的勇气，结合中医的调治，则寿命是可以大大延长的。

对于癌症患者，不但需要鼓励他们，让他们看到希望，更重要的是要在临床上取得疗效，让患者切实地感受到症状的缓解，比如疼痛消失了，食欲增加了，精神好转了，体力更强了等。在取效的基础上，再配合积极的心理疏导，让患者树立正信正念，愿意在饮食、起居、运动及情绪等方面积极养生，癌症就容易康复。

4. 癌症要重视治心

罹患了癌症，应该面对现实还是充满希望？现实是残酷的，因为癌症死亡率很高；希望却无限美好，因为癌症有康复的可能。我在临床上总是鼓励患者树立康复的信心，因为只有心存希望，五脏六腑才会安和。但也有患者不相信希望，反而被病痛现实所折磨，认为癌症无药可医，深陷于恐惧、忧虑、绝望之中，导致难以治愈。

我临床观察到，同样患了肿瘤，甚至是同一类型、同一病情，患者的结果也有不同。这是为什么呢？从中医角度来分析，患者内求是肿瘤康复的关键因素。若心中淡然，不畏惧肿瘤，生活中注意养生、锻炼且远离负面情绪，往往易于康复。相反，若恐惧、忧虑、自我消沉、怨天尤人或绝望，则病情多易恶化。

生命有身和心两个方面，心为本，身为标。治疗癌症，精神的力量不容忽视。患者一定要知道，癌症并不是不治之症，不能自暴自弃，甚至绝望，否则会让癌细胞加快生长，导致生命迅速凋零。一定要有战胜癌症的信心，并保持积极乐观的心态。心神安定，则脏腑亦归于和调。癌症如此，其他疾病亦当如此。

5. 负面情绪影响肿瘤康复

一位肿瘤患者在接受汤药与针灸治疗后，症状逐渐缓解。某日突然症状有反复，细问其因，竟然是与老公吵过架。生气最是伤人，轻则气滞，引起胁肋不适，或胃胀，或纳差，重则病情瞬间加重。大病康复，除注意饮食、起居、运动外，最需要的就是保持情绪舒畅。再者，情绪失控，心神不守，亦会做出后悔终生的事情。

一位女性肺癌患者反复问我能不能治愈她的癌症。我对患者说："大病的康复，需要我们双方共同努力。在我，要为您认真疏方并针灸，以提高疗效；在您，也要努力改变长期以来导致肿瘤的因素，包括错误的生活起居、饮食运动以及心理情绪等。"患者回答说："与我没有关系呀！肿瘤是自己生的，我什么也没有干。"许多肿瘤患者会存在这样类似的心理：我是无辜的，是病找到了我，不是我的错。这种心理进而会使他们怨天尤人。我常想，为什么有的患者能迅速康复，有的则反复调治仍陷入不治。除与其体质、病情、治疗方法等有关外，应该还与其是否有正信正念有关系。一个人若长期处于怨、恨、恼、怒、烦之中，不肯在生活起居方面养生，病必难愈。

我在临床上治疗过不少癌症患者，我观察到，部分癌症患者背负着太大的精神压力，有的担心家里没钱，忧心忡忡；有的自责拖累了家人，心生愧疚；有的怨天尤人，心中有各种不满。这些负面情绪非常有害于健康，心情不畅则心阳不宣，君火不明，五脏六腑皆失去平衡，导致正虚，正虚则邪盛，对于癌症康复有百弊而无一利。

（二）饮食

1. 忌口

癌症患者是否要忌口，民间说法颇多。有的主张忌口；有的认为不要忌口，什么都可以吃。中医相对主张适当忌口，西医一般不提倡忌口。

中医认为，注意饮食调养，是肿瘤患者能康复的重要保证。否则，必致服药无效，甚至本来已经康复的患者因而出现病情反复。所以说，肿瘤患者不能随便吃东西。不可认为反正患者活不长了，想吃什么就吃什么。这样反而会刺激肿瘤生长转移，促使患者早死。以下列举一些肿瘤患者的忌口要点。

（1）肿瘤为阴寒之病，因此凡是阴寒之物皆不可入口。寒凉之物如冰激凌、冰块、牛奶、各种奶制品、豆腐、绿豆、芋头、海带、绿豆芽、苦瓜、冬瓜、黄瓜、西红柿、竹笋、空心菜、黑木耳、金针菇、莴苣、芹菜、苋菜、茭白、西瓜、柿子、香蕉、枇杷、梨、猕猴桃、火龙果、甘蔗、兔肉、鸭肉等，水产类如鳗鱼、螃蟹、牡蛎、田螺等，都会损伤人体的阳气，肿瘤患者一定要少吃或不吃。

（2）高脂肪、高糖及低纤维素的食物要少吃或不吃，如汉堡包、炸薯条、奶油、巧克力、肥肉、鱼籽、蛋黄等。

（3）动火、刺激类的食物尽量不吃，如油炸、煎、烧烤、烘烤类食物等。烧烤食物包括任何使用木炭、煤炭、煤气及电烧烤的食物。尽量少吃辛辣食物，包括辣椒、生姜、胡椒、生葱、生蒜等，要在医生指导下吃。

（4）红色的肉类要少吃，如猪肉、牛肉、羊肉等。

（5）不吃所有加工的肉制品。一是其里面添加了亚硝酸盐，能致癌。二是其肉质极差，里面含有动物肝脏、淋巴腺等有毒的组织器官。

（6）腌制食品都不可以吃，包括咸菜、腊肠、咸鱼、火腿、鱼罐头等，里面含有亚硝酸盐，且性属阴寒。

（7）凡是工业生产或包装的食品应尽量少吃，因为里面所含的不少种类的添加剂是化学毒素，能致癌。

（8）忌吃含激素多的食物，比如动物内脏。现在的猪、牛、鸡等多是吃饲料长大的，饲料里含有生长激素、抗生素及各种添加剂，这些物质大部分储藏在动物的肝、肾、心等器官里。如果要吃肉，就吃用粮食喂养的动物的肉，如土猪、土鸡，但鸡屁股不能吃。坚决不能吃公鸡、猪头肉、海鱼及猪油。

（9）忌吃热烫食物，不要喝热烫的水。

（10）忌吃饭过快，要细嚼慢咽。

（11）忌吃生鱼、生肉、霉变食物及酸制食品。

（12）忌吃黏腻、油腻及坚硬的食物。

（13）忌吃发物，如芥菜、韭菜等蔬菜以及荤腥的蚌、蛤、河豚、虾、蟹、蛹等高蛋白食物，以免引起过敏反应。

（14）平时不喝酒的人就一定不要喝酒。如果经常喝酒的人可以每天少量喝点红葡萄酒。白酒必需戒掉。不要喝药酒。

（15）戒烟，并且不吸二手烟。吸烟已经被确定为肺癌的重要致病因素。

（16）不可滥吃补品，如鹿茸、人参、黄芪、冬虫夏草、桂圆、枸杞子、西洋参等，要在医生的指导下服用。亦不可滥服各种维生素、鱼肝油、脑黄金等。不要胡乱注射干扰素、胸腺素等药物。

（17）忌吃壮阳食物，如狗肉、鸽子、麻雀等。壮阳不是补阳，壮阳会耗阳，导致病情恶化。

（18）少吃盐。

（19）不吃从来没有吃过的食物。

（20）不能蹲着吃饭。

（21）食道癌患者不要吃高碘食物，主要指各种海产品，如螃蟹、虾、无鳞鱼、海带、乌龟、海参等，也包括加碘食品和加碘盐，因为会导致肿块破溃。

（22）肝癌导致腹水的患者要忌如下食物：莴笋、魔芋、鸡、鸭、海鱼、牛、羊、豆类、盐。多吃荞麦可以通利肝腹水。

以上是肿瘤患者的饮食忌口。可能有人会说，有这么多要忌口的，那肿瘤患者到底可以吃什么呢？

其实，可以吃的东西很多，只要不属于以上所列者，皆可以吃。如当季当地所生产的蔬菜瓜果；再如白鹅、鸡蛋、驴肉、有鳞的河鱼；还可以适当地吃甲鱼；蔬菜包括蘑菇、煮熟的大蒜、萝卜、白菜、菠菜、生菜等；也可以吃花生、瓜子、核桃、板栗等坚果；大米、小米、玉米、小麦、荞麦等都可以吃。

一般的蔬菜和瓜果可以适当吃，但要限制过多地食用寒性瓜果，如西瓜、柚子、苹果等。

经常喝米粥或八宝粥可以养胃气。消化不良时要保证营养，可以多喝鳖汤，就是把鳖的肉与甲切碎，小火长时间煎煮至肉烂，喝汤即可。还有人说肿瘤患者可以经常喝牛筋汤。我认为两者交替经常服用，可以固正气，祛阴邪。

肿瘤患者要保持一定的饥饿感，吃七分饱即可。

2.应重视脾胃的运化而非营养

肿瘤患者若出现营养不良，则会出现治疗副反应和并发症增加、抗癌治疗疗效差、住院时间延长、住院费用增加、生活质量下降、生存期缩短等情况。

中医认为，脾主运化。在正常饮食的情况下，之所以会出现营养不良，根本原因不是吃的食物没有营养，而是脾虚不能运化。因此，肿瘤患者若要防治营养不良，重在健脾。

3. 癌症患者不应盲目进补

癌症患者必须进食各类补品和营养品吗？有人认为，癌症患者要吃好，只要能消化，大鱼大肉都可以吃，这样可以帮助身体快速复原；也有人担心若吃得太好，会给癌细胞"进补"，加速扩散。从中医角度来分析，癌症患者的病机是本虚标实。治病要治本，以正为本。养好脾胃，好好吃饭非常重要，这样可以补足气血。

有一位肿瘤患者要求能不能加点补药？我说，您暂时身体不虚，要通阳降浊才好，邪气排出去，正气就能来复。若只顾着用补，一则可能补不进去，二则越补反而会越虚。不少人喜补而恶泻，每天吃着大鱼大肉，却不重视排浊。及时排泄浊毒非常重要，浊去则正安，正安则五脏六腑和谐，这才是最高明的补法。

有人做检查发现自己患了肿瘤，其家人及朋友送来各种补品及保健品，患者认为这些都是好东西，于是都吃了下去，结果病情反而迅速加重。我跟患者说，肿瘤不全是虚证，还需要根据个人的体质或补或泻，怎么能一概都进补呢？况且，如果吃了大量的西洋参，此物能养阴气却不擅长通阳，这对肿瘤的康复非常不利。

4. 肿瘤患者要以五行之全气为食物

我曾在奥地利遇到一位肿瘤患者，其听信某项研究，每天只吃肉，坚决不吃碳水化合物，说这样能消灭肿瘤。我的观点是，粮食一定要吃，肉类反而可以不吃。因为粮食春种夏长秋收冬藏，得木之生气、火之长气、土之化气、金之收气、水之藏气，其五行之气最全。人禀天地之气生，当然要以五行之全气为食物，而肉的五行之气不全。

癌症患者化疗后，饮食上应该如何注意呢？化疗伤损正气，化疗药物对胃肠黏膜有一定的伤害，患者可能会出现恶心呕吐、食欲不振、便秘等不适。饮食上当注意，凡是伤损脾胃或损害气血的食物，如煎炸、烧烤、油腻、黏滑（指糯米做的食物以及月饼等）、辛辣之类的食物都应该忌口。建议多吃些根类食物，最得土气。

对于肿瘤患者，我建议改为素食。有患者担心，素食没有营养怎么办？其实，吃素并不等于没有营养，吃素反而可以调养脾胃，让中气健旺起来。吃素是为了更健康，因为吃素可以让心清静，心静则安和，心和则五脏六腑皆和，当然更健康。素食多得五行之全气，吃素更有利于帮助人顺应四时规律。

（三）癌症晚期的治疗

1. 癌症晚期应注重提高生存质量

对于癌症晚期、生命已经进入倒计时的患者，医生真的有必要执着地劝说他们去做手术、去化疗、去放疗吗？医疗在很多时候只能帮助、只能安慰，明知事不可为，何必让患者再遭受巨大的治疗痛苦呢？作为医生，我们应该明确地知道该给患者提供什么样的帮助。现在有缓和医疗、安宁治疗的理念，是医学的进步，很好。

面对癌症晚期患者，作为医生，应该如何做？是首选手术，寄希望于万一，还是选择保守治疗？手术的风险极高，而且术后可能导致患者的生活质量严重下降；及时选择中医，并不是对患者的不负责任，相反，这才是最人性化、最明智的选择。保持患者的生活质量、人生尊严及生命价值，这样的治疗更符合人文关怀。

癌症等大病晚期，治愈已经不可能时，是待在 ICU 接受各种没有希望的治疗，还是放弃抢救？我主张首选中医，用中医（特别是针灸）来缓解患者的各种不适症状。此时患者的正气很弱，因此不要手术，不要应用任何伤害性的治疗手段。提高生存质量，尽量延长患者的生命，让患者活得更有尊严，这才是医疗的目的。

2. 癌症晚期重视扶正

癌症晚期应该如何治疗？我主张：不要伤正，任何伤正的治疗方案都要谨慎，包括妄动手术或放（化）疗等。因为正气才是生命，正气不虚，生命就能持续。所以说，一定要重视扶正。

癌症晚期，已经生命垂危，要不要做伤损正气的治疗？我的观点是坚决不做。留得一分正气，即有一分生机；反之，若损伤一分正气，即毁掉一分生机。可以做治疗，但建议选择中医治疗。中医重视扶正，扶正即祛邪。况且，中医还能改善患者的不适症状，提高其生活质量。

3. 治疗癌症晚期的剧烈疼痛

治疗癌症晚期的剧烈疼痛，用辛温燥烈的猛剂往往可收即时之效，但此类药物颇有伤阴之弊，故不可过服，中病即止。癌症晚期，患者多见体瘦如柴，此属阴阳两虚，故当于温阳通阳中辅以养阴敛阴，则可阴阳兼顾，收取满意的效果。在临床上常配合针灸，既能治疗疼痛等标症，又可调和脏腑、舒畅气血以治其本。

（四）中西医兼用

罹患大病，需要从整体上治疗，在保护正气不受损伤的情况下，加强祛邪，使邪祛而正复，大病得以痊愈。若拘泥于在局部下功夫，终是目无全牛，于治大病无益。

以癌症为例，病变在局部，但不能只想着切除肿块。因为导致癌症的病因是整体的、多方面的。切除肿块只算是治标，并未解除患癌的病因。况且，若失去中医对生命的整体把握，容易出现过度治疗。在中医的指导下，把握生命的整体，然后配合必要的手术，或放（化）疗，或免疫疗法，或靶向疗法，就更有益于康复。

中医是宏观医学，相比于西医，中医理论对于维持生命稳定有更大的优势。治疗大病，一定要重视中医。医生要有如此观念，患者亦当如此。

第二章　治疗肿瘤的相关文章

一、《中医治疗癌症的思路》

癌症以正气为本，以病邪为标。因此，中医治疗癌症当把握一个总原则：时时不离扶正，绝不可伤正。

中医治癌有几个原则：第一，建议尽量不要活检。因为活检是伤害性的检查手段。活检虽然能确诊癌症，但活检也会刺激肿块，促进肿块的生长和扩散。

第二，中医不主张滥用手术。虽然手术能切除肿块，感觉癌症一下子就没有了，但是手术的副作用巨大，既伤损正气，又会留瘀。人体以正气为本，正气一虚，正不胜邪，邪气就容易复发或扩散。一患者查出胆囊癌后，去旅游仍一切正常。回来后家人担忧其疾病加重，要求马上做手术，结果术后一个月即去世了。而其家人仍认为手术是正确而及时的。为了自己的健康与生命，一定要慎重思考，选择正确的医疗手段。

第三，中医不建议滥用放疗和化疗。放疗和化疗属于攻邪手段，是有伤害性的。患者做过放疗或化疗后，普遍正气受损。从中医角度来分析，治疗癌症，千万不可伤正。可以这样说，任何以伤正为代价的治疗都是不值得的。

那么中医治疗癌症的思路是什么呢？

（一）阴阳平衡、脏腑和调、气血健旺

生命是一个多参数、非线性、模糊的复杂体系，因此，绝不能用单一的参数作为人体生命状态的判断指标。比如，现在流行的各种血液指标，虽然在一定程度上能显示生命的状态，但从临床上来观察，这还远远不够。

中医以阴阳、脏腑和气血来描述生命状态。真正健康的生命体应该是阴阳平衡、脏腑和调、气血健旺的。用什么来判断呢？四诊合参，包括望、闻、问、切。只有这样才能综合把握人体的健康情况。

对于治疗癌症而言，其道理也是一样的，中医人心中要有自己的四诊判断标准，通过中药或针灸治疗，只要能让患者恢复到阴阳平衡、脏腑和调、气血健旺的状态，即为真正的康复。

（二）恬淡虚无、精神内守

中医认为，生命是由身与心两部分组成的。身是解剖的形体，而心则包括人的精神、意志、思维、情绪、心理等。人要健康，不但身要健康，心也要健康。

为什么会患癌症？除各种饮食、环境等身外的因素外，患者自心不安，甚至充满着怨、恨、恼、怒、烦，才是致癌的根本原因。现代医学发现癌症患者多有负面情绪。因此，治疗癌症，除在形体上下功夫外，还不能忽视对心的治疗。这一点中医非常高明。《黄帝内经》早已指出，只有恬淡虚无、精神内守，才算是真正健康的状态。中医通过中药或针灸治疗，只要能让患者精神和畅，保持快乐、积极、宽容、活泼的状态，即使形体上仍然有所不适，也算是从心的层面上帮助患者恢复健康。

身与心并非是平等的，应以心为主，心为本，身为标，心正则身正。治疗癌症，必须正心，也只有正心才可能治愈癌症。单纯地把形体上的肿块割除，即认为是治愈癌症，从某种意义上讲就是自欺欺人。

所以说，要想癌症痊愈，患者自己一定要努力，一定要调节自己的七情六欲，最好能远离怨、恨、恼、怒、烦五毒。单纯地依赖医生是解除不了心的问题的。中国往圣先贤早已明确地说："行有不得者皆反求诸己。"治疗癌症当有如此认识。

（三）正气存内，邪不可干

常有患者问，我的癌症什么时候能治好？我认为，癌症的治愈，不在于癌细胞的减少，而在于人体正气的提升。正气健旺了，癌症就能自动痊愈。

中医重视治本。何为本？一般来说，以人为本，以正为本，以病机为本。以人与病来看，人为本；以正与邪来看，正为本；以症状与病机来看，病机为本。作为医者，临床治病时当时时注意，勿失其本。若拘泥于症状而忽视病机，是失本；若拘泥于祛邪而忽视正气，是失本；若拘泥于疾病而忽视活着的人，是失本。

治疗癌症，也必须以人为本，以正为本，以病机为本。这是中医治疗癌症的大原则，决不可以马虎。一旦离开了这样的原则，中医治癌就可能乏效。

临床上我观察到，不少癌症患者已经经历过手术或放（化）疗，正气已经很虚了，才想起来看中医。此时应该怎么治呢？我坚决主张扶正，毫不迟疑地扶正。扶得一分正气，即恢复一分生机。不要执着于攻逐癌细胞，也不要滥用伤正的医疗手段，因为这些都会导致正气更虚。正气是生命的根本，正气一败，生机就绝灭了。

为什么我不主张滥用手术？不仅因为手术伤损正气，更因为手术是不可逆的。身体里面长了肿块，其实是气血不通畅了。中医有办法通畅气血，肿块即可自然消失。但若切除肿块，那就彻底破坏了局部的经络气血，也就没有修复的余地了。所以说，我们选择手术一定要慎重！

治疗癌症，中医的治则就是四个字：扶正祛邪。阴阳脏腑气血一有不调，即为失正。何为扶正？就是调和阴阳，平衡脏腑，和畅气血。

说起来简单，在具体临床治病时则非常困难。治疗癌症，需要明医诊治，能考虑到寒热、表里、虚实，综合把握，多方兼顾。治疗任何一种癌症，都需要根据患者的病情变化随时调整处方，既要保证患者正气不虚，又要兼顾祛邪。

二、《中医论述肿瘤的病机与治疗——肿瘤属于阴寒病证》

肿瘤源于阳气虚，气化不利，痰浊、水饮、浊毒等凝滞成块，即为肿瘤。因此，肿瘤属于阻塞病证。机体本来脏腑平衡，气血和畅，为什么会形成肿瘤呢？

（一）肿瘤的病机分析

1. 肿瘤是垃圾

《黄帝内经》有言："阳化气，阴成形。"当人体阳化气的能力减弱时，阴精无法弥散于全身，就会停留于机体某处，变成垃圾。这里所讲的垃圾，是指机体代谢出来的痰浊、水饮、湿毒、瘀血等产物。一般情况下，当机体阳气气化功能健旺时，这些垃圾会及时被排出体外，不会留滞于体内。当阳气功能受损、气化能力下降时，就可能无力祛除这些代谢产物，代谢产物积滞于体内，聚而成块，即成为肿瘤。

2. 肿瘤是虚劳

根据肿瘤的临床表现及主要病机，中医认为肿瘤属于虚劳范畴。《黄帝内经》认为："大骨枯槁，大肉陷下，胸中气满，喘息不便，其气动形……"这是肿瘤的真实写照。

前贤认为，"积之始生，得寒乃生"。不管是外因还是内因，其根本病机都是机体痰湿、瘀毒等寒湿性物质过多，导致阳气无法正常运行。气化不利，则寒湿性产物瘀滞于机体某处，形成垃圾。一般来说，阳气最虚的地方即气化能力最弱的地方，也是垃圾最容易堆积的地方。寒性收引，阴聚则成形，因为阳气无力气化，导致有形和无形的垃圾堆积至阳气最虚弱之处，久之即形成肿瘤。

心含君火，肾含相火，二火皆属阳。且心为火脏，肾为水脏，肾中真阳不足必损及心阳，心火不足亦必损及肾阳，两者相互影响。所以说，凡是罹患肿瘤的人，必然存在君火与相火的不足。

再者，脾为后天之本，肾为先天之本。脾主运化，脾虚则运化失司；肾藏相火，肾虚则无力蒸腾。肿瘤虽发作于局部，但与先后天之本皆相关。五脏六腑皆虚，肿瘤越长越大，开始肆意抢夺周身气血，导致机体气血暗耗，失于荣养，日久即发为肿瘤恶病质。

3. 肿瘤是虚实夹杂

肿瘤不是好东西，一方面，会暗耗气血，导致机体五脏六腑及四肢百骸失于荣养，表现为厌食、消瘦、乏力等不适；另一方面，肿瘤增大，也会压迫正常的器官组织，导致器官组织功能下降，甚至产生疼痛。

肿瘤既有毒、瘀、痰、湿等病邪停滞的邪实因素，也有阳虚气化不利的正虚因素，所以说肿瘤在其病变发展中多表现为虚实夹杂，本虚标实。

（二）如何治疗肿瘤

通过以上分析，治疗肿瘤，扶阳抑阴才是正治。

养阳，使机体阳气健旺，一方面，阳可化阴，能阻碍肿瘤继续增大；另一方面，阳能祛阴，可祛除肿瘤，恢复机体活力。

在阳极虚而阴至盛之时，非用峻猛之药不可。可以考虑用三生饮，此方由生南星、生附子、生乌头、木香、人参等组成，具有祛风散寒、温阳化痰、补益温通等功效。方中生南星刚燥，散风除痰；生附子峻猛，温阳逐寒；生乌头轻疏，温脾逐风；三者配伍，行经祛寒，通行经络，无所不至。又佐以木香行逆气、除壅滞；人参可防前药耗散太过、峻猛伤正，发挥驾驱其邪，补助真气之功。此方可守可攻，尤为契合以上所论述的肿瘤病机特点。

治疗肿瘤，不能滥攻，因攻会伤正，正损则邪愈炽；亦不能盲目扶正，扶正亦会促进肿瘤生长。唯当攻补兼施，攻后即扶正；正旺可再攻，两者交替进行，必可取得显效。

我临床观察到，当肿瘤患者病势沉重时，用攻补兼施之法最容易出现排邪反应，比如头晕、呕吐、腹泻、出疹子等。医患双方若都能明了肿瘤的病机与治疗方案，积极治疗，我相信，肿瘤亦非不治之症。

三、《治疗癌症，当先治心》

癌症病在身，但治当在心。因为心为脏腑之大主，心正则身亦正。况且癌症也是由心病所造。

生命非常复杂，生命具有高度的自我调节、自我维持，甚至自我改善的功能。我认为，这是从心治疗癌症的理论基础。

《黄帝内经》强调：心为五脏六腑之大主。心安则脏腑皆安，心动则脏腑皆动。心藏神，即心有主司人的精神、意识、思维及心理活动的功能。明朝医学家张介宾说："心为一身之君主，察虚令而含造化，具一理以应万机，脏腑百骸，唯所是命；聪明智慧，莫不由之。"生命由有形的身体和无形的精神、意志、思维、心理、情绪、性格等组成。有形的身是标，无形的心才是本。而且，中医早就强调"百病皆生于气，万病皆源于心""治病先治心"。

　　肿瘤的产生既与饮食、环境等物质条件有关，也和心情、精神高度相关。也就是说，一个人不只是生活在物质世界里，精神环境也非常重要。特别是对肿瘤患者而言，有句话说："癌症有三分之一是治不好的，三分之一是被治死的，还有三分之一是被吓死的。"这话虽然有些夸张，但从侧面说明了正确面对癌症的重要性。同时也强调了，治癌需治心。舍心而治癌，都是治标而不治本。

　　如何面对癌症？对于医生来说，要深刻理解，这不但是形体上的肿瘤，更是精神上的"肿瘤"，癌症患者往往存在着癌症性格。对于医生来说，要用言语启发患者，帮助患者认识到癌症是心病，心病还要心药医，先要治疗患者不良的七情六欲。我在临床工作中体会到，现代人的情志非常复杂，绝非《黄帝内经》时代所讲的恬淡虚无、精神内守，而是七情六欲交织在一起，难解难分，特别是贪、嗔、痴、恨、爱、恶六欲，让人对自身众多坏毛病"剪不断，理还乱"，从而使人心浮动，气血不畅，百病滋生，精气神受损。

　　对患者来说，要从战略上藐视癌症，从战术上重视癌症。除了要找到明医，认真施治，还需要从心理和精神上采取措施。首先，不要惧怕癌症，要有战胜癌症的信心；其次，分析自己患癌的原因，不但要找环境或饮食的原因，更要找性格、心理、情绪等方面的原因，找到了，就要认真反思，努力改正；再次，反省、感恩、正心，特别是要祛除自己心理上的怨、恨、恼、怒、烦五毒；最后，发愿，若能癌症康复，当立一个利他利人的大愿。

　　在日常生活中，我们可以体会并观察到，消极情绪对健康的影响非常大。

比如，当听到一个坏消息时，有的人会一下子失去心理上的平衡，表现为动作软弱、姿态反常、面色苍白、心率改变、呼吸急迫、肌肉颤抖、额头冒汗等。虽然这种强烈的心理波动仅发作于一瞬间，但其所造成的不良后果却需要长期治疗才能康复。

对于癌症患者，我坚持把治心放在治疗的首位。一方面，用语言安慰患者，让患者明白治心的重要性，并且劝导患者努力安心正心；另一方面，我也在中医治疗手段上重视治心。比如，《黄帝内经》强调："用针之要，勿忘其神。"我在给癌症患者针灸时，即遵循着治病必先调治心神的思想，首针百会与印堂二穴。分析我的取穴原因：百会居人体至高正中之处，《针灸大成》云其"犹天之极星居北"。头为诸阳之会，此穴为百脉朝会之所。印堂居于两目之间，两目为人的元神外透之处。人之有神无神，观其目即见。两穴合用，自有安神定志之功。再者，两穴又同属于督脉，而督脉循行入属于脑，脑为元神之府，两穴合用可以调节元神、醒脑开窍、填髓益智、镇静安神。

总之，心理因素可导致或加剧疾病，同时，心理因素也能预防和治疗疾病。这就是心身医学所强调的心理作用的双向效应。医生要懂心身医学，患者也要明白这个道理。高明的医生不但会用药物来治疗疾病，而且还会按照人的心理特点和情志状态来施行心理治疗。中医是高明的医学体系，中医非常强调治心。尤其是对于癌症这样的大病，若不治心而单纯治身，疗效甚微。我认为，善于治心是中医治病的至高境界，理应成为我们所有中医人临症时的指导思想。

治疗癌症要重视治心，推而广之，任何疾病都离不开身与心的兼治。只治身而不治心，是庸医；身心兼治，方为上医。

四、《用文化来指导癌症的康复》

癌症是什么？

医学的解释是，正常细胞在物理、化学、病毒等致癌因素的作用下，出现原癌基因和抑癌基因突变，从而转化成了癌细胞。癌细胞与正常细胞不一样，它有无限增殖、可以转化和易转移三个特点，能够无限增殖并破坏正常细胞组织，还会局部侵入周围正常组织，甚至经过体内循环系统或淋巴系统，转移到身体其他部位。

中医认为，癌症是痰浊、水饮、血瘀、热毒等积滞而成的肿块。当人体正气亏虚、病邪亢盛时，机体气化功能下降，脏腑生理功能失调、紊乱，导致瘀血、痰湿等病理产物滋生，造成了肿瘤。

我从临床上观察到，癌症虽然是身体上的肿块，但从根本上来说，是心理上的疾病。因为心主神志，为五脏六腑之大主，心失其和，则五脏六腑皆失于平衡，这是癌症产生的关键。治病当求本，治癌症，当治心。治心，当内求。

治癌，我主张修养身心，这是治本之法。我在文章中反复强调，感恩、反省、忏悔、找自己的毛病、静坐……这些都有益于修养身心，当时时用古人"行有不得者皆反求诸己"的教诲来自我修正身心。只有心正了，身才会正。心为本，不治心而治身，终是治标不治本。

对于癌症的治疗，我主张用中医配合中国传统文化。用中医理念来治身，扶正，调和气血，缓解病痛；用中国传统文化的大智慧来正心修身，从而达到标本兼顾的治疗效果。

《思考文化医学》一书的作者骆降喜老师认为："倡导文化医学，健康不仅是身体上的，更是心灵上的。要想健康，就要树立正确的价值观，要做到正心、修身，要用乐观、智慧、感恩的态度去面对生活，对社会、家庭要有责任和担当。"

我非常认可这个观点，治疗癌症的关键是文化，而不是医疗。任何医疗都是第二位的，因为医疗都只是在身体上下功夫；只有文化才是第一位的，因为文化可以正心，心病当用心药医，文化即最高明的心药。

事实上，越是依赖医疗，越是心向外求，则会越痛苦、越失望；而若是心向内求，则会越求越有收获，越求越快乐。

所谓内求，其核心理念是重视调节自己的情绪，用正确的思想和价值观去构建健康的生活方式，让自己处于一种"恬淡虚无，精神内守"的状态，这样的状态最有助于健康。

骆降喜老师身患肌无力和胸腺癌两种现代医学所认为的绝症，而他自己用内求治疗，最终康复。他的观点最有说服力，也最值得每位癌症患者去学习、去实践。

癌症如此，其他大病重病亦当如此。今时人心浮躁，大病甚多，此时最需要静下心来阅读经典，从中国传统文化中寻求修养内性的途径和方法，从而在高压力、快节奏的生活中找到改掉坏习惯的方法，进而避免罹患大病。

作为中国人，我们应该很自豪，因为我们祖宗传承给我们一种人生的大智慧，不但能让我们快乐幸福，更可以让我们治愈大病绝症。可以说，中国传统文化既是指导人生快乐与幸福的法门，也是治病的最高法门。

五、《心正则身正——再读〈思考文化医学〉有感》

《思考文化医学》是一本奇书，建议每一位大病重病患者都应该读读此书，书中有康复的思路与方法。

《思考文化医学》的作者骆降喜，自己是西医医生，却身患两大绝症（肌无力和胸腺癌）长达 33 年，经历 3 次开胸手术、4 次癌症转移，历尽磨难，多次与死神擦肩而过，死里逃生，人生跌宕起伏。

那么，骆降喜最终是如何康复的呢？是依靠现代医学吗？不是。现代医学早已对他判了死刑，认为这两种疾病都是绝症，世上无药可医。是中国传统文化，帮助骆降喜彻底恢复了健康。在疾病极重、生命垂危时，骆降喜想起了家传中医，想起了中国传统医学文化，遂潜心研究，深得其要，彻悟生病之苦、治病之法。从此开始用传统医学文化治病，并且恢复了健康。

30 多年来，骆降喜在自救与治病救人的长期实践中，对于中国传统文化在医疗中的作用从悟至行，从行到得，深感中国传统文化的妙不可言，以及在治疗中不可忽视的作用。他意识到，有病其实并不可怕，可怕的是没有"文化"！遂大力提倡文化医学，弘扬中国传统文化，普及中医常识，治病救人。骆降喜在给患者进行文化医学治疗的过程中，总是强调："若不改心性，吃药无益！"

我反复通读《思考文化医学》这本书，把骆降喜在自救过程中的所思、所行一条条地整理出来。我相信，骆降喜能用传统文化治愈自己的两种绝症，他的经验弥足珍贵。我们若能学习骆降喜的经验，即使不幸罹患了大病重病，也一定可以用文化医学帮助自己康复！在此，感恩骆降喜分享他对于中国传统文化的实践经验。骆降喜的康复经验非常接地气，将成为我们治疗人病重病甚至绝症的"金钥匙"。

以下先描述骆降喜 3 次错误的治疗经历，再详述骆降喜通过研习中国传统文化帮助自己康复的历程。

（一）错误的治疗经历

第一次手术：骆降喜自述，1984 年 11 月 15 日，他因纵隔胸腺瘤做了第一次手术。

第二次手术：1991 年 8 月，他的胸腺癌复发，首先想到的就是赶快找最好的医院、最好的医生，做最好的手术，吃最好的药。骆降喜去医院做了手术，并且用了大剂量的放疗，"放疗后口干舌燥，白天怕冷，晚上怕热，虚阳外越，彻夜难眠，没有食欲，吞咽困难，只能吃流质食物，营养不良，消瘦"。

第三次手术：后来因工作、学习、科研、评职称、买车、买房等事务的影响，他衣食住行的压力越来越大，锻炼的时间少了，心里对锻炼也越来越懈怠，且以往的恶习又死灰复燃：抽烟、喝酒、大鱼大肉，生活肆无忌惮，忘乎所以，为人又心胸狭隘，脾气也特别大，导致病情复发。因为总觉得科技无所不能，科技可以搞定一切，迷信"科技至上"，他又坚定地做了第三次开胸手术。1999 年 11 月，胸腺癌第三次转移，他依然坚定地做了开胸手术。术后诱发了重症肌无力，他不能吞咽和呼吸，生命进入了倒计时。其时他自述"浑身冰冷，连坐都坐不住"。

文化治癌：2006 年秋季开学不久，骆降喜因学校的教学评估工作而加班加点，不分白天黑夜地工作，早晨锻炼的时间无法保证，再加上繁重的教学任务使他整个人心浮气躁，评估刚结束就累倒住院，发现胸腺癌第四次复发且肝肺多发转移。此时骆降喜的心态已非常坦然，不像前面三次那样火急火燎，一拍脑门就立即手术，而是选择了文化治癌，并最终完全康复。

（二）康复经过

1991 年，经历手术和 3 个月的放疗之后，骆降喜满怀信心，憧憬着未来美好的生活，并于 1991 年底开始学习郭林气功，每天早晚加紧练功，除了吃饭、睡觉，剩下的时间都在练功，风雨无阻，一刻也不懈怠。

1999 年 11 月，因第三次手术后诱发重度重症肌无力，骆降喜病情迅速恶化。他一遍又一遍地想：手术成功了，肿瘤也切除了，为何我活不了？所有的科技医疗手段都用上了，为何救不了我？后来骆降喜想清楚了，但凡治病，无外乎两种力量，即"内力"和"外力"。"内力"主要指心力，也就是患者的人生观、价值观、世界观、疾病观、生死观等，这是文化的力量；"外力"主要指物力，也就是患者被动接受的各种治疗，比如手术、药物、放疗和化疗、生物免疫、物理理疗等，这是科技的力量。原来自己都是向外求，都是求助别人，借助"外力"在干预治疗，却恰恰忽略了自己，忽视了强大的"内力"治疗。

于是，骆降喜坚定地重新调整了方向和心态，一遍又一遍地回忆自己曾经经历的每一件事，说过的每一句话，不停地反观自省，变向外求为向内求。行有不得，反求诸己。在反省自己的同时，他不断尝试以不同的角度来看待医学思维和生命价值观。

骆降喜想，生病是自己的事，不能将所有在乎自己的人都困在身边，于是他把孩子送回老家，让妻子出去上班，自己则在家静坐、练功、反思。

当时骆降喜四肢无力，连床都爬不上，走路、吃饭、上厕所都很困难，有时摔倒在厕所里，他干脆就在厕所睡。他始终没有放弃，坚定地相信自己一定能重新站立起来。

面对病魔，他始终面带微笑，满怀希望，遥望远方，坚定地向着太阳升起的地方艰难而缓慢地前行。

骆降喜开始　天　天地好转，慢慢地可以站立起来了。他开始修炼"禅步"，刚开始扶着床练，慢慢地可以扶着墙练，动作很慢：闭目，抬腿，落地，放平，呼气，导重心，意念涌泉，再迈步，吸气，放松，左右交叉……成千上万次的反复练习，不厌其烦，渐渐地找到了感觉。终于有一天，他能扶着墙走出家门晒太阳了。

术后过了半年，骆降喜第一次走路到公园锻炼，内心生出无限的感悟和希望，也充满了正能量。当时骆降喜只有一个念头："宁可死在公园，决不死在医院！"

随着天气渐渐暖和，骆降喜锻炼的次数开始增多，肌无力症状也渐渐缓解，日常生活开始慢慢基本能够自理。2000 年秋季开学，骆降喜向学校提出上半天班的要求。他在讲台上因癫痫和肌无力发作还曾晕倒过两次，被救护车送到医院抢救。但骆降喜一想到在家的心态，便坚决要求上班，态度非常坚定，并暗暗发誓："死在讲台上总比死在病床上光荣！"

"人有善念，天必佑之！"骆降喜调整了作息时间，坚持半天练功半天上班，合理安排，充分体现了一名大学老师的价值。

2001 年春季开学，随着肌无力症状进一步改善，骆降喜信心也越来越足。怀着知恩、报恩、"仁者爱人"的想法，骆降喜决定上全班，并坚持每个周末在公园"现身说法"，为癌症患者做公益讲座。

2006 年秋季，骆降喜胸腺癌第四次复发并肝肺多发转移，他对以往 20 多年的癌症治疗进行了认真、深刻的反思，最终坚定地选择了敬畏生命，善待癌症，反观自省，好好活着！骆降喜拒绝了手术，非常冷静地思考：大凡治病在治本。手术、放疗、化疗都是治标而不治本，肿块切了又长，长了又切，何时才能到头？自己已经开了三次胸，即使再开第四次，谁又能保证第五次不复发呢？癌症虽然表现在身上，但其在一定程度上受心态的影响。因此，治疗肿瘤的同时要调整好心态，标本兼治。于是他开始反省自己，并静下心来阅读《弟子规》《大学》《论语》《中庸》《孝经》《朱子家训》等，还阅读了《黄帝内经》《思考中医》《扶阳讲记》，甚至还读了《六祖坛经》《金刚经》《心经》《王凤仪嘉言录》。其中孟子的"行有不得者皆反求诸己"对骆降喜的触动很大，瞬间照亮了他的心田，犹如千年幽洞举火即明，豁然开朗！

骆降喜大胆地选择了与癌共存的战略战术，他称之为"文化治癌"。虽然带癌生存，但是他心里非常坦然，家庭幸福，生活很有质量，完全和正常人一样工作、生活、娱乐，还可以组织或参加公益讲座。

骆降喜思考得出结论："恶性情绪"是癌症发生的罪魁祸首。骆降喜发现，现实生活中很多癌症患者不但没有自我反省，反而时时埋怨、处处看不顺眼，整天怨天尤人，脾气暴躁，结果病情必定会雪上加霜。他认为治癌症必须坚持"热疗、暖疗"的大方向、大原则，不但身体要暖，心里更要暖。快乐的心情是一剂特效治癌药。如何得到这剂"特效治癌药"呢？只有"助人为乐"四个字。帮助别人，快乐自己，替人着想，不给人添麻烦，处处与人为善，积极、乐观、向善，时时面带微笑。骆降喜患病30多年，他惊讶地发现，在患者群中，自私自利、损人利己、没有爱心的人，往往康复效果较差。反之，热心公益、无私奉献、心胸豁达的人，往往康复效果较好。

除此之外，日常生活中还要注意避寒就温，及时增减衣物，拒绝空调冷气，不吃生冷食物，多晒太阳，放松运动，早睡早起。

骆降喜一反过去的习惯，坚持每天做一件好事；坚持不看电视、不玩手机；每天早睡早起；坚持放松运动两小时；不买汽车，不装空调，家里不用冰箱；坚持全素饮食，偶尔煮点水果吃；坚持看病不收费，坚持公益讲座，随缘行善——所有这些都可以称为"暖疗"。暖则缓，缓则通，通则达，气血通达，郁结自消，肌无力也渐渐地彻底康复，肝肺转移灶也逐年缩小。

骆降喜把癌症当成了朋友，当成了暂时留在体内的善意的报警器。它常常会善意地提醒他，帮助他改掉了很多坏思想、坏习惯、坏脾气。

骆降喜说："善待癌症，感恩癌症，享受癌症！"

骆降喜接触了大量癌症患者，他可以肯定：绝大多数癌症患者背后都有一个"心结"，这个心结没有彻底解开，癌症的治疗将永远在路上，复发与转移将不可避免，没完没了。明白了这个道理，骆降喜在心里暗暗发下大愿：一定要把心态的调整时时刻刻放在第一位！正心、修心、养心成了骆降喜的日常功课。骆降喜常常在睡前反省自己：我做人如何？我的教学工作是否对得起学生？我对医学的研究方向是否正确？我的日常生活、饮食、锻炼、睡眠是否正常？我的道德修养是否精进？骆降喜时时提醒自己，一旦发现"心结"，必须立即解决，不能过夜。

骆降喜说，王凤仪有一句话他多年来一直用来反复提醒自己："有病就有过，改过就病好！"骆降喜以过来人的身份告诫癌症及疑难慢性病患者，一定要清醒地认识"解铃还须系铃人"的含义，千万不要自欺欺人，要相信改过、忏悔、真诚地认错具有不可思议的治疗作用。

骆降喜反思，为了治癌而治癌，是没有"全人"概念，完全忽略人的精神存在，忽略患者的生存质量的做法，导致很多患者面临癌症治好了人却活不下去了的尴尬局面。鉴于此，骆降喜认为应时时、处处、事事把"心力"的修炼放在第一位，把"人"放在第一位，助人为乐，宽以待人，与人为善；时时反省自己，"君子求诸己"，凡事都往自己身上归，不怨人，不攀比，不自傲；处处替人着想，常常换位思考，不给人添麻烦；事事量力而行，尽力而为，凡事"吃亏是福"。应时刻把曾子所说的"忠恕"二字放在心上，时刻替别人着想，就没有化解不了的矛盾和恩怨。

骆降喜认为，"文化治癌"的正确路线图应该是先解决"心"上的问题，再解决"肝、脾、肺、肾"上的问题。医患双方必须时刻清醒地认识这一点，并不惜一切代价优先解决"心"的问题，否则后面的治疗将事倍功半。骆降喜强调，经典文化可以改变世道人心，心正了，身自然就正，病自然就好了。

骆降喜33年的治癌经历可以证明，绝大多数的癌症是一类"慢性心源性疾病"，与外界致癌物质没有一对一的直接联系，完全是一种长期身心失调导致的内环境紊乱所造成的自身细胞突变，进而发展成肿瘤。不健康的生活方式，长期、严重的恶性情绪会导致恶性肿瘤（或良性肿瘤恶化）。良性肿瘤可以转化为恶性肿瘤，恶性肿瘤也可以转化为良性肿瘤，这很大程度取决于患者生活方式和心理状态的变化。因此，转变不健康的生活方式、化解恶性情绪是治疗癌症的关键。

人有三颗心，第一颗心叫"肉心"，即心脏；第二颗心叫"人心"，也叫"私心"，即万病之源；第三颗心叫"道心"，又叫"公心"，就是全心全意为人民服务的心。我们要学会放下"人心"，"人心死，则道心起"。如何放下这颗自私自利、有己无人的"人心"？必须要"看破"，看不破就放不下，放不下就不能"随缘"，不能"随缘"就无法获得"大自在"。

癌症的治疗应当重在治本——调心（精神），本立则道生。人是本，癌是标，人比癌重要。"留人治癌和教人治癌"是癌症治疗的基本原则。医生为标，患者是本，医生必须以患者为本，尊重患者的主诉，尊重患者的主观感觉，站在患者的立场上，为患者着想，这是值得每一位医生深刻思考的。

骆降喜通过几十年的观察发现，绝大多数癌症患者是急性子、完美主义者，心浮气躁，急功近利，追求速效，一旦确诊患癌就立即采取行动，十八般武艺一起上，最终往往欲速则不达，事与愿违。骆降喜用了将近十年时间才真正学会"慢生活"。如果生活节奏不放慢，价值观不转变，不学会慢生活，那么癌症的患病率将更高。

骆降喜真诚地奉劝患癌症的朋友们：学会处低、谦卑、不攀比，安贫乐道是一剂难得的特效治癌药。

癌症患者自身的修行和自身道德、文化的提升对于彻底战胜癌症起决定性作用。骆降喜 33 年来所走过的路　　"家传中医　西医　传统中医""手术—放疗—中药—气功、太极、禅步""生物解剖—人文解剖—文化解剖""生物医学—生物、心理医学—生物、心理、社会医学—生物、心理、社会、道德、文化医学"都足以说明他从外到内的心路历程。

患癌症之后，如果能够很快觉悟，安定下来，不着急，悠着点，三思而后行，就可以避免很多不必要的失误。骆降喜的治癌实践中也印证了，"定力好"的癌症患者，即使是晚期，也可以活得很长、很有质量，甚至带癌长寿。可以说，安定的心态是生命之河的源头活水，心安是永不枯竭的内在医疗源泉，是一剂不可多得的"特效治癌药"。

由天道推及人道，人就是一个小天地。如果总是心浮气躁、神不守舍、欲望过多，这也放不下，那也放不下，诚惶诚恐，这就是天地不交（否卦），结果必定是万物不通、口干舌燥、气血瘀滞。气血不通，时间一长，"癌块"就出来了。因此，学会放下，学会处低，通过导引，气沉丹田，人为造就一个泰卦，不失为一剂不花钱的"特效治癌药"。

骆降喜多年的"文化治癌"的探索、实践、调查、跟踪可以充分证明：人和癌很多情况下是可以共存的；很多癌症确实不需要过多治疗；即使是癌症晚期也可以创造条件与常人一样正常工作、生活、娱乐，也一样可以长寿。

骆降喜认为，"癌症＝死亡"的念头及由此引发的紧张、恐惧、焦躁不安情绪具有巨大的破坏力，足以置人于死地！因此，转变观念，转变对癌症的危害性的认识十分紧迫、十分重要、也十分有现实意义。

骆降喜还通过他的医案分享了他对于癌症治疗的观点：人比病重要，必须先留人后治病；人有胃气则生，无胃气则死，不能全胃切除；过度治疗比癌症更可怕；呵护生命远比征服疾病重要。

骆降喜说，自己的病和英国著名的理论物理学家霍金患的病应该是同一类，霍金生在英国，好不了，自己生在中国，所以好了。骆降喜强调自己是中国传统文化的受益者，中国传统文化救了自己的命。怀着一颗感恩的心，骆降喜义务讲授中国传统文化长达二十几年。

（三）小结

以上所列诸条，皆从《思考文化医学》一书中摘录而来。我心怀崇敬和感恩，反复阅读此书，一页一页地翻，一条一条地摘录，读了再抄，更觉妙义无穷。这些文字非常精彩，也非常实用。愿每个人都能认真地读一读，深刻地反思一下自己。也祝愿每位大病重病患者（不仅是癌症患者），都能学习并实践中国传统文化，并能因中国传统文化而康复。

心是本，身为标。正心需要文化，文化的力量，不可思议。我们是中国人，先祖传承给我们的是无上的大智慧，作为中国人，我们应该感到自豪、骄傲。我曾在多篇文章中反复强调，作为中国人，我们要有文化自信。坚持文化自信，收获的不仅是生活的和谐、快乐与幸福，还有一生的健康。

骆降喜通过治愈自己的绝症所感悟的，不仅仅是治病的法门，更是成就"圣人之道"的法门。学习并实践中国传统文化，不但能让我们更健康，还能修养身心，提升境界，帮助我们的精神得到升华。

六、《癌症扩散了，还治不治，如何治？》

即使癌症到了晚期，已经出现扩散，亦有治愈的可能。以下从中医角度来分析，对于癌症扩散，如何才算是正确的治疗。

（一）癌症扩散了，还能治好吗

我们先来分析一下为什么癌细胞会扩散。西医认为，癌细胞之所以会扩散，是因为其生长速度超过正常的细胞，一段时间之后其所处的空间就会受到限制，这样病变组织就会通过组织壁朝其他部位传输。而且癌细胞的连接比较松散，很容易从肿瘤脱离进入血液和淋巴，这样就更加容易扩散到其他部位。

从中医角度来分析，癌细胞扩散意味着正气越来越虚，正不胜邪，邪气炽盛。根本的治疗方法是扶正，让正气健旺，则正能胜邪，邪气自退。

第一，绝不能放弃康复的信心。信心是康复的关键，同生命一样，信心也是一团阳气。一旦失去了信心，也就失去了阳气，阳气一虚，整个健康状况会迅速崩溃。事实上，一个人的求生意愿影响着癌症的康复。那些求生意愿非常强烈的患者往往更容易康复；相反，那些绝望、悲观的患者往往容易陷入不治。

第二，家庭要和谐。每个家庭成员都要快乐，快乐通于心，而心涵君火，快乐是一团阳气，能让君火明亮。君火当空照耀，则五脏六腑皆和谐。

第三，不要滥用手术。因为手术伤损正气，手术会留瘀，手术麻醉也伤督脉阳气。虽然手术也能在一定程度上缓解症状，但我还是建议在癌症晚期慎重应用手术。在临床上我遇到过不少癌症患者，本来身体状况还不错，只因盲目选择了手术，导致正气崩溃，病情迅速恶化而不治。

第四，以扶正为原则。祛邪是标，扶正是本。癌症晚期治疗的根本原则应该是改善病证、控制病情、提高生存质量，并最终达到延长患者生存期的效果，而绝不能伤正。正气即生命，正气不损，生命之火就能延续而不熄。

虽然说当肿瘤发展到晚期阶段，治愈率比较低，但是只要有一线希望就不要放弃。

（二）预防癌症扩散的方法

对于癌症患者而言，一定要及早采取相应的措施来防止癌症扩散。防止癌症扩散可以选择以下方法。

1. 及时治疗

不管是何种癌症，早期治疗的成功率都比较高。在癌症早期，人体正气尚且不虚，能耐受一定程度上的攻伐。西医重视将癌细胞从身体内切除，也算是祛邪成功。在此基础上，积极扶正，使正气不虚，邪气不复，病情也就不容易恶化。当然，早期发现癌症，绝不能滥治或过度治疗。过度治疗会伤损正气，导致患者未死于癌症，先死于过度医疗——这样的事情一定要避免。

2. 选择明医，辨证治疗

对于癌症的治疗，不要有一丝一毫的松懈。首先要选择明医，明医的理论扎实，临床功底较深，且临床经验丰富，更有益于患者早日康复。

找到明医后，患者要相信医生，并且积极配合治疗，不要怀疑医生的治疗方案，更不能不遵守医嘱。

3. 调理体质

人体的白细胞可以吞噬癌细胞。如果一个人的免疫力比较强，白细胞吞噬功能强，在很大程度上可以阻止癌细胞的转移。

如何提高免疫力？可以通过饮食、起居、运动及情绪调理。西医还建议必要时可以选择免疫类药物。

从中医角度来分析，生命体现在生活的每一天、每一刻里，那么养生也需要通过生活中的点点滴滴来努力。要想长寿，先要健康地生活。《黄帝内经》给我们提供了方法，若能在生活中"适嗜欲于世俗之间，无恚嗔之心，行不欲离于世，举不欲观于俗，外不劳形于事，内无思想之患，以恬愉为务，以自得为功，形体不敝，精神不散"，那么必然正气存内，而邪不可干。

《黄帝内经》说："言不可治者，未得其术也。"即使是癌症晚期，也有治愈的办法。治病不能完全依赖医生的努力，患者自己也要积极养生养心，甚至患者发挥的作用更大。"行有不得者皆反求诸己。"患者若能深切内求，感恩、反省、忏悔，那么必然可以取得满意的疗效。

七、《癌症发热》

癌症发热是癌症患者的常见症状之一。

从西医角度来分析，癌症发热是由于恶性肿瘤细胞快速生长，导致缺血缺氧而引起自身组织坏死或液化，肿瘤细胞坏死释放肿瘤坏死因子，被机体吸收，刺激体温调节中枢引起发热。当然，还有可能是感染性发热，主要由于肿瘤患者正气不足，免疫力低下，容易导致感染。

从中医角度来分析，这是正邪相争的反应。正气欲祛邪外出，两者交争于少阳层面，引起发热。其热型主要是低热，表现为"往来寒热"，发作有时。一般为下午体温逐渐上升，至次日早晨体温逐渐下降，循环往复。多伴有口苦、咽干等症状，其证与小柴胡汤证类似。因此说，癌症出现发热不完全是坏事，多数是邪气自少阳向外欲透的反应。

治疗癌症发热，千万不可滥用寒凉药物，以免邪气深陷。当宣畅少阳气机，使邪热趁势外透。如此退热，既不伤正气，又有益于病情缓解。

西医多采用非甾体类解热镇痛药或糖皮质激素进行退热治疗，但疗效欠佳，且易出现消化性溃疡和水盐代谢紊乱等诸多不良反应。

临床上我常用小柴胡汤治疗癌症患者出现的发热。此方的重点药物是柴胡与黄芩。柴胡其味辛、苦，辛能升浮疏散，升发阳气，祛散外邪；苦可降逆，兼可清热。黄芩苦寒，可清少阳之热。

同时，癌症患者容易产生焦虑、抑郁、精神不振、悲伤失落、心绪不宁、烦躁等负面情绪，会导致肝气郁结，气血不畅，影响患者的康复和生活质量。这些症状正好对应于柴胡的主治，可加生龙骨和生牡蛎，以加强安神之功。

我常用的小柴胡汤加味方：柴胡30克，黄芩10克，姜半夏30克，党参30克，生姜3片，大枣30克（切开），炙甘草10克，生龙骨30克，生牡蛎30克。

临床上我常用针灸与汤药相结合治疗癌症发热，疗效极高。取大椎或身柱，通畅督脉阳气，扶阳以抑阴；四关穴，一阴一阳，一气一血，一脏一腑，一左一右，一上一下，可调和周身脏腑与气血平衡；曲池配合阳陵泉，清郁火，疏畅气机。必要时可配合艾灸，灸身柱，退热效果极高。

我观察了大量病例，发现用此方加减退热效果明显，可促进患者体温快速恢复正常，患者不会出现病情加重或疲惫不适的情况，且退热后精神良好，病情亦有一定程度的缓解。

当然，癌症患者本来病情沉重，病机复杂，若兼有发热，不可能只用一个药方退热。临证时一定要辨证，特别是用六经辨证，这才是临床取效的关键。

还有一种发热的可能：当癌细胞发生转移，一旦到达人体的下丘脑，体温调节产生异常，就会产生中枢性发热。如果确定为这种情况，则必须引起重视。临床所见，癌细胞的转移除会引起机体不正常的发热外，还很有可能导致其他细胞的癌变，使病情加重。临床对待癌症发热时需综合判断，切勿见热退热。

八、《癌症患者出现疲劳症状，怎么办？》

癌症患者容易疲劳，而且这种疲劳感与近期的体力消耗不成正比，且不能通过充足的睡眠或充分休息而缓解。这是五脏失去平衡，导致气血不足、阴阳失调的表现。用中医治疗可以缓解癌症疲劳。以下介绍几种导致癌症患者疲劳的因素及治疗方法。

（一）药物或免疫治疗引起的相关性乏力

现代医学认为，部分化疗药物、小分子靶向药物、生物免疫治疗药物如干扰素等，都可引起患者疲劳。免疫治疗相关的副作用如甲状腺功能低下也可致疲劳。

从中医角度来分析，气虚或血虚最容易导致疲劳。分析癌症患者的治疗方案，多是由于伤损气血，导致气血不足而产生疲劳。预防之法：一是少用或不用伤正的医疗手段；二是若不得不用，可在治疗开始之前即重视补益气血，可在一定程度上预防疲劳的产生；三是若已经出现疲劳症状，可根据四诊资料辨证用方。

一般来说，补气多考虑四君子汤加减，而补血多用四物汤加减，气血双补则以八珍汤化裁。另外，若气血两虚、脾肺不足所致的疲劳，我常考虑用薯蓣丸。

（二）体能下降

癌症本身及治疗等多种因素会导致患者活动量减少，体能下降，这也是患者感觉疲劳无力的因素之一，这种疲劳反过来又会导致患者活动量减少，形成恶性循环。

一般人都认为，若感觉疲劳，那就多休息。其实，越是体能下降，越应积极进行体能锻炼。比如，参加各种体育运动，可以预防和治疗高血压、糖尿病、肥胖等癌症并发症，还可以改善睡眠、焦虑和抑郁，让患者的心理状态得到显著改善。

多项研究已证实，体能锻炼可以改善患者的癌症相关性疲乏，不论是在癌症治疗期间的任何阶段，还是在治疗之后开始锻炼，均可以改善。即使对于终末期的患者，锻炼也可以维持一定的活动能力，减少卧床时间及疲劳的发生。

哪些体能锻炼可以有效改善疲劳呢？比如散步、慢跑、骑车、跳广场舞、练瑜伽、打球、健身等力量锻炼或拉伸运动都可以。患者可根据自己的喜好和身体状况选择合适的锻炼方式和强度。

从中医角度来分析，运动可以生阳，可以宣阳。阳气宣通，则百脉调和，气血和畅，有助于人体体力更好、精神更佳、精力更旺盛。癌症患者的根本病机是正虚邪实，适度运动可以扶正，正旺则能祛邪，有益于患者的康复。

癌症患者进行体能锻炼时，既要循序渐进，又当坚持不懈。一般来说，适度及中等强度的体力锻炼更适宜。不建议进行高强度的体能锻炼。以运动后全身汗出，感觉精神舒畅，且胃口大开为度。若过度锻炼，容易导致精神萎靡，胃口下降。

疲劳源于气血不足，因此癌症患者在进行体能锻炼时，可同时配合中医治疗，或服汤药，或用针灸，补益气血，平衡五脏，有助于提高疗效，缓解疲劳症状。

（三）营养不良

现代医学认为，营养不良是癌症患者疲劳的一个常见因素。据统计，40%～80%的癌症患者存在营养不良现象。营养不良多表现为体重下降、水及电解质失衡、营养指标改变等。

造成营养不良的因素很多，大约有以下几个方面：一是肿瘤细胞本身代谢容易消耗营养；二是部分治疗导致营养不良；三是患者伴有焦虑、抑郁等症状，亦会影响食欲。

从中医角度来分析，脾主运化、升清和散精。所谓的营养不良，往往不是因为吃得太少，而是脾虚导致脾主运化、升清和散精的功能下降。

改善营养状况，一方面应调节饮食，患者可适当吃些有营养的食物，并且要吃好、吃饱；另一方面要重视健运脾阳。可以说，养脾是改善营养不良的关键，是治本之法。

养脾的方法很多，此处建议癌症患者平时可常灸脾经原穴太白，最能养脾。

（四）贫血

贫血也是导致癌症相关性疲乏的一个因素，根据贫血的程度可以预测患者疲劳的严重程度。贫血的原因很多，既有与癌本身有关的因素，亦有与化疗相关的因素。

从中医角度来分析，脾主统血，且脾为气血生化之源，肝主藏血。贫血的根本原因在于肝虚不藏血，或脾虚而气血生化不足，因此改善贫血多从肝脾入手。

一是调节饮食，可多吃些养血的食物。中医强调以形补形，以色补色。

具有补血功能的食物一般多为黑色或红色，如红枣、瘦肉、桂圆、红糖、核桃、花生米、胡萝卜、鸭血、羊血、黑木耳等。亦可常服当归生姜羊肉汤或阿胶膏或黄芪当归乌鸡汤等，都有很好的补血作用。

二是养脾养肝。脾喜温而恶寒，肝喜疏畅而恶抑郁。养脾当温养脾阳，养肝当调畅气机。

（五）疼痛

疼痛也是导致癌症相关性疲乏的一个常见因素。癌症患者的疼痛发生率很高，超过50%的患者有不同程度的疼痛。

从中医角度来分析，所谓疼痛，即为不通，气血不足或不通畅，滞塞不行，一方面会导致疼痛，另一方面也会导致脏腑失濡而虚弱。

由此，可通过控制癌痛来改善癌症相关性疲乏。根据以上病机，具体的治法包括两个方面，一是补益气血，使气血健旺；二是通畅气血，使经络不滞。

治疗癌症疼痛，除用西药外，还可用中医，特别是针灸。针灸既无药物的毒副作用，又有显著的止痛效果，且无成瘾性，其取效速度及疗效维持时间甚至不亚于吗啡。

（六）其他伴随症状

癌症患者常伴有焦虑、抑郁、失眠、注意力不集中等症状，这些也会导致疲劳。

从中医角度来分析，癌症不仅是身病，亦是心病，甚至主要是心病。因此，治疗癌症不能光是治身，当重视治心。治心包括以下方面：一是远离怨、恨、恼、怒、烦五毒；二是改变癌症性格，保持开朗、快乐、善良、宽容、感恩；三是心善、语善、行善，每天都努力向善，因为善是正能量，善是天地间的一团阳气，善可驱除阴霾。要想治心，建议学习中国传统文化，其中有治心的许多法门。

从根本上来说，癌症相关性疲乏只是症状，我们要通过症状去认识病机，进而调节病机以治本。正气为本，治疗癌症当时时关注正气，使正气健旺，则疾病易愈。

我临床治疗癌症相关性疲乏，常用中医治疗。处以汤药配合针灸，疗效甚好。汤药以健脾、补气、温阳、养血等为主，临床上我最喜用四君子汤为基本方。针灸则常用百会、内关、中脘、下脘、足三里、三阴交、太白诸穴，配合艾灸肚脐和太白，取效极速。若疲劳感甚重，亦可艾灸大包，更有健脾补虚、缓解疲劳的功效，取其能治"虚则百节皆纵"之意。疲劳难忍时，亦可针灸鼻翼，颇有治标之效。

九、《患了癌症，还要不要吃肉？》

有专家认为，肿瘤细胞不会因为营养不良而放慢生长脚步，营养不良时，免疫力首先受影响。所以说，癌症患者要吃好。特别是要适当增加优质蛋白的摄取，蛋白质对维持机体的细胞组织结构及免疫力至关重要。脂类也不必过于限制，有研究甚至发现，增加脂类摄入，对肿瘤具有一定的抑制作用。在脂类中，以富含不饱和脂肪酸的食物为佳。不建议素食，这样容易导致营养不良。

从中医角度来分析，罹患了癌症，就应重视多素少肉。理由如下。

第一，所谓癌症，其根本是正虚而邪恋。凡是能养正的，都有助于癌症康复。那么，饮食上如何养正呢？素食有助于和畅脾胃，脾胃为气血生化之源，脾胃和畅，则气血生化有源，自然正气健旺。

第二，少肉、少膏粱厚味是为了保护脾胃。脾胃喜清淡而恶肥腻，越是体虚，越要清淡饮食。"粗茶淡饭好养人"，是因为粗茶淡饭能让脾胃健旺。

第三，素食让心清静，让人欲望下降，从而少生怨、恨、恼、怒、烦等负面情绪。心为五脏六腑之大主，心清静则五脏六腑皆归于平衡。

第四，素食的同时配合积极的运动，最能宣通阳气。阳气宣畅，气化功能增强，则正气健旺，邪自可退。

至于营养，那是形而下层次的。严格来说，吃什么是没有用的，有用的是人体的气化，气化功能旺盛时，粗茶淡饭都能让身体健康起来；若气化功能下降，吃什么营养品、保健品或大鱼大肉都无益于健康，甚至会加重脾的负担，消耗脾阳，导致病情加重。

大量的研究发现，与营养不良的肿瘤患者相比，营养状况良好的患者生活质量更好，生存时间更长。所谓的营养状态良好，不在于吃素还是吃肉，而在于脾胃的气化功能。

有人认为，患了肿瘤就不能吃太有营养的食物，否则肿瘤会生长得更快。这个观点值得商榷。肿瘤生长得快，不是因为吃了有营养的食物，而是因为正气不足而邪气炽盛。正确的治疗方法是扶正祛邪。

癌症患者当然可以吃肉，但绝不能把肥甘厚腻当成每日必需。从中医角度来理解，多素少肉，保持胃口良好，最利于调和脾胃、补益气血而扶助正气，正旺则邪自退。

往圣先贤教导我们："行有不得者皆反求诸己。"对于癌症康复来说，正为本，邪为标，扶正才是根本。扶正不能仅仅依赖食物，还要靠五脏六腑的和谐与平衡。扶正的方法很多，正心修身是扶正，积极运动是扶正，调节饮食是扶正，调节起居也是扶正。

十、《胰腺癌的中医病机分析与治疗效果》

据 2019 年某期《每日邮报》报道，一份新的癌症研究显示，当下因胰腺癌死亡的欧洲人比以前任何年代都多，死亡率呈逐年增长趋势。

欧洲联合胃肠病学会的马库斯·佩克教授说，在所有癌症中，胰腺癌平均存活时间仅为 4 个半月，是最短的，胰腺癌由此也被称为"癌中之王"。

90% 以上的胰腺癌病例发生在 55 岁以上年龄段的人群中，肥胖超重，患有糖尿病、慢性胰腺炎、胃溃疡疾病或者酗酒的人，患胰腺癌的风险更大。

（一）病机分析

从中医角度来分析，胰腺癌多由内外因素共同影响而发病，与肝胆脾胃相关，脾胃失调是关键。内伤饮食，情志失调，外感湿邪，烟毒酒湿等均会导致肝脾受损。脾属土，主运化，脾虚则湿生，湿聚为痰，痰湿阻滞气机，气滞血瘀，痰瘀互结，久蕴为毒，发为胰腺癌。

因此说，脾胃亏虚是胰腺癌发生的根本，即胰腺癌以脾虚为本，气血痰湿、瘀毒为标，本虚而标实。

（二）中医治疗的效果

用中医辨证施治胰腺癌，可以达到如下效果。

第　，延长生存期。西方认为胰腺癌患者平均存活时间只有 4 个半月，但经过中医治疗，胰腺癌患者的生存时间多在半年以上。临床观察到，中医治疗胰腺癌的平均生存期为 13 个月。

第二，缓解症状。疼痛是胰腺癌的主要症状，中医治疗胰腺癌的最大价值在于能减少西药吗啡类制剂的用量，增强其镇痛效果，减轻其毒副作用、成瘾性、依赖性并逐渐替代之。

我临床观察到，用针灸可以完全控制住胰腺癌患者的剧烈腹痛，而且无毒副作用。针灸不但能止痛以治标，还能平衡阴阳，调和脏腑，疏通经络，畅和气血，扶正祛邪，达到治本的效果。

第三，扶正祛邪，防止恶化。胰腺癌的根本是脾虚，中医可以健运脾土，因此可以扶正。胰腺癌患者出现症状时，多数已经到了晚期，正气虚脱成为病症的主要根源。且癌瘤的本质是"阴成形"，属于中医的阴寒症。本着扶正则邪退、养正则积除的原则，以健脾扶正为主要治疗目的，可有效稳定病情，防止恶化。

中医虽然尚无力根治胰腺癌，但在缓解并控制症状、提高患者生活质量、延长生存期等方面的作用是肯定的，不容忽视。另外，对于胰腺癌，治疗远不如预防关键。建议重视中医养生，并保持正信正念，远离负面情绪和心理。

十一、《肺癌的病因病机及论治》

近年来，全世界范围内肺癌的发病率和死亡率都在上升。目前，我国每年新确诊肺癌患者已经超过 80 万人，肺癌死亡率也位居所有恶性肿瘤之首。

（一）肺癌为何高发

有专家认为，是吸烟和"六化"导致我国肺癌高发。我国有 3.16 亿名烟民，7.4 亿人遭受二手烟和三手烟暴露。"六化"即人口老龄化，城市现代化，农村城市化和工业化，包括空气、土壤和水污染在内的环境污染化，人们生活方式不良化（吸烟、酗酒和不健康饮食生活习惯），以及以医学影像、基因检测和微创技术为代表的医学现代化。

（二）肺癌的病因病机分析

从中医角度来分析，肺癌的病因病机有两个方面。

一方面，肺癌的基本病机是元气亏虚。邪气侵袭，正邪相争，正不胜邪，邪气内客，形成肺癌。肺癌属本虚标实，因虚而得病，因虚而致实，因虚而患癌，因虚而癌瘤转移。虚是病之本，正虚是肺癌发生的基础。正如《医宗必读》所言："积之成也，正气不足，而后邪气踞之。"《外证医案》亦云："正气虚则成岩。"

治癌，当重视正气。正气为本，病邪为标。从正气入手，是中医治疗肺癌的法宝，是研究疾病谱不断变化的客观要求，也是实现由医疗向预防转变的需要。

另一方面，邪正交争，外因与内因相统一，是肺癌发生的病因。外因为六淫、烟毒和其他有害物质直接或间接侵袭肺系；内因有饮食失宜、情志不畅、劳逸失度。内外因相互作用，导致脏腑气血阴阳失调，虚实寒热错杂，痰湿、瘀毒胶结，酿生癌毒积于肺中，日久则形成肿块。

因此，肺癌发生的主要机制不外乎虚、痰、瘀、毒。正虚而不胜邪，易致外邪内陷，邪郁化火生毒，毒热酿痰，痰热壅肺，肺失宣降；火毒滞于肺，导致肺气受阻，气津失布，津凝痰生，阻遏气道，气机不利，肃降失常；血热互结，导致瘀血留滞，气机逆乱，败血上冲，上干于肺，肺血瘀滞，津液失运，致水湿内停，滞留于肺，肺失肃降，呼吸出纳失常。

正如《杂病源流犀烛》所说："邪居胸中，阻塞气道，气不宣通，为痰，为食，为血，皆得与正相搏，邪既胜，正不得而制之，遂结成形而有块。"

特别强调一下，肺癌不能只责之于吸烟，一定要内求。事实证明，癌症好发于受到挫折后，长期处于精神压抑、焦虑、沮丧、苦闷、恐惧、悲哀等情绪中的人。

（三）肺癌的治疗

扶正、祛痰、化瘀、解毒是肺癌的主要治法。

一是以扶正为本。治疗任何疾病，都离不开扶持正气，因此，善为医者，必责其本。对肺癌而言，养正则积自消，因为正胜则祛邪有力。

肺癌之所以会导致患者死亡，是因为人体正气溃败，生命因此而结束。

扶正，任何时候都不可忽视。任何治疗手段，都当以不伤正为标准。

二是以祛邪为辅。祛邪亦足以扶正，对肺癌来说，祛邪主要是针对肿块的治疗。

西医的手术、放疗、化疗等，都属攻伐之法。中医亦能攻邪，因肿瘤为有形之邪，为痰瘀毒邪夹杂相搏结而成。因此，中医有活血化瘀、祛痰软坚、解毒散结等攻邪方法。

三是局部与整体相结合。肺癌为全身正气虚而局部邪气实，若肿瘤局部症状严重，为求速效，可以适当攻伐，但绝不能以追求癌肿消失为目标而伤损正气。

临床中常见有患者因滥做手术和放（化）疗，导致正气衰败，生命就此逝去的案例。未死于病，先死于过度治疗，殊为可惜。

四是养胃气。在肺癌治疗的整个过程中，都当时时顾护胃气。前贤谆谆告诫我们，四时百病，胃气为本；有胃气则生，无胃气则死。若患者体质尚好，正气尚足，可耐受一定的攻伐，但切忌伤胃气。必要时，可在攻伐处方中适当加几味益胃养胃的中药。

治疗肺癌，除了用汤药，还可用针灸。就我临床所见，针灸的作用极大极广，善用针者，可以达到不亚于汤药的效果。建议针灸与汤药相结合，以求最大的治疗效果。

我临床用针药结合治疗肺癌及多种肿瘤，不但能祛邪以治标，亦可扶正以治本。既有近期疗效，亦有远期效果。

以上所论治疗原则，适合所有肿瘤的治疗。

十二、《高龄前列腺癌患者尿血的中医治疗案例》

高龄患者，兼患大病，如何治疗？我的建议是重视脾肾，兼顾主要症状，用方谨慎，药味平和。

一位 80 多岁的男性患者检查发现前列腺癌晚期，已扩散至膀胱。症见小便不利，小便有血，全身乏力，精神差，手脚冰凉，纳寐差，大便难解，想吐。患者整天闭着眼睛，精神极差，周身无力，不能抬头抬手。血压低，只有 64/29。睡不好，食欲很差，容易腹泻。腹泻持续 1 周，输液后好转，已止泻。患者以前患有肾积水、肾结石、青光眼、心脏早搏、肺气肿、主动脉硬化等病。舌下小瘀。

诸症驳杂，先健运中焦，升提阳气。考虑到为高龄患者，不必滥用猛药，试用下方：党参 10 克，白术 10 克，茯苓 20 克，炙甘草 10 克，藿香 10 克，木香 10 克，葛根 10 克。2 剂，水煎服，每日 1 剂。

或用方：红参 30 克，制附子 20 克，白茅根 60 克。2 剂，久煎 2 小时，水煎服，每日 1 剂。此两方可交替服用，一天换一个药方。

药后患者感觉有效，但认为药量太轻，要求加量，并要求止血。再用下方：制附子 20 克，干姜 20 克，炙甘草 20 克，山茱萸 30 克，生龙骨 30 克，生牡蛎 30 克，红参 20 克，白茅根 100 克，小蓟 20 克，血余炭 6 克，新鲜藕节 1 把（自备）。2 剂，久煎 2 小时。水煎服，每日 1 剂。

在扶阳止血的同时，兼顾补肾。处以下方：党参 10 克，白术 10 克，茯苓 10 克，炙甘草 10 克，陈皮 10 克，山药 10 克，肉苁蓉 20 克，五味子 30 克（打碎），菟丝子 15 克，杜仲 15 克，怀牛膝 6 克，泽泻 6 克，生地 6 克，山茱萸 6 克，巴戟天 6 克，赤石脂 6 克。2 剂，水煎服，每日 1 剂。

药后患者认为疗效满意，且咳嗽、痰、足肿都有缓解。出现全身出疹子症状，痒甚，搔抓则出血，兼见尿道口排腥臭浓异物，胃口时好时坏。此为药方对证，出现了排邪反应，邪气自内透表，表现为疹子瘙痒。且内郁的热毒自小便排出，即见腥臭物。继续服下方：白茅根 30 克，益智仁 15 克，萆薢 15 克，石菖蒲 15 克，乌药 10 克，小蓟 10 克，麻黄 10 克，连翘 20 克，赤小豆 30 克，杏仁 10 克（打碎），桑白皮 15 克，炙甘草 10 克，大枣 10 克（切开），生姜 3 片。3 剂，水煎服，每日 1 剂。并嘱患者忌食牛奶、高异蛋白（蚕蛹、虾等）、生冷、甜腻壅滞、煎炸、烧烤及动风之物（牛肉、羊肉、公鸡、猪头肉、鹅肉、鸡翅、鸡爪、螃蟹、无鳞鱼、鹅蛋、鸭蛋等肉蛋类食品，蔬菜中的笋、韭菜、香菜、茴香，调味品中的花椒、胡椒等辛香发散之物，酒类和所有菌类），尤其要忌竹笋、小龙虾、牛奶。

患者服用上方 1 个多月，觉得比较合适。患者家属反馈如下：胃口好多了；排尿也正常，尿色清，没有杂质了，也没有血了；精神状态好多了；痰也消了。总之认为这服药还是比较合适的。

分析：高龄患者，兼罹患大病，且基础病证很多。辨证用方时很难迅速取效。我的方法是先从根本入手。此患者主要有两点病源，一是脾虚，二是阳虚。故根据此两点处方。

一诊用七味白术散，此方健脾益气，能治脾胃虚弱、呕吐泄泻。兼用参附汤，最能扶阳升阳，以补其本。药后有效，但毕竟正虚而邪实，药力太弱，不得不考虑换方。

二诊的一方为破格救心汤加减方。此方附子只用 20 克，并非破格使用，意在化猛剂为平和，加以止血之品，既可扶阳，又能养阴，且能收敛浮火，防止虚阳外脱。二方用异功散合无比山药丸。无比山药丸能温阳益精，补肾固摄。此方是治本之法，适合于年高体弱、肾气虚惫诸症。药后出现排邪反应，是药方对证的表现。

三诊亦是合方，用麻黄连翘赤小豆汤与缩泉丸合方。用方的目的有二：一是解表透毒，既能透疹止痒，又可清解火毒；二是能补肾缩尿。本来患者小便不畅，不当收涩。但考虑到其年高肾虚，若单用麻黄，恐精气外泄，故加缩泉丸以收敛。这是一开一收，更有良效。

病虽复杂，但循序用方，正渐复而邪渐退，病情渐趋坦途。

治疗过程中我一直未停用白茅根。白茅根是一味利小便的良药，其作用有三：一是性凉能清郁火；二是药力平和，既能恢复肾功能，又不伤正；三是利小便而止尿血，其功无有出其右者。

急危大病能收获如此疗效，我的用方体会：第一，病属阴盛而邪微，故当时时勿忘扶阳抑阴。第二，患者年高体弱，基础病证甚多，当预防阳气外脱。药方中我用了生龙骨、生牡蛎、山茱萸，就是此意。第三，用药尽量平和，切勿用虎狼之药。止血用的是白茅根、血余炭、新鲜藕节，皆属平和之品，其疗效亦甚高。第四，越是大病，越容易出现排邪反应。此时当淡定从容，切勿被反应所迷惑，而失去正确的治疗思路。第五，效不更方。一旦切中病机，则可多服，使病机彻底改变，病证自可向愈。

十三、《高龄直肠癌患者的中医治疗案例》

高龄患者，直肠癌晚期，腹泻日近10次，消瘦，卧床不起，还有办法吗？中医有办法，可让诸症缓解。

一位高龄男性患者，因为长期慢性腹泻加重而住院治疗，肠镜查出是直肠癌。患者每天腹泻近10次，伴轻微便血；整日卧床，完全无力下地，精神欠佳，嗜睡；纳差，人极瘦，面色萎黄无华；舌中后部分苔厚。患者因太虚弱，未做手术和放（化）疗，愿意求诸中医，请我网诊。

从中医角度来分析，这是脾虚而运化失司，湿浊内滞。当先化湿浊，兼扶阳抑阴。处以下两方。一方：薏苡仁30克，白豆蔻10克，杏仁15克（打碎），厚朴10克，通草10克，滑石30克，淡竹叶10克，姜半夏30克，制附子20克，干姜20克。水煎服，每日1剂，久煎2小时。二方：黄连10克，秦皮6克，黄檗6克，白头翁20克，党参10克，白术10克，茯苓20克，炙甘草10克，藿香10克，木香10克，葛根10克，山药30克，白茅根30

克。水煎服，每日 1 剂。

上两方可交替服用，一天换一个药方。若感觉良好，仍可再各服几服。

嘱咐患者忌煎炸、烧烤、油腻、黏滑（指糯米做的食物以及月饼等）、生冷（多数寒凉水果、冰激凌、刚从冰箱取出的食物饮料等）、牛奶、辣椒等食物。放松身心，不要忧虑，保持乐观生活每一天；调整心态，远离怨、恨、恼、怒、烦、忧、愁、悲、恐等负面情绪。

患者坚持服用数剂后，家属来信告知："现在老公公一天最多 2 次大便，也没有便血了，能吃能睡，没有疼痛。一天天好起来，自己穿衣下床吃饭，去院子里晒太阳，基本生活自理。老人不遭罪，家人照顾起来也很轻松。中医太伟大！感恩董博。"

分析：一方是三仁汤加四逆汤，去甘草，我称之为三四汤。临床中我发现，湿热内滞者往往兼有阳虚，特别是脾阳虚，导致脾失健运，由此而出现湿热内滞。单纯化湿，疗效不足，远不如化湿与扶阳同施。

我用三四汤的指征：一是苔黄厚，表示有湿热内滞；二是舌胖大，或有齿印，表示脾阳不振。其余不管出现何种症状，都非重点。

三四汤是治病与改善体质兼顾的思路。三仁汤用于治病，而四逆汤用于改善阳虚体质。这个思路，我是学习了张仲景的桂枝加附子汤而悟出来的。张仲景在《伤寒论》中说："太阳病，发汗，遂漏不止，其人恶风，小便难，四肢微急，难以屈伸者，桂枝加附子汤主之。"这是阳虚体质者出现了桂枝汤证，单纯用桂枝汤肯定有效，但若能兼顾其阳虚体质，则疗效更强。故张仲景在桂枝汤中加了附子，如此则症与体质兼顾。

我应用三四汤甚多，只要患者有湿热、阳虚症状就可放心应用，疗效甚好。

二方我用的是白头翁汤合七味白术散的加味方。白头翁汤是治疗肠道诸病如治疗痢疾里急后重、下痢脓血、慢性溃疡性结肠炎等的专方。

临床我观察到，肠道诸病往往有热毒瘀滞。热毒深陷血分，下迫大肠，熏灼肠胃，则会出现各种肠道症状，如下痢、见脓血、腹泻、里急后重等。治宜清热解毒，热退毒解，诸症自除。

白头翁汤正好是解除肠道热毒的高效方。只要辨证有热毒内滞，即可放心应用此方，往往药入症解。

我在白头翁汤的基础上，合用了宋代医家钱乙的名方七味白术散。此方以四君子汤为基础加味而成，全方融补、运、升、降为一体，补而不滞，并且针对脾虚失运、湿浊内滞的病机，可谓标本兼顾。钱乙创此方，主治"脾胃之虚，津液内耗，呕吐泄泻频作，烦渴多饮"，并以之为治疗儿科泄泻的良方。

自钱乙之后，历代医家亦多用此方。明代儿科专家万全提出："（七味）白术散乃治泄作渴之神方。"就是说腹泻并见口渴服用七味白术散有神奇的效果。近代儿科医家王伯岳认为本方适合治疗长期腹泻、损伤脾胃、虚实夹杂之证。

虽然七味白术散是儿科专方，但我临床尝试运用此方于成人腹泻，照样有效。只要病机合拍，儿科方亦是成人方，没有本质的区别。

七味白术散偏温，而白头翁汤偏寒，寒温并用，更适用于此例患者。临床上我也体会到，凡是肿瘤等慢性人病，多存在着寒热错杂、虚实夹杂的病机，处方不能只温，也不能只寒，不能只补，也不能只泻，当寒热补泻同施，往往疗效更满意。

有读者会问，以上两个药方中治癌症的药是哪一味？严格来说，没有。两个药方中并没有哪一味药是专门治癌的，但其方却能治癌。为什么？

我始终强调，中医人治癌，先要心中无癌。不要受西医诊断的影响，时时想着攻癌，方方不离半枝莲、半边莲、白花蛇舌草等攻癌药味。只需根据症状和体征来精确辨证，找到病机，然后对证处方，方证对应，自然有效。如此处方，不治癌而癌可去。若拘泥于用一些攻癌的中药，恐怕伤损正气，反而容易导致病情恶化。

况且，此患者已年高，腹泻甚重，正气极虚，完全不能耐受攻逐。若滥用寒凉攻癌之药，恐怕癌未攻下，正气倒先衰败了。

我临床治疗了不少癌症患者，根本方法就是辨证，有是证，则用是方，方中并不滥用现代研究认定的抗癌中药。临床诊病处方时，常有患者问我，你的药方中没有抗癌的药味呀，是不是忘了。其实，患者是受现代研究的影响，而不知道中医治病不能按现代药理学用药，辨证用方才是最高效的。

以人为本，才是正确的中医理念；若见病治病，完全不顾正气，这是庸医所为。癌症患者到了晚期，往往正气极虚，人偏瘦弱，纳食俱差，精神萎靡，此时处方用药当切切注意，以扶正为本。只有正气不败，生命方能延续。方不必大，以取效为目的，且方中任何药味都不能伤损正气。

《黄帝内经》强调："正气存内，邪不可干。"作为临床中医人，这话当时刻萦绕在我们的心头，越是治疗大病重病，越是不离正气。存得一分正气，即得一分生机。

十四、《让中医成为我们的救命医学》

医学，是保障人民健康的学科。这是医学的责任，也是医学存在的必要性。

（一）疾病越来越高发

近年来，频频有新闻报道知名人士因患癌症而逝去。我们在感叹名人患癌概率如此高的同时，也应该清醒地认识到，老百姓的患癌概率不比知名人士低。

生命于我们每个人都只有一次，我们每个人都应思考如何珍爱生命。为什么人类患癌症的概率如此之高？是什么让我们失去了健康？

除了癌症，我们还应该知道这些关于国人健康的大数据：当前中国白领亚健康比例高达76%，七成人有过劳死的危险；肥胖人口即将达到3.25亿人；1.5亿人患有皮肤病；沿海城市毕业生视力低下率为85%；38.2%的人患有各类睡眠障碍；肠胃患者有1.2亿人，慢性胃炎发病率为30%……

（二）选择中医的好处

在各类疾病高发的社会现状下，我的建议是选择中医。

第一，中医讲治未病。

所谓治未病，即预防疾病，简单来说，就是通过各种方法来让人尽量不生病。如何不生病？中医有各种养生方法，包括饮食、起居、运动、调节精神等，亦有针灸、汤药、食疗等防病方法。

中医最擅长治未病。《黄帝内经》曰："上工刺其未生者也；其次，刺其未盛者也；其次，刺其已衰者也。故曰：上工治未病，不治已病——此之谓也。"孙思邈将疾病分为未病、欲病、已病三个层次，他说："上医医未病之病，中医医欲病之病，下医医已病之病。"真正的中医追求的是"上医"和"中医"的境界。

如何治未病，若以一言以蔽之，则是顺应天地四时。人以天地之气生，四时之法成。天为阳，地为阴，四时为阴阳气机变化。顺应天地四时，即法天则地，把握阴阳。

第二，中医能治病，并且擅长治疗目前高发的多种慢性病。

中医不主张对抗和杀灭，中医治疗疾病的法则是扶正祛邪。中医对待病邪的态度是祛除，这个态度非常高明，能让人与自然和谐相处。大量的临床案例早已证明，目前高发的多种慢性病都可选择中医治疗，而且疗效可靠。

当然，中医也擅长治疗急症。

第三，中医治病简便、高效。

中医是最接地气的医学，虽然说中医理论高深，但中医的临床实践却简单方便，并不一定要在高楼大厦里。在田间、在地头，随处都可用中医治病。在乡村，草根树皮，即为良药。

中医诊疗简单但有效。中医诊断不需要机器设备，三根手指即可诊脉；中医治疗或用手，或用针，或用汤药，无需各种豪华奢侈的设备。因此说，中医才是普适的、易于推广的医学体系。

二十世纪五六十年代被称为"赤脚医生"的乡村中医以最低廉的成本行医救命，一根针，一把草，却救人无数。

第四，中医是生活中的医学。

中医本来就存在于生活中，我们的衣食住行都与中医相关。比如，早晨伸伸懒腰，那是舒畅少阳升发之气；多吃西瓜而腹泻，那是伤损了脾阳；熬夜而眼圈发黑，那是阳气不藏而水气上泛……

在生活中若遇到简单的病证，往往用一个小方或小法即能迅速缓解，这样的中医知识，人人都当知道。比如，风寒咳嗽，用姜汁混合蜂蜜，往往速愈；岔气胁肋疼痛，可按压对侧的支沟穴；说话太多而声音低沉无力，是肺气太耗，赶紧含粒乌梅；身体某处红肿热痛，用马齿苋捣烂外敷，远胜服用抗生素。

中医源于生活，亦应用于生活，所以说中医最接地气，中医是最能适应于生活的医学。

中医是中国传统文化的一个分支，主张修养身心，可以让我们实现身体健康，心灵安宁，家庭与社会和谐。选择中医，选择的不仅仅是健康，更是一种生活态度。

十五、《防治肾癌，我们应该怎么做？》

（一）哪些因素会引起肾癌

（1）一般认为，吸烟是导致肾癌的重要因素之一。吸烟人群患肾癌的风险是不吸烟人群的2倍，而戒烟后，肾癌的发病风险会逐年下降。

（2）肥胖的人患肾癌的概率比正常体重人群要高2倍。

（3）高血压也是导致肾癌风险升高的因素。

（4）高蛋白、高脂肪饮食也会导致肾癌发病风险上升，而富含水果、蔬菜的饮食能够降低患肾癌的风险。

（5）长期接触金属、石油化工、放射等领域职业的人也被认为会增加肾癌发病的风险。

（6）糖尿病患者更容易发生肾癌。肾癌患者中糖尿病患者所占比例为14%，是正常人群的5倍。

（7）一些药物对肾脏有一定的毒害作用，长期服用这些药物的人群患肾癌的概率也高于正常人。

综上所述，肾癌当从生活中预防，一是要尽量避免罹患一些慢性病，如高血压、糖尿病、肥胖等；二是要积极戒烟，同时保持健康的生活、饮食、运动习惯；三是不要滥用药物，包括各种寒凉药物，以免伤阳，导致外邪内陷。

（二）中医的认识

从中医角度来分析，肾癌的病位在肾，与脾胃和肝相关。肾主水，脾胃属土，肝属木。土能制水，肝肾同源。若脾胃生病，则土不制水，导致水湿泛滥；若肝失疏泄，阴浊积滞，容易凝滞成块，化生肾癌。

肾癌从根本上来说，总属本虚标实之证。因虚致实，虚实相兼，整体虚与局部实互见。肾元亏虚是发生肾癌的主要病因，肝脾肾三脏功能失调是重要病机，痰、瘀、毒互结是发生发展的核心病机，外受湿邪，湿热下注是肾癌发病的决定外因，劳累过度是肾癌发生发展的基本因素。且肝脾肾属三阴，肾癌属三阴病，偏于少阴。邪气自外而入，正邪交争，因正气不足，邪陷于少阴。足少阴为肾，邪在足少阴，痰浊、水饮、瘀血、热毒等积滞，即成肾癌。

《诸病源候论》对"积"的论述大致符合肾癌的发生发展过程："癥者，由寒温失节，致脏腑之气虚弱，而食饮不消，聚结在内，染渐生长块段，盘牢不移者是癥也，言其形状可证验也。若积引岁月，人皆柴瘦，腹转大，随致死。"而《疡医大全》中对肾癌的症状也有所描述："石疽生腰胯之间，肉色不变，坚硬如石，经月不变，若黑陷不起，麻木不痛，呕哕不食，精神昏乱，脉散或代者死。"说明古人已经认识到，此病容易死亡，需引起高度重视。

（三）治疗肾癌的思路与方法

病在少阴，属阳虚。首重温补脾肾，这是治本之法。阳旺则阴霾自退。在此基础上，可以配合滋肾柔肝、软坚散结、抗癌解毒诸法，扶正以治本，祛邪以治标，标本兼顾，自能取得满意的疗效。

肾癌当重视早治，越早越好。因为早期人体正气尚足，血瘀痰凝，瘤毒轻浅，尚耐攻伐，当以祛邪为要。病至中期，痰湿结聚，邪毒日盛，脾肾不足，正气益虚，此时治疗则当祛邪兼顾扶正。至病情晚期，往往会出现脏腑功能失调、气血衰弱、邪气壅盛、瘤毒走窜等症状，总宜扶正祛邪并重，以扶正为主，使正气不败，则生命之火不熄。

治肾癌如此，治其他癌症亦当如此。

十六、《治癌的最高境界》

（一）治癌的最高境界

癌症是本虚标实，正为本，邪为标。治癌，就是要扶正祛邪，肿块消失仅仅是治标，把正气扶起来，让患者改变肿瘤体质，这才是治本。由此说，治癌的最高境界是正气不伤，而肿块消除。

若伤损正气，则不属高明。手术或放（化）疗虽然能治肿块，但对正气的伤害比较大，只能作为辅助治法，不应该是首选，甚至作为主流治法。

我并不完全排斥手术和放（化）疗。癌症是一种全身性疾病的局部表现，对患者最大的威胁是癌症的扩散和转移。手术可以迅速缓解肿块压迫，对于抢救生命意义极大；放疗用射线把肿瘤烧掉，没有切口，不损伤器官，的确高明，亦显示出极高的疗效；化疗对于消除某种癌症的转移或防止复发的确有独到之处，是癌症治疗手段中不可缺少的组成部分。但以上这些方法都有其绝对的适应证，绝不可滥用。我的观点是放疗或化疗只应该用于真正对放（化）疗敏感的癌症，而且患者需正气不虚，尚能耐受攻伐。

患者放（化）疗之后面色苍白或萎黄，精神萎靡，头发脱落，胃口变差。从中医角度来分析，脾主运化，脾为气血生化之源，脾伤则气血不足，面色变差，气虚则面色苍白，血虚则面色萎黄；心主神，肾主精，心肾和调则既精且神，心肾失调则精神变差；肾其色黑，肾主发，且发为血之余，肝血充足则头发明亮，肾精充足则头发浓密色黑而有光泽，肝血不足，肾精变虚，则头发苍白，甚至脱落；胃气旺则饮食能化，胃口良好，胃气弱则或上逆而成呕吐，或纳差。

若不得不采取这些伤正的治疗，建议在治疗过程中及治疗后及时用中医调理。中医重视扶正，中医可用汤药或针灸来扶正。中医对于缓解手术及放（化）疗的毒副作用疗效极好，希望引起高度重视。

（二）我治疗癌症的方法

我用纯中医治疗癌症，方法主要分为两部分。

一是调心。我反复对患者说，癌症是心病，治癌的关键在于正心。正心的方法是学习中国传统文化，行善积德，尽量让自己快乐起来，并且多多感恩、慈悲、爱、宽恕，让生活充满正能量，让日子积极向上。一定要远离怨、恨、恼、怒、烦、忧、愁、悲、恐等负面情绪和心理。

在临床上可以观察到，那些虽然患癌，但性格开朗、生活积极、充满乐观情绪的人往往容易康复。而有恐惧、悲观或怨、恨、恼、怒、烦等情绪的人，则病情容易恶化。因此，治癌的关键不是选取何种医疗，而是改善患者的心理和情绪。

二是在辨证的基础上选择汤药和针灸。不少人认为中医就是喝汤药，这种观点不全面。中医有两大治疗手段，不仅有汤药，还有针灸。

针灸能平衡阴阳，调和脏腑，疏通经络，畅和气血，扶正祛邪，安定神志，其功极大。癌症患者多属阳虚体质，亦需配合艾灸，艾灸可壮固根蒂，保护形躯，熏蒸本原，祛除百病，蠲五脏之痛患，保一身之康宁。其效之高，令人叹为观止。

而且，我也观察到，针灸可以让患者快乐起来，让患者出现更多笑容。不少患者跟我反映，说针灸后莫名其妙地更喜欢笑了。说明针灸有很好的治神效果，可以让人充溢正能量。

针灸治癌在两方面发挥效果，一是能调心安神，二是能调和脏腑经络气血。我在临床上一直应用针灸治疗癌症，发现针灸治癌疗效确切，值得重视。

十七、《肿瘤治疗纪实》

（一）序言

中医是远古圣贤留给我们的一份大礼，是最能保证我们中华民族繁衍昌盛的最高明的医学体系。中医不但理论精深渊远，而且医疗手段简便高效。两千多年来中医代有传承，明医多如灿星，至今余绪不绝。然而，近年来中医却陷入了尴尬的局面：各处都能听到中医是"伪科学"及反对中医的声音；大多数中国人都在有意无意地力挺西医，无论大病小痛都奔往西医处寻医问药；再加上众多冒牌的所谓"神医"，举着"中医养生"的旗号兴风作浪，骗取老百姓的金钱和情感，甚者危害老百姓的身体健康等。于是乎，许多老百姓对中医产生了前所未有的"信任危机"。

虽然风风雨雨，但中医始终没有倒下，反而顽强地挺立了起来。习近平总书记明确表态支持中医，他指出，中医药学凝聚着深邃的哲学智慧和中华民族几千年的健康养生理念及其实践经验，是中国古代科学的瑰宝，也是打开中华文明宝库的钥匙。深入研究和科学总结中医药学对丰富世界医学事业、推进生命科学研究具有积极意义。国家领导人对中医的高调表态意味着中医将进入良性发展循环。我相信，中医将是中华文化伟大复兴的先行者，中医正在走向世界，得到越来越多国家的认可；中医将从过去的民间地位逐渐步入主流；中医发展壮大的趋势必将浩浩荡荡，势不可挡。

振兴中医，我辈有责！

我既然荣幸进入中医之门，也就有志于继承中医并使之发扬光大。一方面，我积极临床实践，治病救人，我认为，临床才是中医的灵魂，临床疗效才是中医之所以传承两千多年并且愈发显示出强大生命力的关键；另一方面，我努力创作中医文章，通过出版中医读物、撰写微博及博客、培养弟子等方式传播中医理念，我用通俗的文笔向读者传达——请了解中医、相信中医，并请选择中医。

年轻的中医一辈越来越上进，让我看到了中医蒸蒸日上的发展态势。作为铁杆中医人，我也身体力行，不但自己不懈努力，还带着一批年轻弟子一起进步。我创建了选择中医工作室，既着力于临床实践，也重视培养接班人，我的目标是培养出一批又一批真正的纯中医人才。

在每天的临床工作中我都会遇到不少开心事，都能收获到阳光与灿烂——患者的笑容最动人，如乌云散尽后的阳光，光彩亮丽，最能让我安心宽怀。我喜欢临床，因为临床能给我带来快乐：因剧烈疼痛而急诊的患者，针入其痛霍然，因疼痛不能活动的关节马上可以活动；虚损的患者接受治疗后面色红润起来；久病大病患者渐见康复，忧伤的面容变成了笑脸；多年不孕的患者生出了健康宝宝；慢性患者经调治后病情缓解等。此外，患者真诚感谢的话语更是让我充满了进取的信心，患者在我的治疗下顺利康复就是我最大的幸福。感谢患者，送给我快乐与幸福，我也努力把我的快乐传递给更多的患者。

虽然每天下班之后身心俱疲，但因为快乐，所以坚持；因为坚持，所以继续快乐着。

下附两篇肿瘤患者的治疗实录，希望每位肿瘤患者都能认识到"言不可治者，未得其术也"。肿瘤并非绝症，只要患者能坚持正念，积极养生保健，配合扶正祛邪的中医治疗思路，就一定能康复。

（二）胃癌术后的中医康复治疗案例

中医对于肿瘤的认识与西医不同，两者的理论基础不同，也就决定了其治疗效果的不同。从某种意义上说，中医是完全能够治疗肿瘤的，但对于不同脏腑及不同时期的肿瘤，其治疗效果也有所差异。不管怎么样，当病情已经十分严重，且西医已经完全放弃治疗时，不妨试试中医，也许效果会非常令人满意。

临床上我治疗肿瘤，有得有失，有成有败。晚期肿瘤多数治疗效果不好，但对于早中期肿瘤来说，成者居多，患者满意，我也十分欣慰。即使是晚期肝癌，肝区已经剧烈疼痛，西医断定只能活三五个月的患者，经过积极的中医中药及针灸治疗，多数可以无痛苦地多生存几年。虽然最终回天乏力，但中医能帮其解决疼痛的折磨，亦不失为有效的治疗手段。

中医治癌，讲究的是既保命也治病，既要扶正，也要祛邪。最忌学西医的样子，见癌攻癌，大量应用苦寒有毒的中药，完全不顾护衰败的正气。这样的治疗注定是要失败的。关于这个问题，我认识十分深刻。曾经在临床上屡见患者手执处方来诊，其方不过是诸多苦寒抗癌中药的堆积，毫无扶正观念，且一意抗癌，不死不休。最终癌细胞还没死光，患者就撑不下去了。如此治病，病家之祸，医生又如何能够心安？

这里我提供一个胃癌术后中医治疗案例，只是想说明我治疗肿瘤的上述观点：扶正亦可以祛邪；见癌休治癌。当前肿瘤泛滥，此类病例很多，既然临床上已经取得了良好的效果，说明我的思路有可取之处。我不揣简陋，以自己治疗的此病例抛砖引玉，希望能对医者、病者有所启迪，亦希望能得到良医的指点。

董某，男，46 岁，患胃癌 3 年，于 2008 年 12 月做胃大部切除术。近 4 个月来渐而清瘦，多汗，面色萎白，环鼻色苍白，纳差，声低无力，经常感觉腹胀，大便时干时稀，饭后马上就要大便。寻医良久，于 2009 年 3 月 16 日来我门诊求治。当时其脉左关沉涩，右浮而无力。舌下瘀甚，舌边红，舌苔黄厚。此为术后伤正，气虚血瘀，中气不升之象。即为处方：红参 10 克，五灵脂 10 克，石斛 15 克，麦冬 10 克，玉竹 15 克，三棱 10 克，山茱萸 15 克，莪术 10 克，鸡内金 10 克，山药 20 克，白术 15 克，天花粉 10 克，生黄芪 15 克。3 剂，水煎服，每日 1 剂。

3 月 18 日二诊，患者自觉舒畅，腹胀消失，饭后即需大便的感觉稍减，左关脉大滑不涩，右脉略有力，右关略软，舌下仍瘀，舌苔小白腻。药已对证，右关显示中气仍未提起，上方扶中尚嫌不足，嘱原方中白术加为 30 克，继服 3 剂。

3 月 20 日三诊，患者面色略红润，右关寸沉涩，舌苔小白。药证相符，久必见功，嘱续服 3 剂。

3 月 23 日四诊，患者对治疗效果十分满意，因食宿不便，要求回家继续治疗。略调其方，以为长期之计：红参 10 克，五灵脂 10 克，石斛 10 克，麦冬 10 克，玉竹 10 克，三棱 10 克，莪术 10 克，鸡内金 10 克，山药 10 克，白术 30 克，葛根 10 克，生黄芪 45 克，山茱萸 15 克。10 剂，水煎服，每日 1 剂。

并为其处散剂 1 服，以固本培元，活血祛邪，冀图缓缓收功。其方：炮山甲 10 克，三七 10 克，鸡内金 10 克，红参 10 克，五灵脂 10 克，甘遂 10 克，珍珠 10 克，蜈蚣 10 条，土元 10 克。上药共研极细末，装瓶备用。每日 1 次，每次 1 克，与药液一起冲服。

同时配合民间治癌验方常服以帮助攻癌祛毒。其方：取土鸡蛋 1 个，打开 1 个小口，放入去头足四肢的斑蝥 1 只，然后于火上烧熟鸡蛋。每天吃 1 个鸡蛋，吃时去掉斑蝥。

4 月 25 日患者来信："身体状况有了明显的改善，体重增加，身心状态良好。只偶尔会出现犯困、心跳加快的症状。4 月 22 日检查血液，白细胞和血压均低于正常值，打 2 支增加白细胞的注射液后，血压恢复正常。但还有以下不良反应：肚子时常会有胀气；胃部有时仍然会泛酸；偶尔会感觉心跳加速，全身犯困；在对胃部按摩时偶尔会感到有 1 个小疙瘩，但有时又没有。第一天食用斑蝥鸡蛋 1 个，出现吐白沫、犯困症状；第二天坚持服药，药量减少为半个鸡蛋，至目前一直无不良反应。"

患者在恢复时之所以会出现犯困、血压低及心慌反应，我认为仍是中气不足之象，当略加益气升提之品。再改药方如下：红参 10 克，五灵脂 10 克，麦冬 10 克，玉竹 10 克，三棱 10 克，莪术 10 克，鸡内金 10 克，山药 30 克，白术 30 克，葛根 10 克，生黄芪 45 克。10 剂，水煎服，每日 1 剂。

散剂继续服用，不需停药。

服药期间，患者曾告知服药时有拉肚子和口腔溃疡的症状，为了缓解疼痛，患者在当地一个私人诊所打了 3 天点滴（菌必治、维生素 C 及维生素 B），当天打完第一针后，就出现呕吐症状，以至于饭食和水等均无法下咽，当第三天打完针后，口腔溃疡有所好转，但呕吐现象更严重（口吐物非饭食，仅是苦水，像啤酒沫，症状同西医化疗后的反应很相似），打完针后 3 天内任何东西都难以下咽。家人以为是胃内有异物或是肠粘连，故迅速赶往乌鲁木齐医学院住院检查。胃镜结果显示，胃内情况良好，无任何异常现象。但食管发炎，接吻处红肿发炎。CT 检查结果显示，肝、脾脏、肾等未见任何阴影或异常现象，但肠子有点紊乱，肠间长有小的淋巴，脾脏有点肥厚。医生认为结果良好，令其出院。在此期间，由于事出紧急，所有中药暂时停服，时间大约为 20 天。

此是中气不足之象，如果加上苦寒抗生素，则必然阳气受损，脾阳不升，胃阳下降。嘱其不可滥用抗生素，于原方减去麦冬、玉竹两味滋腻之品，原方继用，不停。

6 月 15 日患者女儿来信："我父亲于 2009 年 6 月 1 日在乌鲁木齐医学院做了术后半年的全面复查，结果令医生和我们家人都非常欣喜。通过胃镜和 CT 检查，发现身体内没有任何异常现象，医学院的医生非常惊讶，他们认为我父亲恢复得如此好，很大程度上归功于您的中药治疗。我们全家对您表示由衷的感激，再次谢谢您！"

近 10 多年来，我治疗了许多肿瘤手术后患者。多数患者初诊时伴有明显的正气虚弱之象，如面色苍白、言语无力、口唇青暗、精神不振、食欲不振、恶心、消瘦、肌肉松软等。针对这种情况，我完全不去考虑患者所患的是不是肿瘤，只着重护其正气，增强元气，一般我喜欢用四君子汤加味。以此为本，徐徐调理，患者自然会慢慢地恢复健康。数年前我在某医院工作时，曾治疗该院的一名女性肿瘤术后患者，面诊时患者极度萎靡虚弱。用扶正的方子调理一月余，面色竟然红润起来，且其健康程度甚至远超过正常人，当时许多人叹为神奇。

在奥地利时，我大多是用针灸治病，也治疗了不少肿瘤患者，效果亦极为神奇。特别是肿瘤放（化）疗后或手术之后需要恢复元气者，针灸显示出了极强的生命力，肿瘤患者也都十分喜欢针灸疗法。

Bruno，男，45 岁，在意大利听说我针灸治疗肿瘤效果不错，慕名来诊。患者患脑肿瘤 3 年，已经做过脑部肿瘤切除术。来诊时其左侧上肢上举无力，走路左侧无力，但仍然能独自缓慢行走。左脉沉软无力，这是左升不及的表现。自述西医建议其做化疗，化疗后感觉十分疲乏，伴有恶心感。这是由于化疗伤了正气，必然会出现中气不足诸症。我为其针小腿部足阳明经数穴，用 2 寸针深刺，并配合百会、上瘤，针入后患者即有轻松感。留针半小时后，患者感觉十分舒服，疲乏感大减。经过数次治疗后，患者面色红润，精神振奋，走路明显好转。2009 年上半年患者一直在做化疗，但配合针灸与推拿治疗，元气未见明显衰退，且精神渐好。7 月 8 日患者来告知，检查后医生发现其脑部肿瘤细胞已近消失。如此高强度地持续化疗，一般情况下患者会产生明显的副作用，且出现乏力、难以支撑下去等症状，但此病例通过针灸治疗，有效地保证了持续的化疗疗程。

近年来，我总结了临床上大量针灸治疗肿瘤的经验，发现如果在放（化）疗之前适当配合针灸治疗，可以有效地提高患者对放（化）疗损伤的耐受度。

也就是说，针灸可以有效地保护患者的正气，提高患者经历放（化）疗的生存力。这可以帮助本来体质虚弱、不能耐受放（化）疗的患者坚持完成预期的疗程，同时还可以减少放（化）疗的毒副作用。

（三）信任与坚持创造奇迹——间质瘤患者自述 *

这是西医眼中的奇迹，一位被西医判定最多存活 5 个月的患者的心声，一个真实患者的求医之路。

我是一名 48 岁的农民。这些年，我忙着做些小生意，起早贪黑不太注重保健，感到身体不适时，就在乡下的医院拿点药，打些点滴，并不重视。我从 2008 年起感冒不断，下半年突然记忆力变差，经常下腹部疼痛，便稀，在乡镇卫生院以肠炎、前列腺发炎治之，时好时坏，偶见大便发黑，且越来越频，越来越重。

2009 年 8 月 10 日下午我再次发病，下腹部疼痛难忍，妹夫建议我到市医院做全面检查，尽快确诊。妹夫有个同学 A 医生在这家医院，陪我做了 B 超。开始没有发现任何异常，A 医生又让同事扩大范围往下探了探，仔细检查后发现左下腹部有异常肿瘤，遂要求我住院。次日钡餐显示胃肠内正常无病灶。第三天做了腹部手术，当时手术记录："剖腹见盆腔、左下腹及腹壁满布大小不等肿物，融合成团，固定。腹腔、肠系膜满布多发大小不等肿物，取样本行快速病理分析示：梭形细胞肉瘤。患者恶性肉瘤无法完整切除，逐层缝合。"医生摘了些肿瘤，盛在医用袋中给在手术室外的亲属看，说是已摘除，以此安慰我及家属。究竟是啥瘤还得进一步做病理分析，治疗也得等刀口愈合后进行。

7 天后，医院病理、免疫组化诊断为腹部恶性间质瘤，平滑肌分化。

我是农村人，在治疗方面两眼一抹黑，多亏了妹夫帮我联系这联系那。

---

* 引用已获得患者同意。

他同时将病理蜡块送去上海中山医院病理科，补做酶标、基因检测，诊断证实为高度恶性间质瘤。家人为了不给我增加恐惧感，对我隐瞒了实情，只告诉我腹部有个肿瘤，已摘除，拆线后回家静养以恢复身体。

胃肠间质瘤的发病率为十万分之一至十万分之二，百分之百属于恶性，治疗也非常棘手。胃肠间质瘤的手术效果很不理想，术后复发率高达九成，患者不得不面对二次手术，而它又对放（化）疗手段不敏感，目前世界上还没有有效的治疗方案。胃肠间质瘤另一可怕之处在于其无从预防，因为它没有明确的病因，多数为散发性，无从知晓疾病发生的高危因素，所以也难以从日常生活中进行防范。我这个间质瘤就是在腹部肠系膜外面开始滋长，刚开始很小，就和肚子里的小气泡一样，再加上是在肠子外面，因此做 B 超、钡餐是检查不出来的。可当它慢慢变大、B 超可以检查出来时，就已经是晚期了，我满肚子都是，根本无法通过手术一一摘除，西医说我最多只能存活5 个月。

我的病严重耗损了人体的正气，当时身体非常虚弱，大夫还怕伤口不能愈合，用了好多非常规的药物及营养液。在我住院期间，妹夫为我日夜在各大医院、网站咨询，求医问药，得到的唯一答复就是没有成熟有效的治疗方案。在医院放（化）疗，只能让人更痛苦，有可能人就再也起不来了，还不如伤口愈合后就出院，同时试一试服用进口药格列卫（目前只有 5 个国家允许用于临床）。但这药副作用非常大，且价格昂贵。当时的另一种选择就是采用中医整体治疗或民间偏方治疗。妹夫同我的家人及大夫商量决定不做放（化）疗，出院。谁曾想，8 月 26 日我出院那天，在我妻子上卫生间的时候，护士拿着出院单让我签字，我才知道自己患了恶性肿瘤，心里咯噔一下，巨大的恐惧感瞬间灌满全身。我变得沉默，几日不笑，设想了千万种后果。家人不断安慰我说没事的，积极治疗会好的，我也体谅家人的用心，表面镇定，可内心是痛苦的，只感叹人生苦短，为什么这样的病会发生在我身上。

　　我即将出院的前几天，我的妻子才知道了我病的真相，在我妹妹家哭了一个晚上，那时她只有一个念头：治，只要有希望就治，不管要到多远的地方，不管花多少钱，只要人活着。我实在不敢想象当时家人有多么无奈与痛苦，一面要积极寻医，一面又要在我面前装作若无其事的样子，这是何等的煎熬！

　　经妹夫的努力，我出院当天在烟台医院买到了格列卫。然而，这个药的花销每月需要两万五千多元，至少吃两年。天哪，两年下来就要六十多万元，我一个农村人，尽管这些年做点小买卖，但无论如何也支付不起这么高昂的医药费啊！无奈只得硬着头皮吃。同时，我家人寻找中医治疗的脚步也没有停止过，偏方倒是不少，但都不可靠。也有人建议我到北京的大医院求助于名中医，可我这虚弱的身体又不能出远门。后来，妹夫通过网络打听到了一位在广西南宁可以进行网诊的、力挺中医治疗难症的中医博士后——董洪涛。在网上看了很多董博士写的文章及被董博士医治好的患者的治病自述，我肃然起敬，这才是真真正正的中医！那一刻，妹夫看到了中医整体治疗的希望。想来我真是有福之人，董博士竟是威海人，且那时董博士刚好从奥地利讲学回国，还要回老家探亲。天天求佛，佛就在身边！

　　2009 年 9 月 10 日，妹夫陪同我去威海见到了董博士。董博士很温和，把脉后言可治，医案记录："舌苔黄腻悬，吸烟史，左弦平滑浮，右滑，丷关大，尺沉。肠间质瘤手术史（不能切除），右下腹痛，大便可，时有心率快，反复低烧，身乏力。"遂开两方，方一：当归 15 克，桂枝 30 克，白芍 45 克，大枣 10 克（切开），细辛 20 克，炙甘草 10 克，通草 10 克，薏苡仁 30 克，白豆蔻 15 克，杏仁 30 克（打碎），赤芍 30 克，丹参 30 克，三棱 10 克，莪术 10 克。10 剂。方二：薏苡仁 60 克早晨煮粥常服。

　　妹夫为了保证中药质量，选择了比较正规的大医院抓中药。正规医院是要大夫换药单的，他们看到董博士方中细辛、杏仁用量很大，就不同意开，说是要出人命的。好在妹夫对董博士有所了解，相信他的医术，相信董博士用大剂量有大剂量的道理，于是将细辛、杏仁开了医院规定的量，不足部分在外面药店分批购买。

此后董博士返回南宁又去了奥地利。9月15日，董博士来信同时附此方："红参、五灵脂、三七、鸡内金、鹿茸、胎盘、珍珠、琥珀、土元、全蝎、水蛭各10克，蜈蚣10条。1剂，打成极细粉，每次2克，早晚各1次，用温开水冲服。常服。"我服药后的反应及下一步的治疗方案都是妹夫通过网络与董博士联系的。这里摘录一些他们的往来信件。

（2009年9月21日）董博：你好！我哥在服用西药格列卫的基础上，开始服用9月10日的方子，明天就服到第10剂，同时服你网上发来的粉剂方。服药后具体症状如下。自从服9月10日方的中药以后，前3天无任何反应，仍身体乏力、腹部（右下腹，下同）间歇轻疼。第四天晚上加服冲剂方一，5小时后呕吐2次（格列卫是晚饭中间吃，中药是饭后半小时服）。第五天，心烦，身更乏力。下腹疼1天，但可坚持。改格列卫中午吃，中药仍早晚服。第六天，无疼，精神也好。第七天，早上7点以后大便4次，后两次呈黄色泡沫状，全天无腹疼。第八天，早上4点、8点大便稀，中午便有黄色泡沫。腹部有响声。第九天，大便正常，精神好，乏力轻，下午腹部轻疼。综合看，睡眠可，体温为36.5～37℃。中午时感觉心跳快（实际小于每分钟80次）、心烦、有乏力感，腹部间或疼，腹部晚上及早上便前发出响声概率多些。近两三天食欲有所减退。请指导：（1）9月10日方是继续服还是服网上方一（粉剂），是否有所添减？（2）格列卫是否继续服用？谢谢！祝工作顺利！幸福美满！

回复：你好，来信收到。还是继续服用9月10日的方子，网上的方一（粉剂）可以间隔服用。格列卫可以慢慢减少，看效果如何。祝开心，健康。董洪涛。

（2009年10月28日）董博：你好，首先告诉你一个好消息，我哥吃你开的中药已近2个月，有排毒反应如皮疹（腹部）、肢体起水疱、痰多、下排等不必多赘。今到医院做 CT 检查，与 2 个月前比较，散布肿瘤数量明显减少，对比同部位同一肿瘤小了超过 1 厘米。胸、肺、心脏、血象均正常。我和我嫂子在 CT 室里就忍不住流下感动的泪水，我们 2 个月的共同努力终于看到了成效。在此再次向你表示衷心的感谢！目前我哥主要反应仍是体虚、乏力，午时心慌、不活动时心跳每分钟 85 次，偶有胸闷憋气现已好转，右下腹偶疼。董博，咨询上次两方是否需要添减方剂，在食补上可吃哪些？愿中医发展光大，愿患者都能遇到像你这样术高德高的医者，那将是国之幸民之福！祝你幸福快乐！

回复：你好，来信收到。在此也表示祝贺了。方一再增加生黄芪 20 克，炙甘草改为 30 克，和方二继续同时服用，方一先服 15 剂，方二每天都吃。至于食补，正常的饮食即可，在服用中药期间继续注意忌口。祝开心，健康。董洪涛。

又过了最难熬的 2 个月，这期间是排毒反应也就是冥眩反应最厉害的阶段，总有要昏过去的感觉，多次想放弃治疗，多亏我坚强的妻子不断鼓励我。我家没有电脑，妹夫不断地把董博士发在网上的"患者必读"及有关排毒反应的文章打印给我看，给我信心，给我力量。我心想就算是为了报答亲人们的付出，我也要坚持。慢慢地，我的体力得以恢复，又能开车了。

2009 年 12 月 22 日，是我难以忘怀的日子，这天我喜极而泣。我再次到市医院做 CT 检查，肿瘤小到几乎不能发现了。医生的原话是："现在这种状态，对于不知道你病情的人，谁也不能说你腹部有肿瘤。"我以前只是猜测不是良性，可想到没做放疗、化疗，我又信了亲人善意的谎言。这次妹夫才把我的病情真相完完全全告诉了我，惊诧与喜悦之情充溢心间，我和妻子紧紧相拥，那一刻，我真的想大声地喊：我的重病好了，我一定会恢复健康的！

回家的路上，妻子讲述了为我求医的经过，当时只有妹夫知道手术的真相，他知道我的亲人承受不了这样的结果，没告诉其他人，自己一个人顶着巨大的痛苦与压力为我忙前忙后，为我奔波，一直到选择中医治疗的点点滴滴。我哽咽地一句话也说不出来，握方向盘的双手都在颤抖，只好把车停在路边，任泪水如泉涌，打湿前襟。到了家，我仍然抑制不住激动的心情，坐在沙发上泣不成声。用我母亲的话说，我真是在刀刃上过了2个月啊。那一天，如果用一个词来形容我的心情，那就是江河决堤。我的内心充满了感动与感激，感动家人对我的付出，感激董博士的仙方妙药。董博士不但给我开方子，而且还经常鼓励我，给我信心。我常问自己：我前世修来了怎样的福分，能让我遇到董博士，给我重生的希望，让我心里彻底放开。

我感悟到，在大病面前心理非常重要，一定要乐观积极地去对待，千万不要放弃！2010年元旦，我收到了董博士的《选择中医》一书，读后我受益匪浅，感到只有中医才能做到上工治未病，更加坚定了继续服用中药的信心。

2010年夏天，我服用中药已有一年时间。在这一年里，我从绝望，到怀着尝试相信中医的心理进行治疗，到检查结果给我带来答案与惊喜，再到身体一天天康复，经历着重生的演绎。无奈与绝望，激动与高兴，大悲到大喜，酸甜苦辣，人生的千滋百味，我都品尝过了。在死亡线上走了个来回的我，更加珍惜生命。现在，我笑看人生，以乐观大度的姿态迎接每一天的旭日，和邻居们下下棋，帮妻子做做家务，和家人一起学习董博士的《选择中医》，收获颇丰。每次读此书，我都感叹中医的神奇与伟大，感觉又学到了许多中医知识，乐在其中。

我是一个农村人，不善作文，但因为有了亲身经历，所以就特别想让更多的朋友走近中医。于是我把我接受中医治疗的经历写下来，希望和更多的人分享我的故事，让更多的人感受中医的神奇与博大。西医治人的病，中医治病的人，让人免受开刀手术之苦。中医是我们中华民族的瑰宝，中医药是我国灿烂文化的重要组成部分，更是我国四大国粹之一，在国际上有着越来越重大的影响，既如此，我们为什么不去相信它、弘扬它呢？以前总听人说健康的身体才是最大的财富，重病一次才能强烈地感受到，这话一点没错。

衷心希望每一位朋友都能走近中医，让中医为我们的健康保驾护航。

附：学生整理的相关文章

一、《我用中医治疗肿瘤的真实病例与思考——跟随董洪涛博士大声呼喊：滚蛋吧，肿瘤君》

今人往往谈癌色变。之所以害怕癌症，主要是因为癌症的死亡率高，让人觉得是绝症。临床上癌症真的治不好吗？

当前的现状是，现代医学是主流医学，又被普遍认为是高深的科学，世人相信科学，而现代医学治疗癌症的痊愈率非常低，导致了世人对癌症的恐慌。

中医起源于数千年前，虽然其有博大精深的理论，有起死回生的医术，有两千多年的临床经验积累，但其说理工具是阴阳五行、经络气血等看不见摸不着的东西，因此一直被数理化所代表的现代文明所拒绝。本来中医才是我们的国医，是中国传统的主流医学，但自从西医东进以来，中医被迅速挤压，到如今只能算是二流医学了。

但中医毕竟能治病，而且能治大病重病，这是中医赖以生存至今的基础。当前，各种慢性病肆虐，如高血压、糖尿病、肿瘤、中风、痛风、关节炎等多得不可胜数，作为主流的现代医学却未能找到治愈这些慢性病的根本办法，只拘泥于缓解症状、维持病情而已。中医在这方面却有极大的优势。

以肿瘤为例，中医强调"天人合一""治未病""整体治疗"。这些观念足以让中医在肿瘤的治疗领域有巨大的作为。

我致力推广中医，在自己的著作及微博、博客中反复强调：中医是真正能治病的医学；中医特别擅长治疗肿瘤、心脑血管病、糖尿病、痛风、类风湿等当前常见的各种慢性病；中医是自然医学，强调人与自然和谐统一；中医重视气化，是懂得生命的医学。这些优势足以让中医成为预防与治疗慢性病的主力。

从中医角度来分析肿瘤的病因：肿瘤患者越来越多，饮食不安全应当是导致肿瘤的第一位原因。目前所有深加工食品都含有添加剂，对健康危害巨大。如果我们每个人都能有一小块土地，自己种菜养猪养鸡，远离污染，开心生活，只吃绿色食品，我相信，自己和全家都会健康。除空气污染、饮食不节、滥用药物、环境影响外，不良情绪、性格及心理亦是导致肿瘤的关键因素。患者不妨扪心自问，是否长期以来沉浸在忧郁、焦虑、多疑、愤懑等情绪之中，或心中有怨、恨、恼、怒、烦五毒内侵，或存在自卑、急躁、狭隘、优柔寡断、固执、易怀恨、沮丧、悲观、情绪易激惹等不良性格。心情不爽则易肝郁气滞，而气滞会导致血瘀、痰凝、浊聚、饮停，这是引起肝、乳腺、子宫及卵巢等部位增生或肿瘤的重要原因。

从中医角度来看肿瘤的确诊：人体生命是有周期活动规律的，生理功能是人体的正常反应，即使有时表现为指标异常，我们都不会认为是生病。比如，发怒后血压升高，是病吗？当然不是。女子月经前检查发现乳腺增生、卵巢囊肿或子宫肌瘤，但月经后再检查即已全部消失，这也不是真的生病了。肿瘤也是这样，某个特定的时期可能会出现肿块，但过一阵子再检查肿块又自动消失了。常有人因怀疑自己患有肿瘤而反复检查，最终发现之前的诊断是误诊。是机器说谎了吗？不是。根本原因是人体阳气有周期变化规律，当阳气虚弱时体内的痰浊、水饮、瘀血等垃圾暂时未能排泄出去，积聚成块，即成为所谓的"肿瘤"，但这不过是生理现象，等阳气健旺了就会霍然排出。若确诊是肿瘤而滥用手术或放（化）疗，那就是过度治疗了。

从中医角度来看肿瘤的排出：经过正确的治疗之后，机体往往会产生排邪反应。关于肿瘤病邪的排出，我临床观察到，不少患者会出现循经远端湿疹，或皮肤溃疡，或肢节疼痛，而且病邪越重其排邪反应越明显。比如，皮肤溃疡经年不愈，而一旦肿瘤消失，其溃疡即自动收口。

从中医角度来看肿瘤的治疗：现代医学过于重视肿瘤局部，认为只有切除肿瘤才是真正的治疗，而不重视患者的养生保健。人之所以患肿瘤，是因为长期受心理、饮食、环境等因素的影响，若病因不能改变，只局限于切除，是头痛医头、脚痛医脚的做法，虽能有效，但不能治本。肿瘤的治疗，关键还在于患者要积极养生，并树立强烈的康复信念。我在微博及博客里反复强调，要想治愈癌症，不能完全依赖医学，患者的积极配合至关重要。我们知道，癌症不是一两天就产生的，而是在长期的生活、工作中慢慢地发展形成的。其病因既与环境、吸烟等有关，更与不知养生、饮食不节、长期受负面情绪心理刺激等有密切联系。若只依赖医学而不重视养生，肿瘤怎么可能完全治愈呢？

在网上偶然看到"中医集结号"编辑整理的我治疗肿瘤的一些资料，并命名为"跟随董洪涛博士大声呼喊：滚蛋吧，肿瘤君"。这个题目非常醒目，可以增加关注度，故我借用它作为本文的副标题。本文以肿瘤病名分点论述，便于读者按病名查找我治疗这些肿瘤的经验。本文是在"中医集结号"的整理稿的基础上完成的，在此深表感谢。

（一）肺癌

（1）钟南山院士曾在媒体上说：凡是有雾霾天气，门诊的患者数就增加 10% ~ 15%。他认为，雾霾肯定与肺癌有关系。美国有研究发现，若 PM2.5 增加，心力衰竭患者的住院率即增加；香港的资料也显示，PM2.5 增加与急性呼吸病、慢性阻塞性肺病皆有相关性。从中医的角度来看，雾霾属寒湿，伤肺阳，损肺气，滞肺窍，需引起足够重视。

（2）有人问，从中医的角度来看，吸烟为什么会导致肺癌？是什么降低了肺的阳气？烟属火毒，且伴有灰尘浊气。火毒最伤肺阴，导致阴虚；灰尘浊气会阻滞经络，影响气血运行。久之，阴损及阳而阳虚，阳虚而经络愈滞。且灰尘浊气能积聚痰湿水饮，阴盛而聚痰成形。诸因合力，正愈虚而邪滞愈久，最终导致肿瘤。

（3）应该如何治疗肿瘤？肿瘤到底是不是绝症？我有这样的病例：某患者被确诊患肺部恶性肿瘤后，因感冒咳嗽而来诊。诊其脉，辨其证，属太阳表实证，即用经方开表祛邪，数剂后诸症消失。过一段时间再检查，肿瘤竟然不见了。亦有某恶性肿瘤患者，服汤药后上吐下泻，自认为是排邪反应，亦不担心，再检查肿瘤已消失。

（4）我曾在某医院 ICU 会诊一老年患者，肺癌术后 1 个月，一直处于昏迷状态，且身体越来越虚弱。为防止患者躁动，医生反复使用镇静剂，见患者生机渐失，应家属要求试试中医。诊其脉沉弱无力，四肢苍白无华，所幸足太溪脉尚可，这是阳气衰微，神识无所归依。即处以重剂扶阳抑阴汤药，并嘱停镇静剂，三剂而苏醒。

（5）肿瘤为大病，留得胃气则生，若胃气败则预后不良。我曾诊治一男性肺癌患者，其反复放疗，苦劝不听，结果疗程未结束而呃逆不止，西药治疗乏效。患者面色明显变暗，精神憔悴，打嗝不断，每分钟近 10 次。急针内关、中脘、足三里、太白、鼻翼诸穴，打嗝渐止。若不再放疗，或可挽回一线生机，否则，难矣。

（6）一男性患者患类风湿性关节炎多年，全身诸关节皆痛，冬天加重，夏天减轻。伴肺癌术后 5 年及高血压。查其右足内踝至三阴交有一片状白色皮损样改变，此为血瘀，为诸病根本。用多支直径 0.7 毫米注射针头散刺其处，并留针，顺针头流出黑色瘀血极多，同时刺灵骨、大白、太冲。二十二诊后诸痛及高血压皆霍然。

（7）2009 年，我诊治一肺癌患者，癌细胞已扩散至脑部，影响视物，坚持针灸治疗，病情稳定。后再来诊，见其面部浮肿。说是刚做过脑部手术，并已化疗。现头发皆脱落，头剧痛，周身疼痛，视物大不如前。马上针鼻尖、印堂，并刺络少冲、少泽，痛略减。再针四关、百会，针入疼痛即缓解。加针脐上下左右各寸半穴，并灸之以固本。

（8）我曾诊治一肺癌晚期患者，因癌细胞转移至骨，导致剧烈疼痛及痉挛，西医认为其只有 1 个月的生命，兼见高血压、乏力、精神不振。患者每天要用吗啡止痛。试服汤药，其方重用芍药甘草汤及大黄附子汤，配合生龙骨、生牡蛎、葛根、红参、五灵脂、蜈蚣、木瓜等，其中生黄芪重用至120 克，药后疼痛完全消失。

（9）一肺癌患者来诊，问诊时咳嗽发作，气紧，几乎不能答话。急为其针耳穴的气管、肺、神门诸穴。针入而咳嗽立止，自觉胸口气机舒畅。20 多年前我曾诊治一哮喘患者，其时突然哮喘发作，喘气不能，急用王不留行籽按压耳穴的口、肺、神门，哮喘立即消失。临床每每见到一些急性发作的症状，我多用耳穴以收取卓效。

（10）一患者因肺癌转移引起腰股疼痛，前来接受针灸治疗，疗效令其满意。昨日突然疼痛发作，痛至哇哇大哭，急忙抬到治疗床上。其痛在腰及腹股沟，自述如刀割，无法忍受。耳穴最能救急，急针神门、腰骶、腹股沟、心、皮质下诸穴，针入后令其用鼻缓缓深呼吸，其痛即渐减，数分钟后疼痛霍然，出针后已可自己行走。

（11）病之可治不可治，除与病情轻重及医生医术高低相关之外，还与患者的心理有关。曾有某村妇，大字不识一个，被诊为肺癌。家人悲痛不已，她却认为肺癌是小病，根本不在乎，继续在农村喂鸡养鸭，结果30年后才去世。有网友说，肿瘤转移了就是死症，我认为这完全是胡说，因为他忽视了患者的康复信念。

（12）治疗肿瘤，我主张见证治证。医者心中要抛弃肿瘤这一概念，不必拘泥于肿瘤而滥用攻瘤逐块类的虎狼汤药。攻逐之剂虽能取效，但亦伤正气，有时得不偿失。10余年前我曾诊治朋友父亲的肺癌，诊脉观舌后，根据其咳嗽有痰等症状用化痰止咳处方，数剂后诸症自解。至今患者仍不知道其有肺癌，且一直健康无忧。

（13）肺癌多属阳虚体质，阴浊凝滞，聚而成块，因此需温阳散寒化浊祛滞，可常服杏仁、葵花子，不要煎炒，生食最好。葵花子得太阳火气，最具温阳散寒之功；杏仁通降肺中阴浊，且都具滑肠之效，可引阴寒浊气自大便排出。推而广之，肺中若见水湿泛滥，或痰浊壅盛，或肿胀憋闷，或畏寒咳喘，都可用此法养生保健。

（14）某日新闻：女子被误诊肺癌，化疗36天，终身致残，6年花费260多万元治疗。看到这样的新闻，我非常震惊，也非常难过。医学的目的不是让人恢复健康的吗？若某种医疗手段会致人伤残，即使有效，还有价值吗？临床上被误诊为肿瘤而做了手术及放（化）疗，这样的病例还少吗？正如此新闻所述，正常人被化疗后尚且终身致残，那如果是真的肿瘤患者，体质已经虚弱，还能坚持下来吗？需要选择手术和放（化）疗的患者，当深入思考这些疗法的利与弊。

（二）肝癌

（1）有人问：肝癌如何六经辨证呢？我认为六经辨证是活的，与具体的西医病名无关。每个人的体质不同、病情不同、症状不同，所用的治疗方案与所服药物不同，其不同时间的六经辨证自然也不同。治病需重视正气，考虑正气与邪气交争的六经层次，正虚而邪易深入，正足而邪气自退，每个大病都可能存在完整的六经。

（2）一男性患者曾患肝癌，我为其治疗数年，肿瘤渐消，精神亦好，诸不适渐退。该患者有乐观的心态，面对肿瘤无所畏惧，亦认识到自己过去在生活饮食习惯方面的错误，积极按正确的方式养生。因在外地，他每个月都抽几天时间来南宁针灸，月月如此，年年如此。大病得愈，虽说医生也下功夫，但七分是靠患者自己努力。

（3）有一则新闻：说某人突然发现自己患晚期肝癌，当即呆若木鸡，回到家后茶不思饭不想，第三天家人呼之不应，送到医院已不治身亡。据研究，一个正常人听到"死亡惊吓"后，一个星期内白细胞数量可下降一半。许多癌症患者之所以迅速死亡，很大程度上是死于恐惧、紧张、压抑、悲观、失望等不良心理。

（4）一女博士因妈妈患肝癌去世，悲伤半年余，伴有便秘3个月，胃脘痛，面部多见长痘。来诊时担心自己也患肝癌，愁容满面，不停落泪。此肝气郁结，乘克胃土，兼木郁化火，上灼肺金，下陷大肠，发为诸症。凡此诸症，需标本兼治，其本在悲伤过度，肝郁金弱；其标为火浮土伤，心气不定。先挑刺拔罐大椎穴周围诸红色小反应点以清上浮之火；再针中脘、下脘、天枢、气海、足三里以理气和中，兼引浮火自阳明下行；后泻百会、内关、太冲以平肝和胃，安神镇静。诸穴合用，标本兼治，针入而胃脘痛霍然，心情转好，后数诊诸症皆去，言语开朗，再未见愁苦面容，且面部痘痘大见清爽。

（5）一肝癌患者，针阴廉、足五里、急脉，患者出现大便稀臭而黑黏，此为排毒反应。此三穴促进肝的疏泄功能，则肝经热毒能排入大肠而出。凡肿瘤针灸反应，多见如此。患者有时因不理解而担忧，经解释后皆焕然欣喜。肿瘤本属寒毒，因寒性体质而聚积，郁久化热，变成热毒。我认为治疗肿瘤非排毒不可。

（6）曾有一肝癌晚期患者，腹部胀大，医院放弃治疗，当地土医处以散剂，其方有近30味药，中有瓜蒂、牵牛、甘遂、大戟、商陆、常山等有毒药材。患者每次服两小勺药粉，服后必腹部剧痛，之后大泻，泻后即安。再服再痛再泻，渐而肿瘤消失。这是重用攻逐，冀邪去而正安。只是攻逐太强，需患者忍耐，亦要正气不虚。

（7）我曾诊治一肝癌患者，其右胁疼痛，处以汤药常规剂量效果不显。患者从网上找一药方自服，止痛效果非常明显。我要来其方细看，其中有生附子30克、干姜60克、炙甘草60克、白术90克等，这是典型的扶阳方。退而自思，若病属阳虚，即当用扶阳方，阳愈虚，扶阳愈要强。只恨自己识证不精，未能用到非常剂量。

（8）叶天士提出"久病入络"，他是从《金匮要略》的旋覆花汤治肝着证悟出。实践证明，凡气滞血瘀诸证投以治络法，多有良效。我临床上治疗脂肪肝、肝硬化及肝癌，亦喜从"久病入络"考虑，在随证用方基础上配合旋覆花汤，竟收良效。肝病越来越多见，在此提出这个思路，希望能为治疗提供一下方便的用方法门。

（9）有些人长期饮酒，酒量又大，自觉饮酒后舒畅无比，一直喝到肝癌晚期才突然醒悟，但悔之已晚。这是其肝脏的排邪功能被抑制了，没有在接受酒精刺激时及时产生排邪反应，以致肝脏被酒毒彻底破坏了。一般都认为，能喝酒说明肝脏解毒功能强，但这不是绝对的。有时能喝酒也许代表着肝脏已经不会自我保护了。

（10）大病重病患者一定要注意预防感冒。本来正气已弱，若再被阴寒邪气外袭，则内外夹攻，正气不支，病情会出现反复，甚至会导致不可逆的后果。我曾治疗一肝癌患者，病情渐趋康复，过年走亲戚高兴，在车上吹了风，引起感冒，之后健康即每况愈下，百般调治，终未能回天。推而广之，所有虚损病证都要预防感冒。

（三）乳腺癌

（1）国外某女演员继两年前切除乳腺以预防乳腺癌后，又切除了卵巢和输卵管以预防卵巢癌。这种举动是对是错，网上议论纷纷。从中医角度来看，预防疾病的唯一方法在于调养正气，使正气存内，则邪不可干。若依赖切除组织器官来防病，殊为可笑。组织器官没有了，自然就不会生病，但致病因素仍在，病会发生在别处。

（2）我曾诊治一女性患者，因其姐姐有乳腺癌，自己也查出有此基因，因此听信医生的话，于7个月前把乳腺切除了。但术后却出现严重抑郁，精神恍惚，咽喉有异物滞塞感，伴恶心，大量服西药而效果不显。患者以前曾来诊治不孕，其时眼神灵动，现则眼睛呆滞无神。我们门诊的数位治疗师及秘书说起此事，都唏嘘不已。

（3）我曾诊治一乳腺癌患者，本来精神体力皆好，偶然发现患癌，手术及放（化）疗后正气大虚，用针灸调理后慢慢好转起来。因失眠，当地医生处以某镇静剂，服后出现每20分钟冷热交替发作一次，冷如入冰窖，热如入蒸笼，难受欲死。脏腑本虚，更兼药物伤害，导致阴阳失调，用腹针引气归元及腹四关，其不适渐去。

（4）一乳腺癌患者，先针灸数次，之后做肿瘤切除并腹股沟淋巴结扫除术，术后第二天即可下床走动，且康复很快。大量临床实践已经证实，针灸有提高机体应激能力的作用。以手术为例，术前适当做几次针灸，可有效促进术后的康复。术后及时针灸亦有助于康复。不得不做手术的患者不妨在术前术后选择针灸试试。

（5）一女性患者发现患乳腺癌，马上手术，术后一周来诊，见其面色苍白，身疲乏力，其脉沉弱。此属虚证，当温补。取上三黄、足三里、四关诸穴，针入，乳腺手术处即有温暖的感觉，渐而自觉温通舒畅，而其手术疼痛立减。并说打麻醉药后持续头痛，针后其痛亦消失。两诊后自述精神体力皆大好，面色改善，且已可散步。

（6）一患者来诊时心情不畅，忧虑不安，问其原因，说其女儿体检发现乳腺癌，医生说得非常严重，要求马上手术。而尚未手术，其女儿已经精神崩溃，健康极差，天天以泪洗面。取百会、印堂、内关、太冲诸穴以安定神志，针毕患者自觉舒畅。我想，医学的目的是让我们更加健康，若先用言语恐吓患者，这也算是治疗吗？

（7）一患乳腺癌患者已经手术并化疗，且一直服中药调理，但未能完全控制住病情，乳腺局部长一囊肿，流出血水，有压痛。嘱助手用火针点刺囊肿局部，并拔罐，整整拔出三罐血水脓浊诸物，而局部肿胀疼痛霍然。此属阳虚之体，阴毒凝聚，需用火针破其囊壁，拔出毒浊，则邪去而正复，有利于早日康复。

（8）乳房纤维腺瘤临床常可遇到，此病常发于乳房外上象限，表面平滑，质地坚硬，与周围组织分界清楚，可移动，无触痛，大小不等。针灸有效。视腺瘤大小于瘤体上散刺三五针，行针三五分钟后出针，再针肩井、足三里、膻中、二阴交、天宗诸穴，用泻法行针后即出针。该病易与乳腺癌及小叶增生相混，需明确诊断。

（9）一乳腺癌患者已经手术，且做过放疗25次、化疗6次。之后又请当地中医诊治，服过中药后，反致胃痛、反胃、呕吐酸水，不能纳食。索其方细看，其思路为清热解毒，兼以理化攻逐。患者手术已经一损，放（化）疗又被二损，正气已虚，急急扶正尚且不够，怎耐如此攻夺！最终脾胃被损，医之过也。

（10）一女性患者曾患乳腺癌，之后右下腹及腹股沟出现隐痛，渐移动至肚脐周围，脉弦滑。患者怀疑肿瘤转移，忧心忡忡。先用大柴胡汤枢转气机，攻其积滞，再处活络效灵丹加活血止痛之品以通其血脉。药后痛去，再做肠镜，一切正常。曾辅以针灸，针后脐下及偏右皮肤无明显诱因出现溃疡，这是热毒透出的排邪反应。

（11）毒药治大病，若药证相合，则可速效。一乳腺癌患者自觉心下有阻滞感，时有水声咕噜响，服热粥后水声加重，但排不出。处以甘遂半夏汤，姜半夏15克、白芍15克、炙甘草6克，加水煎30分钟，取药液200毫升，再加蜂蜜100毫升煎1～2分钟，用药液冲服甘遂粉1.5克。药后无腹痛，但泻下很多，诸症霍然而解，但无乏力感。

（12）癌症晚期往往被认为是预后不好，但并非没有希望，若能积极治疗，不少患者可以极大地延长生命。我曾治疗一乳腺癌转移至骨的女性患者，其周身剧烈疼痛，用海藻30克、甘草30克、浙贝10克、红参10克、五灵脂10克、蒲黄10克、全蝎10克、蜈蚣4条、冰片1克。药后疼痛大减，5年来偶有疼痛，检查发现肺转移的3个病灶已经消失。

（13）30年前西方人发现中国人乳腺癌的发病率极低，觉得不可思议，于是百般研究，最终得出结论：中国人不喝牛奶。后来，牛奶产业在中国迅速发展，于是乳腺癌的发病率直线上升，最终达到与西方一样的水平。我经常见到广告上说：每天一杯牛奶，强壮一个民族。我想，若能不喝牛奶，是不是可以减少患乳腺癌的风险呢？

（14）乳腺癌一定与便秘有关。一是乳腺位于足阳明胃经循行路线上，与阳明经气血相关。二是阳明经多气多血，乳房乃得阳明气血旺盛而成，若气血不足或运行不畅则可能出现乳房病变。便秘是阳明腑证，或气血耗竭，或津亏血燥，或实热瘀滞，终会导致阳明经气血运行不畅。滞而不通，则痰浊、瘀血易于积聚，久则生块。美国加州大学医学专家亦称，乳腺癌或与长期便秘有关。大便正常的妇女（即每天大便一次或一次以上者），出现乳腺细胞发育异常的仅占5%；而重度便秘的妇女出现乳腺细胞发育异常的高达

23％，主要表现为乳腺和导管上皮非典型增生，且这种非典型增生癌变的危险性是正常人群的 5 倍。

（15）我在奥地利曾治疗一名乳腺癌患者，患者本已遭受病痛的折磨，又要忍受手术及放疗、化疗的摧残。其家人亦忧虑不安，整个家庭充满了负能量——担忧、悲伤、焦虑，却没有多少鼓励、信心、微笑等正能量。疾病虽重，若能充满信心，保持平和心态，则总有康复的希望；但若心存绝望、忧虑，则其病亦易恶化。

（16）妇科杂病，特别是肿瘤、增生之类，多源于肝郁气滞，而后血瘀、痰浊、水饮凝滞成块，因此治本之法在于疏肝解郁。而养生之道亦在于勿生闷气，勿大怒伤肝，勿郁郁不舒。乳腺、子宫或卵巢出现肿瘤或增生的患者多有明显的情志内伤病史，不可不注意。平时经常按摩太冲、大包或期门，多有良效。

（四）子宫癌（子宫肌瘤）

（1）阳气的重要性怎么强调也不过分。有段话说得非常好："阳虚是现代社会成年人普遍的问题，是百病之源。一些男性耗损过度、饮食不节、压力过大、四体不勤，导致脾湿不化、肠胃积弱、虚胖难抑、畏寒惧热。一些女性衣不蔽腹、盲目减肥、多食寒凉，导致气血不调、寒邪经痛、子宫肌瘤发病率暴增。"

（2）乳腺增生、卵巢囊肿、子宫肌瘤、肝血管瘤、腰椎增生等所有的增生、囊肿、肌瘤、肿块等皆属阴浊凝滞，其根本原因在于阳气不能宣通。因此，治病的关键是扶阳通阳，让阳气健旺，则浊毒、痰饮、水湿等阴性代谢产物自能排出体外，而不至于凝聚滞塞为患。阳气一通，则诸症霍然。

（3）中医认为，阳化气，阴成形。若阳气不足，则气化不利，痰浊、水饮等阴邪就会凝滞，滞塞不通，即变成囊肿、增生、肿块等阴性病理产物，且往往发生在机体阳气最虚的地方。若胞宫阳虚则成子宫肌瘤，卵巢阳虚则成囊肿等。其正确治法是扶阳以化气，通阳以排浊。

（4）针灸极能速效，时有不可思议之功。某女性患者16岁生育后下腹一直抽筋，痛甚，每经来即加重，已10余年。发现下腹部见一小儿拳头大子宫肌瘤，突出于脐下四寸处，西医建议手术摘除。其脉右关弦，此为木郁之象。针气海、关元、中极、归来、足三里、陷谷、灵骨、大白。二诊后子宫肌瘤居然消失，下腹部平坦如常。

（5）一子宫肌瘤患者来诊，针中极、关元等穴，数诊后子宫肌瘤消失。后出现咽部甲状腺手术疤痕剧烈疼痛，一天后其痛自然消失，而自觉咽部舒畅无比，这是针灸后的自动修复反应。咽部手术导致任脉气血阻滞，子宫肌瘤亦是因任脉气血不畅而痰浊留滞成瘤。治疗后任脉气血健旺，会自动攻逐咽部的手术滞塞，滞去则疼痛自消。

（6）一子宫癌术后患者，平时精神体力尚可，有时突然自觉疲惫，即来针灸。针足三里、四关、百会、印堂诸穴，针后即觉精神大振，而诸不适立去。一般每20多天才来诊治一次，每次针后即觉像充了电一样。她最喜欢针印堂穴，说每次针印堂后即有身体飘飘然的感觉，留针期间似做了一个美梦，十分轻松舒服。

（7）某患者患子宫肌瘤5年余，能触及下腹肿块凸起，针气海、关元、中极、归来、足三里、三阴交、太冲诸穴，并刺络小腿足阳明胃经的血络。数诊后正逢月经，自述月经持续7天未止，排出大量血块，而肿块竟消。之后经色变为鲜红，再无血块，经来下腹及腰痛皆消失，自觉又回到了年轻时代。此为通过月经排出肿块。

（8）某女月经不调，3个月行经1次，且持续两三天即停。伴有卵巢囊肿，直径3～5厘米，痛经，非服止痛药不能止其痛，脉涩。自述曾多年服避孕药，停药后月经不调。此为血涩血滞，当行血活血，温经通经。先针十七椎下而痛经立止，再针太冲、三阴交、涌泉、足三里、归来、中极、关元。二诊后检查，囊肿已经消失。

（9）一女性患者患右乳房小叶增生，伴子宫肌瘤。取右侧内关及陷谷，此二穴互为治疗、牵引针，并针关元、中极、大赫以调胞宫气机，数诊而增生与子宫肌瘤皆减小。嘱咐患者要努力开心起来，病非不可治，治疗的关键在于舒畅心情。治疗乳腺增生，我亦常配合针灸同侧的天宗穴，此穴多有明显的压痛，是前后对应取穴法。

（10）某女性患者从小即便秘，大便每周1次，黑硬如羊屎。检查其两大鱼际青筋明显，用注射针头挑刺大鱼际青筋出其黑血，并针天枢、足三里、支沟数穴，数诊后大便渐通畅，且大鱼际紫黑色青筋亦大减。临床上我发现子宫肌瘤患者易多见大鱼际青筋，挑刺出血后往往效果不错。唯手法当轻，不可过深刺，以免太疼痛。

（11）大鱼际近掌根部位属胞宫，此处可诊断子宫的问题。比如若此部位青筋明显，则往往是胞宫血瘀血滞，患者多表现为子宫肌瘤、囊肿，或有下腹疼痛之类的病证。若见青暗，则多属胞宫虚寒，会出现不孕、腹痛、月经失调或闭经等问题。对于下腹部胀痛不适，若与胞宫相关，挑刺此处青筋出血，可以迅速缓解不适。

（12）我曾诊治一位女性患者，其下有实滞，表现为子宫肌瘤；其上有虚火，表现为烦躁、失眠、白发、记忆力下降等；中有大便不畅，正合于抵当汤证。用抵当汤治疗后，诸症缓解。

（13）子宫肌瘤多属寒凝、血瘀、痰滞，汤药配合针灸多有良效。女子每逢月经时体内的瘀血浊毒借经血而下，若月经量过大，经期不建议大剂量应用祛瘀化块汤药，以免动血。我弟子曾治一子宫肌瘤患者，处以张锡纯理冲汤，嘱非经期服用，患者于经期继服导致血崩，数天后肌瘤竟然随血崩而排出，后以十全大补汤调理而愈。

（14）某患者因月经周期紊乱且出血不停，有医生建议切除子宫；某患者患痛经，疼痛剧烈，逢经来则发作，有医生建议切除子宫；某患者患子宫肌瘤，有医生还是建议切除子宫。疾病发作的真正原因是什么？切除子宫真的能解决问题吗？子宫切除会不会影响健康？如此简单地一概以切除诊治，实不可取。

（15）某患者来治子宫肌瘤，其瘤突出于下腹部，触之硬。以针灸为主，与汤药配合，数诊后其瘤渐减。患者很高兴，说过 1 个月再去做检查，看看瘤子是不是消失了。我认为只要自己感觉舒服，就是真的健康，何必让机器来证明是否健康呢？况且，机器又怎会知道我们身体的感觉呢？

（16）不少人相信，只要做过手术，肿块不见了，就是病好了。事实绝非如此。我曾接诊一患者，其患子宫肌瘤，选择手术摘除 15 粒瘤，5 年后又手术摘除 25 粒，现数年后又长出十几粒。患者开始为是否继续手术而忧虑。事实上，若患者体质不改善，单纯的手术根本不能治本。况且，越做手术，越容易刺激局部，导致气血不通，从而更易使肿瘤复发。

（17）某女性患者 5 年前患子宫肌瘤，西医建议手术，然后做激素治疗。不久转变为腺肌症，引起局部粘连、腹水。两年后西医又建议全切子宫，继续激素治疗。之后患者病情反复，出现烦躁、乏力、耳鸣诸症。百治乏效，只好选择中医。过度相信手术，并不能彻底治愈疾病。不从根本上改善体质，所谓的切除不过是治标而已。

（18）胞宫一定要保养，胞宫的功能正常与否直接影响女子的健康。一是胞宫与月经相关，月经正常既是人体与天地节律（特别是月亮周期）相吻合的标志，亦是人体健康的标志；二是胞宫有怀胎生育功能，这是人体气血健旺、冲任督带肝脾肾诸经气血通畅以及全身脏腑功能协调的标志。因此，调理胞宫对于女子养生十分重要。胞宫的保养方法，一是胞宫喜温暖，忌寒凉。女孩子平时切记不可穿露脐装，以免风寒邪气直接侵袭脐及下腹部；月经期血气不足，正气偏弱，此时最容易感受外邪，特别是风寒湿邪气，需忌身体劳累，忌触碰冷水，忌饮食寒凉，忌心情处于紧张、焦虑、愤怒之中，总之尽量保暖避寒，并保持心情平和舒畅。二是睡前热水泡脚，此法最能温暖胞宫，特别是对于胞宫虚寒的患者。泡脚时可加艾叶或花椒，有助于加强温暖胞宫之效；可常刺激三阴交、女福（位于外踝前侧约一寸处，肌肉微凸，可用压痛法取准，按压最敏感、最痛处就是），此二穴或针灸、或艾灸、或按压均可，有利于温通胞宫，缓解不适。三是胞宫与冲、任、督、带、肝、脾、肾诸经相联系，调养胞宫需调养此诸经脉。比如公孙通冲脉、后溪通督脉、列缺通任脉、足临泣通带脉等，再如肝脾肾三经皆有原穴，此诸穴能调理胞宫。

（19）有人质疑，中医能诊断出子宫肌瘤、子宫内膜增生、子宫颈癌早期、输卵管粘连、卵巢囊肿等吗？如果不能，谈何疗效确切？问这话的人明显不懂中医。中医重视的是证候，而不是什么病名。比如以上这些疾病多属下焦虚寒，或兼血瘀，或兼痰聚，或兼热毒，若能辨证明确，则有是证用是方，配合针灸，自然效果确切。

（20）我的一位朋友极相信中医，她的子宫肌瘤被我治愈，她儿子头痛亦坚决不用西药，只用针灸，效果极佳。某日她来诊时说："有的妈妈不知道如何爱孩子，只让孩子吃药片，虽然有点效果，但长期使用西药，毒副作用极大。"她自己坚决不用西医，有所不适即来针灸，而且每每针入症去。她说中医远高明于西医。

（五）甲状腺癌（甲状腺瘤、甲状腺肿大、甲状腺结节）

（1）某患者患甲状腺癌并肺转移来诊，我处方中有生牡蛎。患者说牡蛎中含碘，一西医告诉他不能吃碘。我解释说此药咸寒化结，是攻坚化块的主药，不碍于治病。但患者坚决不肯用，无奈我也只好减去此药。所幸针药结合效果不错，患者喘咳渐减，精神渐复。二诊时患者仍拒绝用生牡蛎。我想，只要患者高兴，我也不再解释。

（2）一男性患者初诊时为甲状腺瘤术后2周，咽喉插管，不能讲话，痰多，疲乏，要求针灸帮助祛痰。针脐上下左右各寸半四穴、足三里、四关、鱼际、百会。一诊即累与痰皆大减。加刺丰隆、内关。3个月后三诊，插管仍在，但已能说话，痰竟未再作，精神大好。之后口颇苦后头痛，即针金门、京骨、昆仑，其痛立失。

（3）一女性患者患甲状腺结节、高血压，两下肢热则肿胀，且右下肢皮肤红痒。察其左小腿有青紫血络，用注射针头刺之以去毒血，并针百会、尺泽下一寸压痛点、足三里、太冲。三诊甲状腺结节减小，下肢诸不适尽去。有时病情复杂，治疗时需兼顾各个症状，我常把针灸、刺血、艾灸、推拿、刮痧等方法结合起来运用。

（4）一女性高血压患者，伴甲状腺结节，尺泽下一寸有明显压痛，此为甲状腺病的特效穴，加针百会、太冲、足三里以升清降浊。一诊后甲状腺结节变小，数诊后血压恢复正常。虽然我们常说"病来如山倒，病去如抽丝"，但有时慢性病通过针灸亦可收到速效。因此，各种慢性病患者当心怀康复信心，亦不妨试试针灸疗法。

（5）一女性甲状腺瘤患者，正逢更年期，潮热、面红、烦躁2年。当引火下行，兼化其块。每次选取以下数穴针灸，包括尺泽下一寸（此穴为甲状腺病的阿是穴）、百会、印堂、甲状腺两侧凹陷处、太冲、太溪、涌泉、中脘、足三里、三重及腹部诸红色、灰色、黑色反应点，连续治疗13次，诸症渐消，且甲状腺瘤亦渐缩小不见。

（6）我曾初诊一女性患者，甲状腺功能减退8个月，西医以西药治疗，结果至今体重竟然增加了10千克，观其腹部及大腿胖甚。患者担忧，咨询医生，答曰体重增加不是药物的反应。诊其脉右关尺沉软无力，此为脾肾阳气受损、气化不利、阴浊痰水凝滞，导致肥胖。针三重、内四、灵骨、大白、四关，出针时自述甲状腺区舒畅。

（7）一女性患者患甲状腺肿大，查其左曲泽穴下一寸有明显压痛，按压左新大都穴，指下有水泡样物，肚脐的离位及艮位多见反应点。皆针诸穴，患者自觉有气上及颈部病灶区，肿块内似有小老鼠抓的感觉。凡遇大病重病或难治之症，医者需细细寻绎患者周身经络穴位，找到相关的反应点，或针灸，或艾灸，往往效果明显。

（8）一女性患者患类风湿性关节炎数年，双手指关节肿大如核桃，双膝肿大而无法蹲下，诊为少阴病，交替应用乌附麻辛姜桂汤及桂枝芍药知母汤，大剂温阳通阳，配合火针，数诊而显效。断续治疗 1 年余，诸关节肿大尽消，某日突然发现可以深蹲。且患者自述，以前没有告知曾有乳腺增生及甲状腺肿大，后竟然消失不见。

（六）白血病

（1）白血病若能精心治疗，则非绝症。我诊治过不少此类患者，特别是儿童，分析其病因，不外两点：一是素体阳虚，此多由父母遗传所致。二是受寒感冒后误用或滥用抗生素等寒凉药物，把外感邪气直压入三阴层次。肝统血，脾生血，血生精，精养肾。邪入三阴，郁而化火，内灼肝脾肾，终至恶病发生。

（2）数年前我曾诊治一位女性白血病患者，初诊时患者面色苍白、萎黄，精神不振，声低无力，伴有膝痛、内踝痛、皮肤红疹。检查结果显示红细胞降低、白细胞升高。其脉沉软细涩，其人亦瘦弱。此为劳损，当补气血，扶阳抑阴以通利经络。针取上三黄、肾关、脐上下左右各寸半四穴，并灸足三里、脐、三阴交。针灸并用，冀收全功。经四次调治，诸症渐减。之后患者面色红润起来，精神亦大振，语声渐起，诸痛竟失，自觉充满希望。此针灸并施之效，灸以扶阳抑阴，培元固本；针以通经逐络，使气血和畅。凡治疗癌症后期，见恶病质者，我喜用此组穴位。上三黄位于大腿内侧面肝经上，稍深刺以助肝气疏泄，最有利于康复。此白血病患者于诊治过程中出现右侧口腔溃疡，此为木火上浮，加针左侧三里及侧下三里，一诊效果显著。患者曾出现惊醒症状四天，自述肺如气囊，喘急，伴两腕关节疼痛，不能食，咽不下，此为肾中虚火上泛，灼肺灼咽，重灸涌泉以引火下行，加双侧内四（李柏松八字疗法穴位，在足内侧赤白肉际），亦一诊而诸症若失。患者曾出现左胁痛症状一周，盗汗，加针双阴郄、太溪及右侧外关，一诊而诸症霍然。又曾出现头晕、心区不适等症状，刮风则心慌，此为木火上浮，加太冲、行间以及足三里深刺两寸，亦针入诸症减轻。还曾出现两手足末端麻木症状，灸阳池以温运三焦原气，涌泉以温肾气，加针太冲、行间、足三里，一诊而症消。患者于诊治过程中曾出现环唇痛、足趾紧等症状，查其小鱼际青暗色，加针腕顺一二、太冲、太白而诸症消失。又曾左半身疼痛一周，针左灵骨、大白以止痛，患侧风市、阳陵泉、足三里泻以祛风通络，双太冲以养肝疏筋，结果一诊而诸痛顿然若失。现该患者面色红润，能吃能睡，精神舒畅，皆无所不适。

（3）一女性慢性颗粒型白血病患者，近十年来坚持服汤药调理，诸症渐愈。某日来复诊，其右颈侧有一肿块，自述已有4年，但加重3天，其块在扶突穴后，如核桃大，硬，按压略痛。急针双侧外关、足临泣（八脉交会穴），右侧丘墟（足少阳之原）；因属脾不统血，且逢巳时，故针太白。针后患者自述肿块变软，吞咽轻松。

（4）某女性白血病患者，第二足趾特别细弱，呈节状，其余足趾则正常。第二趾为胃经所过，此必足阳明气血久年不足所致。当针灸足三里，以渐复其气血。又见患者肝气郁结，足大趾多弯向外侧，导致太白处骨节高耸，此亦木郁克土之象，当疏肝健脾，针太白、公孙、太冲。临床望诊，大多类此，可补舌脉不足。

（七）脑肿瘤

（1）一 24 岁女性患者，小脑良性肿瘤于一年前手术切除，术后出现左右面肌痉挛，时见面部肌肉抽动，伴偏头痛多年。此为风气内动，泻风池、风府以祛风，针悬厘、百会以安神止痛，巨髎、曲池、四关以平衡左右。渐针而面色渐红润，且面部抽紧感及抽动大减，偏头痛未再发作。颅脑术后往往遗留后遗症，针灸颇有良效。

（2）脑内良性肿瘤应该如何选择治疗方法呢？以颅咽管瘤为例，国内各大医院的官方观点都认为应该首选手术，手术死亡率为 6%，十年生存率达60%，复发率为 25% 左右，且不提术后可能存在的其他风险。我曾治疗过颅咽管瘤患者，用针灸配合汤药，疗效确切。我只是想说，若不懂中医，就不要建议患者首选手术。

（3）治疗脑内肿瘤，有人拘泥于血脑屏障之说，认为中药不能进入脑部而起效。如此观点是以西医理论来解释中医，不可能行得通。正如用现代药理学理论来指导临床开方，必然会走入死胡同。中医理论来源于古贤观察天地的经验与理解，人居天地之间，亦必然与天地相应，中医正是由此而建立了一套完整的医学理论体系。

（4）若脑内出现良性肿瘤，表现为头晕头痛，首选治法是什么？主流医学所提供的建议往往是首选手术，但五年生存率却不是百分之百，更不包括术后可能的瘫痪、精神障碍或面肌痉挛等不适。我的经验是先用针灸，配合汤药，往往诸多不适症状可以迅速缓解，然后稍用攻逐化块之剂，结合扶正，久之自能收功。

（5）周身阳气最旺的两条经络，一是督脉，二是膀胱经。若此二经阻塞导致清阳不能上升，则会出现眩晕、头痛、头部肿瘤、颈椎疼痛及五官诸窍不适等病证。因此，治疗头项部疾病，不能只治局部，当重视疏利督脉与膀胱经阳气。再者，督脉阳气满而溢到膀胱经，从而产生五脏六腑诸背俞穴，故脏腑诸病亦当于后背求之。

（八）胃癌

（1）我在奥地利诊治一男性胃癌患者，其已经化疗6次，体重下降明显，平躺时见心下明显凹陷，舌边红，脉弦紧。此为中气受损，邪气炽盛。针脐上下左右各1寸四穴（调养中气），足三里、阳陵泉、四关（升降上下、平衡左右），并灸太白（健运脾气）。24天连续治疗8次，体重上升4千克，且饮食、精神、体力皆大有好转，患者非常高兴。

（2）我诊治的一女性患者，胃癌已经手术。患者坚持化疗，其时已经脉弱体虚了，我百般劝说亦不听。化疗过程中出现过敏性休克，但仍坚持完成3个月的全部化疗疗程，而病情却并未减轻。半年过去，听说患者已经去世。可见过度化疗会导致患者正气虚弱，正气虚极则会导致死亡。

（3）我曾针治一胃癌患者，诊治后患者无不适，脉滑数。嘱其清淡饮食，少吃肉，他担心营养不够且管不住嘴。旁边另一患者笑之，我明白其意，因为3年前我曾对其说过同样的话，如今其患肝癌已过4年，不但癌症标志物早已不见，且精神日渐好转。

（九）膀胱癌

（1）我曾诊治一男性患者，69岁，有膀胱癌手术史，半年来出现周身关节莫名疼痛症状，以腰骶为甚，呈刺痛，经常在半夜痛醒，且刺痛持续整晚，服止痛药无效。观其面色苍白，脉细弱，当属阳虚络空，风寒内客，痹阻经络而痛作。夜半正当阳气欲伸未伸、阴邪最盛之时，故易发作。针肾俞、十七椎下、大肠俞、昆仑等穴。此患者周身关节疼痛，腰痛甚，半年来不能平躺，只能坐着睡觉。治疗4次后关节疼痛消失，已经可以平躺，睡眠质量大好，一觉可到天亮，面色渐见红润。一说起半年来的痛苦，患者即眼红欲哭。且此患者 19 岁时攀岩摔断过左足，术后局部水肿胀痛至今。针灸后足部见明显水液渗出，肿胀减轻，此为肾阳足而阴邪外透。

（2）一女性患者数年前膀胱出现肿瘤，手术后出现继发肿瘤，再手术再继发，断续在膀胱、尿道等处长出 5 个肿瘤。所幸的是患者未做过放（化）疗，虽然反复继发肿瘤，但患者精神极好，面色亦显红润。此为中气未伤，病属可治。若面色渐暗，精神渐萎，则属正伤，切不可妄事攻伐，因为正愈虚则邪愈炽。

（十）鼻咽癌

一老年女性鼻咽癌患者做手术和放疗后出现感染，用抗生素又引起嗓音嘶哑，已经 3 周，来诊时声音低沉，几不可闻，伴精神憔悴。急泻风池、风府（以后治前），太冲、通里（循经远取），神庭（头部全息的头面咽区），针入嘱慢慢说话，其音立清。二诊后嗓音已经完全恢复正常，且神清气爽，谈笑风生。

（十一）皮肤癌

一腹部皮肤癌患者伴淋巴腺转移，已手术。针脐上下左右各寸半以扶正气，驷马浅刺治皮，上三黄配肾关疏泄肝气、健脾补肾，针后患者自觉舒畅。配合服汤方：当归 6 克，生地 15 克，党参 10 克，白术 6 克，茯苓 10 克，炙甘草 6 克，生黄芪 20 克，陈皮 6 克，姜半夏 10 克，莪术 10 克。服十数剂而气血充足，精神大好。肿瘤术后需作虚劳治，不可妄攻伤正。

（十二）大肠癌

我曾治愈一大肠癌患者，数年未见异常。患者自觉身体康健，夏天用冷水洗澡，结果引起感冒，外邪入侵，直入少阴，引动伏邪，导致癌症发作，最后虚咳数月而终。我回国后见到患者时已近大肠癌晚期，其瘦骨嶙峋，命在旦夕。虽用中药加针灸治好了咳嗽，但奈何油枯而火熄，回天乏力。

（十三）腮腺肿瘤

一男性腮腺肿瘤患者术后并放疗，致口腔内涎液消失，需不断饮水润喉，极为痛苦。分析其病因，放疗伤正，最伤阴津。阴亏则津不上承，故口干。按前后对应法针灸风池、风府、哑门、项后诸反应点及大椎，皆深刺至骨面，轻捣数下即出针。再针承浆、上廉泉、合谷、太溪。针入患者即觉口中略润。治疗数次，其症渐减。

（十四）颅咽管瘤

数年前我曾诊治一男孩，2个月来出现不规律性恶心、头晕、头痛。拍脑MRI确诊为颅咽管瘤，家人咨询医生，说首选手术，但术后复发率很高，即使术后辅以放疗，五年生存率仍难达到50%。其家人及时选择中医并推掉了第二天的手术。针灸而诸症立消，自述如洗了脸一样立见清爽。配合断续服汤药，数年来诸症未再发作。

（十五）胆囊癌

一男性患者3个月前做胆囊癌手术，术后体重下降13千克，兼见面色晦暗，其脉涩。诊其腹，见上腹留下一巨大半月形手术瘢痕。此正损脾弱，针上脘、下脘、气海、关元、天枢、大横以健运中下焦，取足三里、上巨墟、太冲以疏木培土。渐针体重渐长，2个月来共八诊，体重已增加7千克，且精神、面色、体力皆好转。

（十六）睾丸癌

一睾丸癌患者，手术切除睾丸，之后化疗，引起肺血栓。其时身体虚弱，要求中医调理。其脉沉滑略迟，舌边略红。阳气虚于下，木火浮于上。取上三黄、下三皇、阴廉、足五里、阴包、足三里，每次随选六七穴，交替针灸十余次，并服活血补气助阳汤药。近四年来感觉良好，精力充沛。

（十七）肿瘤腹胀缓解

一肿瘤患者突然出现打嗝、腹胀、呕吐等症状，西医诊为肠梗阻。求方，急用大陷胸汤变散：甘遂 15 克，生大黄 10 克，芒硝 5 克，共研极细末，装入 0 号胶囊。每次 3 粒，温水冲服。或用大枣 30 克（切开）煎水送服。嘱患者服药半小时可取效，若未效，可隔 2～4 小时再服 1 次。患者自述服药三四小时后大便自通，腹胀缓解。

（十八）肾癌患者盗汗

一位男性肾癌患者睡觉时盗汗已 2 个月，诊其脉左尺细紧，右关细弦，苔根黄厚。此为湿热内滞，营卫不和，用当归六黄汤加味，三服而盗汗消失。其方：当归 10 克，生黄芪 30 克，生地 15 克，熟地 15 克，黄连 6 克，黄芩 10 克，黄檗 10 克，苍术 20 克，麻黄 6 克。此方用麻黄配苍术，苍术复脾之升，麻黄助肺宣达，加强化湿之功，且不碍止汗。

二、《针灸——治疗肿瘤的重要手段》

有人说针灸只能治腰腿痛，只有保健效果，不能治大病，更不能治肿瘤，甚至说肿瘤是针灸的禁忌证。但在我看来，最能治病的，且在大病重病中能取速效的，恰恰就是针灸！

如今，肿块类的疾病，特别是恶性肿瘤越来越多见。从中医的角度来看，肿瘤病机虽复杂多端，但不外乎阳虚于内而气化不足，致痰浊、血瘀、水饮、湿毒等凝聚，结为肿块。肿瘤的成因，首在正虚，次在邪客，本在阳虚，标在阴寒、痰浊、瘀血凝滞。《黄帝内经》早已强调，针灸能安脏腑、平阴阳、通经络、和气血、调情志、决死生、处百病。针灸具有扶正祛邪、通阳化气、调和气血、平衡阴阳的功效，正可以对应肿瘤的病机。

不管采用何种治疗手段，治疗的目的不外乎延长患者生存期，提高和改善患者的生存质量。针灸与汤药并用，配合患者强烈的康复信念、积极的养生和正确的治疗，有助于提高临床疗效。

（一）针灸治疗肿瘤的优势

我主张治疗肿瘤一定要应用针灸，其好处极多，且无不良反应。

一是针灸治本之功，能有效地改善患者体质，缓解病情发展，抑制肿瘤生长或转移，甚至能让肿瘤变小。

二是在放（化）疗的前后，患者体虚气弱，尤其放疗或化疗之后正气受损，体质下降，针灸能平衡阴阳，扶正祛邪，扶正通阳，预先激发机体潜力，并缓解减轻放（化）疗后的毒副反应，改善骨髓造血功能［我治疗过不少肿瘤放（化）疗后出现精神疲惫、面色苍白、纳减、眠差的患者，用针灸调整一段时间后，都能收取良效，其精神、体力、食欲、睡眠等皆大大改善］。

三是对于手术之后经络阻滞、气血不畅导致的瘀结，针灸能调和气血，疏通经络，化瘀结。

四是肿瘤患者常伴有各种不适症状，常见的有肿瘤疼痛、食欲不振、呕吐反胃、低烧不退、精神萎靡等。我常用汤药以扶正祛邪，针灸以疏通气血，针药结合，多有显效。有时到了晚期，往往单用中药时很难取效，甚至患者根本无法下咽药液，选择针灸不失为一种实用且有效的治疗手段。针灸可以帮助大多数肿瘤患者改善症状，提高生存质量，过好活着的每一天。虽可能因病势沉重，针灸难以挽回造化，但能有这样的效果亦足可自豪，值得患者引起重视。

五是针灸对肿瘤各期疼痛的止痛效果极佳，甚至是晚期出现剧烈疼痛时，针灸最有殊功（我常用体针与耳针相结合止痛），可有效止痛及减少镇痛药剂量。

六是通过刺激经络穴位，可免去反复吃药伤胃之弊。

七是针灸时医者与患者产生更多接触，有助于治神，治神为治病之本。

八是针灸还能预防肿瘤。调和阴阳，平衡脏腑，疏通经络，这是预防肿瘤的关键，而针灸正好可以达到这样的效果。

（二）针灸应该贯穿于肿瘤防治的全过程

针灸效果之大，取效之速，他法所不能及。因此，我致力推广针灸，希望能帮助更多患者。以我自己的临床经验来看，针灸治疗肿瘤效果极好，针灸应该贯穿于肿瘤防治的全过程。

一位在肿瘤医院从事医疗工作的朋友把她患了肿瘤的大人送来针灸。该朋友说，虽然治了20多年肿瘤，但因为接触了中医，现在更相信中医。他认为，治疗肿瘤，中医更值得选择。的确，针灸能治大病重病，如果每家肿瘤医院都能设置一个针灸科，对于患者的康复必然有极大的帮助。

有人抱怨，说中医只是取效，不能治愈。不少病证很难彻底治愈，但经中医诊治后症状缓解，患者的生活质量提高，虽然不是治愈，但亦有意义。比如癌症晚期会出现剧烈疼痛，用针灸辅以汤药治疗，多可迅速缓解疼痛，甚至使疼痛消失。虽然未能治愈肿瘤，但让患者不再受疼痛折磨，不就够了吗？难道非要追求治愈而忽视效果吗？

就我数年来的临床经验来看，肿瘤疼痛万万不可一味依赖放（化）疗和手术，一定要及时选择中医，辨证论治。或用针灸，或服汤药，或用中医其他疗法，都可收到显效。

对于患者来说，选择中医，其实就是选择健康。肿瘤患者应当重视中医的巨大治疗效果，不要一味迷信放（化）疗及手术疗法，我相信，中医才是肿瘤患者的最佳选择。

预防肿瘤（包括良性肿瘤和恶性肿瘤），针灸亦有殊功。隔三岔五针灸，有助于人体平衡阴阳，调和脏腑，疏通经络，畅和气血，扶正祛邪，安定神志，而这些功效即可预防肿瘤。若能辅以调理起居、饮食、运动和情绪，一定可以防止肿瘤形成。

（三）针灸治疗肿瘤的医案

（1）一乳腺癌患者右下腹及腹股沟出现隐痛，渐移动至肚脐周围，脉弦滑。患者怀疑肿瘤转移，忧心忡忡。先用大柴胡汤枢转气机，攻其积滞，再处活络效灵丹加活血止痛之品以通其血脉。药后痛去，再做肠镜，一切正常。此病例在服汤药同时，辅以针灸治疗，针后患者脐下及偏右皮肤无明显诱因出现溃疡，这是热毒透出的排邪反应。

（2）一名6岁女孩，因小脑巨大肿瘤而手术2次。术后出现右眼干红症状，白天要用纱布盖住眼睛，右面部无知觉，鼓腮时右侧瘫痪，右侧额纹消失。气血不濡，整体调理，针百会、印堂、足三里、四关、中脘、腹四穴、右颧髎，兼灸上瘤。针后患者即喊饿了，每次皆如此，这是因为针灸激发中焦气血化生。连续治疗十数次，症状渐趋缓解。

（3）一乳腺癌患者，先针灸数次，之后做肿瘤切除并腹股沟淋巴结清扫术，术后第二天即可下床走动，且康复很快。大量临床实践已经证实，针灸有提高机体应激能力的作用。以手术为例，术前适当针灸几次，可有效促进术后的康复。且术后及时针灸亦有助于康复。不得不手术的患者不妨在术前术后选择针灸试试。

（4）某白血病患者经4次针灸调治，诸症渐减，之后面色红润起来，精神亦大振，语声渐起，诸痛竟失，自觉充满希望。虽然是大病，但针灸并施，疗效不错。灸以扶阳抑阴，培元固本；针以通经逐络，和畅气血。凡治疗肿瘤后期，见恶病质者，我常针灸上三黄，上三黄位于大腿内侧面肝经上，稍深刺以助肝气疏泄。

三、《针灸止癌痛——针灸治疗肿瘤系列》

针灸通过经络穴位来调节脏腑虚实，运行气血，调和阴阳，其疗效极为明显，常可针入而痛止。在临床上，对于各种疼痛及各种表现极为明显的症状，我喜欢用针灸治疗。

如能辨证精确，择穴而刺，大多数病例都可马上见效。相信每个针灸大夫都喜欢这样的体验：凭手中的针，即时消除患者的各种不适症状。

（一）疼痛的原因

不管是何种病因引起的疼痛，或压迫、或烧灼、或外伤、或劳损、或寒凝、或热滞等，其核心都是气机的不通。

《黄帝内经》说："风为百病之长。"气的流动即为风，在《黄帝内经》中风与气经常混称。我临床观察到不少病证（包括一些怪病），多是因气机不通畅而引起的。比如，肿瘤疼痛剧烈时急用针灸，可立解疼痛，患者常能感觉痛处的气散开了。

（二）治痛，强烈建议首选针灸

针灸为什么能止痛，且有速效？这是因为针灸能刺激经络穴位，促进经气运行，病灶处气机一通，疼痛自去。临床上我最喜欢用针灸治疗急性和慢性痛症，如常见的头痛、肩痛、腰腿痛、腹痛、胃痛、骨折疼痛、风湿关节疼痛、腰扭伤疼痛、偏头痛等，有时还会遇到三叉神经痛、带状疱疹、胸痛、痛经、胆绞痛、肾绞痛等。

疼痛让人不舒服，选择针灸往往可以取得速效。当疼痛发作时我建议患者首选针灸，针灸不但可以止痛治标，还可以平衡阴阳，调和脏腑以治其本。

（三）针灸治疗肿瘤疼痛

疼痛是针灸的适应证，疼痛也是肿瘤患者最痛苦的症状之一。肿瘤疼痛，往往缠绵难愈，让患者辗转反侧，不能入眠。我临床治疗过多例此类患者，多以针灸为主，配合汤药，可以收到不错的效果。

在临床中，我发现，汤药配合针灸可以有效地缓解各种原因所导致的肿瘤疼痛，甚至可以代替吗啡等强效止痛药。肿瘤压迫的疼痛往往剧烈且持久，患者极为难受，此为体质阳虚，正气渐损，邪气阻滞，不通而痛。

肿瘤疼痛剧烈时，可先用针灸止痛，疗效极佳。临床我多以内关、四关、足三里为基本穴。针灸多根据疼痛部位所在经络，循经取远端郄穴、原穴或腧穴，配合安神诸穴，如百会、神庭、印堂、神门、内关等，消肿瘤则以上三黄配合足三里为主，次第用针，渐可收效。

（四）针灸治疗疼痛的一些技巧

心主神，诸痛均属于心。因此，取心经与心包经穴位及耳穴神门等均有效。伴有血瘀者，刺络诸明显粗黑血络可即时止痛。根据疼痛部位亦可循经取本经腧穴。《黄帝内经》认为"俞主体重节痛"，或取郄穴，或取原穴，或取诸井穴配合该经末端穴，即首尾取穴以止中间之痛。针灸时患者需静心，并用鼻深呼吸，可引气达病所。疼痛缓解后需改善肿瘤患者的阳虚体质，重在自我养生，配合服药。

（五）针灸治疗癌痛的好处

在临床治疗癌症晚期疼痛方面，我发现，针灸止痛的好处极多，归纳如下。

一是针灸止痛的疗效优于吗啡等西药，癌症晚期疼痛应用针灸后，可以减少或停止使用吗啡。

二是可速效，往往针入而痛去，远超其他药物。

三是针灸的持续止痛效果可达 1 ～ 2 天（个体间有差异，有的能持续 3 天有效）。

四是无毒副作用，自然环保。

五是无药物的依赖性（2011 年香港的杨雄哲研究发现，使用针灸止痛的好处是不会上瘾，也不会产生副作用，比起外服含安多芬的药物健康得多）。

针灸治疗癌症晚期疼痛确有明显效果。就我所治疗的数例肝癌晚期疼痛患者来看，都可以在一两次针灸后迅速止痛，且配合服中药后，可以让患者的存活时间远远超过西医的预测。

癌症进入晚期，患者已经处于恶病质状态，化源已败，肾精枯竭，先天、后天皆失其本。虽然我无力挽回所有肿瘤患者的生命，但能在一定程度上让患者减轻疼痛，并可适当调和患者的阴阳、气血、脏腑、经络平衡，对病情恢复亦极有裨益，可让患者的生活质量提高，让患者在绝望中得到部分心理安慰。

跋：关于中医防治肿瘤的思考

我是中医人，我致力推广中医。希望有更多的肿瘤患者能重视中医，不要把西医看成是唯一能治病的医学。

为什么我要推广中医？因为中医也能治疗肿瘤，而且中医治疗肿瘤有良好的疗效。中医不但有彻底治愈肿瘤的方法，而且还有帮助晚期肿瘤患者提高生活质量的手段。

2019年，某电视节目主持人在美国进行17个月的抗癌治疗后未能挽救生命而逝世，有人认为，这只能说明癌症的残酷性和医学的有限性，不能推断出"选择西医治疗癌症是个错误的决定"。多年前亦曾有某位知名人士患乳腺癌时服过中药，最终不治，有人认为，这说明中医是骗人的，若不吃中药，就不会死亡。

其实，相比于其他医学，中医更懂得生命，更重视扶正，更理解疾病与健康。面对癌症，保命之法是留得正气，正气不灭，生命不亡；养正当与祛邪结合起来，任何只以攻逐杀灭为法的治疗手段［包括滥用手术及放（化）疗等］都会伤正，伤正即伤命。

那些否定中医的人，往往不懂中医，既没有认真地读过《黄帝内经》，也不肯去临床真正观察中医的疗效，盲目跟风，人云亦云，不懂中医却排斥中医，不是无知，就是小人。

中医能治大病重病，如果每家肿瘤医院都能设置一个中医科，而且有真正的中医高手坐诊，我相信对于肿瘤患者的康复会有极大的帮助。但是，我们知道，中医观念目前尚未被广泛接受，推广中医，任重道远。希望每个人都能客观看待中医。

以下总结全书，列出一些中医防治肿瘤的观点，这些观点颇与目前的主流医学不同，读者不妨自己思考。

（一）关于肿瘤是否手术

常有肿瘤患者问，要不要手术？关于肿瘤是否要切除的问题，主流医学多主张切除，且多数人持这样的观点：当发现肿瘤时，不管早期或晚期，如能安全切除，一定要抓紧时间手术。

很多人认为手术可以治愈所有肿瘤，实际上单纯地切除并不能从根本上治愈肿瘤。肿瘤之所以产生，必然与长期错误的饮食、起居、负面情绪以及生活环境等相关，切除固然可以让肿瘤消失，但肿瘤只是暂时没有了，若不能从根本上改变产生肿瘤的各种因素，肿瘤仍然会复发。

我认为，治病应该先用伤害性小的方法，手术永远是最后不得已的选择，绝不能作为治病的首选。有种观点说，患了癌症，要早发现，早切除，这样才能早康复。切除了病灶，癌症就不见了吗？若不去分析癌症的根本病因，拘泥于切除病灶，很多时候不过是掩耳盗铃、自欺欺人而已。

上海交通大学医学院附属瑞金医院前院长朱正纲在媒体上说："晚期肿瘤患者慎开刀，很可能开一个死一个。"一位外科专家能有如此见识，殊为了不起。毕竟，手术不是万能的。

从中医角度来看，正气是生命的根本，留得一分正气，方有一分生机。手术对人体的伤害很大，尤其伤损正气。肿瘤晚期患者已经正气极虚，此时手术不但不利于康复，反而会加速正气的溃败。人活着，是因为有正气，正气一败，则生机泯灭，手术又有什么意义呢？忽视正气而一味切瘤，无异于害命。况且，正气一虚，邪必反复。

（二）肿瘤早发现意义大不大？

"该不该做防癌体检？防癌体检能100%筛查出肿瘤吗？为什么我一年前做了防癌体检，现在却查出了肿瘤？防癌体检究竟应该多久做一次？"不少人有这样的疑虑。当今，整个社会谈癌色变，不少人担心自己会患癌，因此，寄希望于防癌体检。

一直以来，医学界的观点是，恶性肿瘤一定要做到早发现、早诊断，以便早治疗，早发现是早诊断和早治疗的前提，而目前肿瘤只有争取早治疗，才有可能被彻底治愈。但韩启德院士却有不同的观点：癌症的检出率尽管有所提高，但患者的死亡率几乎没有变化。普遍性癌症筛查不应提倡！韩院士认为：早发现早治疗未必有效！

我认为，与其忧虑悲观，不如对肿瘤持不在乎态度。越是放松身心，越不容易患上癌症，因为心气和则脏腑皆和。

（三）中医治疗肿瘤的优势

有资料显示：2015年，北京市居民的主要死亡原因仍为慢性非传染性疾病，前三位分别为恶性肿瘤、心脏病和脑血管疾病，共占全部死亡原因的72.7%。从这个数据中我们知道，预防肿瘤及心脑血管疾病非常重要。

中医最重视"治未病"，中医有一套完整的理论与实践体系。如果中医能普及，必将会彻底改变上述情况。

再者，面对癌症晚期患者，作为医生，应该如何做？是首选手术寄希望于万一，还是选择保守治疗？

手术的风险极高，而且术后可能导致患者的生活质量严重下降。及时选择中医，并不是对患者的不负责任，相反，这才是最人性化、最明智的抉择。维护患者的生活质量、人生尊严及生命价值，这样的治疗更符合人文关怀。

（四）如何忌口

肿瘤患者需要忌口。我主张肿瘤患者以素食为主。

有人认为，肿瘤患者忌口不宜太严，食谱不宜太窄，否则容易导致营养不良，对康复是极其不利的。亦常有患者问，吃素的话万一营养不够怎么办？

现代营养学的观点深入人心，但营养学解释不了生命活动。生命依赖的是阳气的气化功能，不是营养，即使吃得再多再好，若阳气不气化，都不可能补益机体，且无益于健康。关注营养，远不如关注阳气的气化实际。

之所以患肿瘤，除与长期的个人负面情绪、环境污染、起居失常等相关外，亦与饮食有极大的关系。既然已经患病，当然要忌口，至于食谱太窄会导致营养不良，这纯粹是谣传。若能纯素饮食，必然有益于健康。

（五）西医诊治肿瘤

西医代表着现代科技水平，在不少人的心目中，西医即代表着科学。那么，患了癌症，要不要采用科学的西医治疗？

事实上，西医的临床检验及医学影像技术对肿瘤的诊断非常高明，但为什么科学的西医临床仍搞不定癌症呢？

其根本原因是，拘泥于肿瘤的本身而忽视了人体正气，这种盲人摸象式的研究是钻了牛角尖，绝不可能攻克癌症。治癌是一个系统工程，局部治疗远远不够，一定要时时顾及正气。

医学最重视可重复性。某种疗法是否有效，某个药方能否治疗某证，都需要可重复性。但人是活的，生命是动态的，疾病的康复与多种因素相关，可重复性是相对的。比如，某人听说自己患了肿瘤，没几天就可能被吓死了，或忧虑恐惧，陷入绝望之中，如此患者，纵然有可重复性百分之百的疗法或药方，又能如何呢？

（六）肿瘤的预防

人是有生命的，这个生命不仅包括解剖的机体，更包含精神和情绪。治病，要考虑机体的不适，更不能忽视精神情绪对疾病的影响，甚至很多慢性病证根本就是精神情绪的病（比如长期陷入怨、恨、恼、怒、烦、忧、愁、悲、恐之中不能自拔，导致恶性肿瘤），机体的病证只不过是精神情绪疾病的外在表现。若拘泥于机体，只是治标。

有些癌症患者不经治疗也能自动康复。他们有的心性豁达，性格开朗，根本不在乎癌症；有的想想时日不多了，干脆旅游去了，结果两年后回来一检查，肿瘤不见了；有的不识字，认为癌症是个比感冒还小的病，无知者无畏，肿瘤也就莫名其妙消失了。

从中医角度来看，肿瘤发作在身上，其本却是心病，安心才是治癌的法门。

有人说，我每天早早睡觉，从不熬夜，平时重视锻炼身体，为什么也会产生肿瘤呢？养生固然可以预防疾病，但仅仅做到这几条还不够。还需考虑，饮食是不是健康了（包括不暴饮暴食，食物安全，不酗酒等）？远离怨、恨、恼、怒、烦五毒了吗？是不是长期待在雾霾或烟尘之中？每天都让自己尽量快乐了吗？等等。

（七）关于治疗肿瘤题外的话

对于肿瘤患者来说，新药的不断研发能够让患者在和癌症的赛跑中领先一步。但疾病的种类越来越多，新药很难跟上病种的发展，与其等待新药的研发，不如自己努力，一方面，调理生活饮食起居，并改善精神状态；另一方面，建议及时选择中医，换一种医学，也会多一分希望。治肿瘤如此，其他大病重病都当如此。

为什么有些癌症会不治自愈？有研究认为，肿瘤自然复原或者衰退的一种可能的原因，是患者身体内触发了一种针对在肿瘤细胞表面显示的特定抗原的免疫反应。曾有人尝试着让患者感染某种病菌从而治愈肿瘤，结果当然令人失望。

从中医角度来看，元气充足，病邪自退。关键是患者要有乐观的情绪，而不仅仅是依赖药物。

希望我的这些观点能够帮助肿瘤患者早日康复，也希望肿瘤患者千万不要悲观、绝望，要有康复的信心，并且积极养生。我相信，在医生与患者的共同努力下，肿瘤绝不是绝症！

董洪涛